◆ 医学临床诊疗技术丛书 ◆

U0746573

风湿病科疾病
临床诊疗技术

主编　任伟亮　李翰鹏　王继学

中国医药科技出版社

内容提要

　　本书较为系统、全面地介绍了风湿病科疾病的诊断方法和治疗技术，包括疾病的临床表现、辅助检查、诊断、鉴别诊断和治疗等方面的内容，并结合临床实际，重点介绍了作者诊断和治疗上的临床经验，以及如何做好病情记录、医患沟通等方面的方法与要求。本书立足临床实践，内容全面翔实，重点突出，是一本实用性很强的风湿病科疾病诊疗读本，适合风湿病科专业人员以及基层医务工作者阅读。

图书在版编目（CIP）数据

　　风湿病科疾病临床诊疗技术/任伟亮，李翰鹏，王继学主编 . —北京：中国医药科技出版社，2017.4
　　（医学临床诊疗技术丛书）
　　ISBN 978 - 7 - 5067 - 8590 - 7

　　Ⅰ.①风… Ⅱ.①任… ②李… ③王… Ⅲ.①风湿性疾病 - 诊疗 Ⅳ.①R593.21

　　中国版本图书馆 CIP 数据核字（2017）第 191237 号

美术编辑　陈君杞
版式设计　郭小平

出版　中国医药科技出版社
地址　北京市海淀区文慧园北路甲 22 号
邮编　100082
电话　发行：010 - 62227427　邮购：010 - 62236938
网址　www.cmstp.com
规格　787×1092mm $\frac{1}{32}$
印张　12
字数　257 千字
版次　2017 年 4 月第 1 版
印次　2017 年 4 月第 1 次印刷
印刷　三河市汇鑫印务有限公司
经销　全国各地新华书店
书号　ISBN 978 - 7 - 5067 - 8590 - 7
定价　**36.00 元**

编 委 会

前　言

　　为了在广大临床医师中普及和更新风湿病科的诊治知识，满足风湿病科专业人员及基层医务工作者的临床需要，从而使更多的风湿病患者尽快地得到正确的诊断和合理的治疗，在参阅国内外相关研究进展的基础上，结合我们的临床经验编写此书。本书较为系统、全面地介绍了风湿病科疾病的概述、流行病学、病因、病理生理、分型、辅助检查、临床表现、诊断、鉴别诊断和治疗等方面的内容，对相关疾病做了整体的阐述，重点介绍疾病的诊断及治疗，包括临床表现、辅助检查、诊断、治疗方案和临床经验。本书重点突出诊断和治疗处理上临床经验介绍，把有丰富临床经验高年资医师的临床思维方法和经验介绍给年轻医师，让他们不走弯路。在临床经验介绍中，书中特别强调了如何做好病情告知、医患沟通等方面的问题，帮助年轻医师更好地构筑和谐医患关系。

　　本书共分为十一章，立足临床实践，内容全面翔实，重点突出，力求深入浅出，方便阅读，是一本实用性很强的关于风湿病科疾病诊断的医学读本。目的是让广大临床医师把疾病相关诊断与临床实践更好地结合，从而使临床诊断和治疗更规范、合理和科学，最终改善疾病的预后。该书适用于风湿病科、普通内科专业人员及基层医务工作者使用。

　　本书编写过程中，得到了多位同道的支持和关怀，他们在繁忙的医疗、教学和科研工作之余参与撰写，在此表示衷心的感谢。限于编写者的水平和编写时间，书中存在的不妥和纰漏之处，敬请读者和同道批评指正。

编者

2017 年 1 月

目　录

第一章

弥漫性结缔组织病 ◆◆◆

第一节　类风湿关节炎

类风湿关节炎（rheumatoid arhritis，RA）是以慢性进行性对称性多关节炎为主要临床表现的异质性、系统性疾病。RA是常见的风湿病之一，多见于 30～50 岁的女性，男女比例均为 1:2。我国的 RA 患病率为 0.32%～0.36%。本病的病因及发病机制目前还不清楚，可能与遗传因素、环境因素、机体的自身免疫异常及性激素有关。RA 患者 HLA-DRB1 的 70～74 氨基酸为 RA 的易感基因，与病毒，如 EB 病毒抗原有共同序列，被称为"共享表位"，通过分子模拟等机制在 RA 发病中发挥重要作用。RA 主要病理变化为关节滑膜组织异常增殖形成的血管翳，有类似肿瘤性质，造成对骨关节的侵袭破坏，可导致关节强直、畸形、功能丧失而有不同程度的残疾。

【诊断】

（一）症状

1. 全身表现　患者起病之初表现为疲劳不适、手肿胀、全身肌肉骨骼疼痛、关节周围肌肉萎缩、体质虚弱，出现开门、上下楼或重复动作等困难，有低热、情绪低落或焦虑等症状。

2. 关节表现 RA 患者最主要的症状，早期表现为滑膜炎，经治疗后有一定可逆性，晚期为关节结构破坏的表现，一经出现很难逆转。

(1) 晨僵：可发生在关节疼痛出现之前。病变关节在夜间静息后出现较长时间的僵硬，于充分活动后缓解。晨僵时间的长短与关节炎症的程度呈正相关，常被作为观察本病的活动指标之一。在 RA 病情活动期，晨僵时间多大于 1 小时。晨僵在其他关节炎也可出现，但时间较短。

(2) 疼痛：关节疼痛的询问应注意疼痛的性质、部位、程度及时间。RA 关节疼痛常是最早的关节症状。小关节较大关节发作时间早，大关节炎症持续时间长。大多为手指和（或）足趾关节对称性肿痛，检查可有压痛。以近端指间关节、掌指关节、腕关节及足跖趾关节最多见，其次为肘、肩、踝、膝、颈、颞颌及髋关节等，远端指间关节、脊柱及骶髂关节极少受累。疼痛性质为慢性疼痛，较少出现剧痛，关节局部皮温增高，但表面不红。疼痛程度的描述常用 VAS 目测模拟标尺（VAS）加以记录。

(3) 关节肿胀：多因关节腔积液或关节周围炎症引起。病程较长者可因滑膜慢性炎症的肥厚引起肿胀。受累关节均可出现肿胀，较常出现在腕关节、掌指关节、近端指间关节、膝关节等。

(4) 关节畸形：RA 进展期或晚期可出现关节畸形。主要因滑膜炎破坏了软骨及软骨下的骨质结构，造成关节纤维性及骨性强直，同时有关节周围肌腱、韧带受损，使关节不能保持正常位置。主要的关节畸形，如梭形肿胀、掌指关节的尺侧偏斜、关节脱位及过伸所致的"鹅颈样""纽扣花样"畸形和膝关节外翻等，可伴有肌肉萎缩。

(5) 关节功能障碍：由于关节肿痛和畸形，患者通常有关节活动障碍。

美国风湿病学院的 RA 关节功能分级：Ⅰ级，日常活动不受限；Ⅱ级，有中等程度的关节活动受限，但能满足日常活动需要；Ⅲ级，关节有明显的活动受限，不能从事大多数职业或不能很好地照料自己；Ⅳ级，丧失活动能力或被迫卧床或只能坐在轮椅上。

3. 关节外表现 关节外表现常是 RA 病情严重或病变活动的征象。

（1）类风湿结节：是本病较特异表现，出现在 20% ~ 30% 的患者。表现为单个或多个结节，大小可数毫米至数厘米，质如橡皮样，无触压痛或轻触痛，多位于关节隆突部及受压部位，如鹰嘴突附近、枕部、膝关节上下、跟腱等。偶尔出现在心、肺、脑处的类风湿结节可引起系统性症状。类风湿结节的出现是 RA 病变活动的征象。

（2）类风湿血管炎：多见于男性，类风湿因子高滴度阳性，有类风湿结节、关节骨质破坏的患者。表现为甲床皱襞及指垫部碎片状棕色梗死出血，掌指红斑，网状青斑，下肢或骶部溃疡，指端坏疽，眼底血管炎引起视物障碍或失明等，少见雷诺现象。

（3）肺部表现：约 20% 患者可有肺间质性变。多无临床症状，仅在肺功能和肺 X 线片或高分辨率 CT 发现异常，少数可发展为慢性纤维性肺泡炎、单个或多个结节样改变，液化后可形成空洞。约 10% 患者有胸膜炎，表现为单侧或双侧少量胸腔积液。矿工患 RA 时，可发生肺内结节性肉芽肿，称类风湿尘肺（Caplan 综合征）。也可出现肺动脉高压、支气管炎及小呼吸道疾病。

（4）心包炎：常无临床症状，约 30% 的患者超声心动图有小量心包积液。

（5）神经系统：由于关节病变压迫及血管炎病变，患者可出现神经系统症状，如脊髓受压出现双手感觉异常和力量的减弱；正中神经在腕关节处受压出现腕管综合征，表现为桡侧三个半手指痛觉减退，可伴有鱼际肌萎缩，拇指外展或与食指对合困难；硬脑膜类风湿结节可引起脑膜刺激征等。

（6）肾脏：RA 很少发生肾脏累及。出现肾受累则应考虑：①RA 所致肾淀粉样变，②继发于抗风湿病药物，如非甾体抗感染药（NSAIDs）、青霉胺、金制剂等治疗后的继发性肾脏损害。

（7）胃肠道：RA 本身影响胃肠道较少见，患者出现上腹不适、食欲减退，甚至消化道出血时首先考虑抗风湿药物，尤其是非甾体抗感染药所致。

（8）血液系统：最常出现轻至中度低色素贫血，可由于本病或服用非甾体类抗感染药造成胃肠道长期少量失血所致。Felty 综合征是指 RA 患者伴有脾大、中性粒细胞减少或伴有贫血和血小板减少。

（9）干燥综合征：30% ~40% 的 RA 患者有继发性干燥性角结膜炎及口干症。

（10）感染：RA 患者易患感染与使用糖皮质激素、免疫抑制药、生物制剂及患者年龄、性别有关，75% 为女性患者，年龄 >58 岁，原有慢性肺部疾病、酗酒、糖尿病者等感染概率增加。

（11）肿瘤：RA 患者肿瘤发生率增加，特别是淋巴瘤的发生率明显增加。RA 患者患霍奇金病、非霍奇金病及白血病的相对危险性是正常人群的 2 ~3 倍，低度恶性到中度恶性，多数为 B 细胞淋巴瘤，与免疫抑制药治疗无关。间质纤维化使肺癌危险性增加。消化道肿瘤的发生无明显增加，可能与长期使用 NSAIDs 有关。有证据证明，该类药物可以减少家族性肠息肉的发生，因而考虑 NSAIDs 可减少消化道肿瘤的发生。

（二）体征

1. 关节检查 关节的检查在 RA 诊断中占重要作用，应检查关节外形、结构及功能。应注意 RA 患者关节肿胀及压痛的部位、数量、程度，关节活动度及肌力大小，尤其注意 RA 好发部位关节的检查，国内外通常对 RA 的病情评估常注意 14 个关节区，即（左右）掌指关节（MCP）＋近端指间关节（PIP）＋腕关节＋肩关节＋肘关节＋膝关节＋跖趾关节（MTP）的检查观察。

关节压痛的检查评估：0 分，无压痛；1 分，患者称痛；2 分，患者疼痛并有皱眉；3 分，患者疼痛并有退缩。

关节肿胀的检查评估：0 分，无肿胀；1 分，有肿胀但无明显关节积液；2 分，有肿胀并有明显关节积液。

国际常用 Ritchie 指数作为关节疼痛、肿胀定量或半定量指标。检查关节涉及颞颌关节、颈椎关节、胸锁关节、肩峰锁骨关节、肩关节（左右）、肘关节（左右）、腕关节（左右）、掌指关节、近端指间关节（左右）、膝关节（左右）、距小腿关节（左右）、距下关节（左右）、中跗骨关节（左右）、跖趾关节（左右），按 0 分（无压痛）、1 分（压痛）、2 分（压痛伴畏缩）、3 分（压痛伴畏缩和躲避）计算累计积分。

2. 全身体格检查

（1）皮肤黏膜：注意检查皮下结节、有无血管炎皮疹，皮肤黏膜颜色等。RA 患者常在关节周围触及类风湿结节；下肢皮肤可见坏死性血管炎皮疹；皮肤黏膜苍白，呈轻度贫血貌，合并继发性干燥综合征时有口腔黏膜干燥等。

（2）眼征：RA 可发现巩膜炎及干燥性角结膜炎。

（3）心肺检查：注意有无心包积液或胸腔积液的相关体征，RA 患者也可出现心脏杂音及传导障碍。

（4）肝脾检查：脾大及肝大是 RA 的常见体征。更常见于幼年特发性关节炎，成年人 Still 病及 Felty 综合征。

（5）神经系统：RA 患者常有外周神经炎的临床表现及体征，注意四肢远端有无感觉和运动异常及腕管综合征的体征。

(三) 检查

1. 实验室检查 多数活动期患者有轻至中度正细胞性贫血，白细胞水平大多正常，有时可见嗜酸性粒细胞和血小板计数增多，血清免疫球蛋白 IgG、IgM、IgA 可升高，血清补体水平多数正常或轻度升高，60% ~80% 患者有高水平类风湿因子（RF），但 RF 阳性也见于慢性感染（肝炎、结核等）、其他结缔组织病和正常老年人。其他，如抗角质蛋白抗体（AKA）、抗核周因子（APF）和抗环瓜氨酸多肽（CCP）等自身抗体对类风湿关节炎有较高的诊断特异性，敏感性在 30% ~40%。

2. X 线检查 为明确本病的诊断、病期和发展情况，在病初应进行影像学检查，包括双腕关节、手和（或）双足 X 线片，以及其他受累关节的 X 线片。RA 的 X 线片早期表现为关节周围软组织肿胀，关节附近轻度骨质疏松，继之出现关节间隙狭窄，关节破坏，关节脱位或融合。根据关节破坏程度将 X 线改变分为Ⅳ期（表 1-1）。

表 1-1 类风湿关节炎 X 线进展的分期

Ⅰ期（早期）
1. *X 线检查无破坏性改变
2. 可见骨质疏松

Ⅱ期（中期）
1. *骨质疏松，可有轻度的软骨破坏，有或没有轻度的软骨下骨质破坏
2. *可见关节活动受限，但无关节畸形
3. 邻近肌肉萎缩
4. 有关节外软组织病损，如结节和腱鞘炎

Ⅲ期（严重期）
1. *骨质疏松加上软骨或骨质破坏
2. *关节畸形，如半脱位，尺侧偏斜，无纤维性或骨性强直
3. 广泛的肌萎缩
4. 有关节外软组织病损，如结节或腱鞘炎

Ⅳ期（末期）
1. *纤维性或骨性强直
2. Ⅲ期标准内各项

注：*为病期分类的必备条件

(四) 诊断要点

1. 诊断标准 类风湿关节炎的诊断主要依靠临床表现、自身抗体及 X 线片改变。典型的病例按 1987 年美国风湿病学学会分类标准 (表 1-2) 诊断并不困难，但以单关节炎为首发症状的某些不典型、早期类风湿关节炎，常被误诊或漏诊。对这些患者，除了血常规、尿常规、红细胞沉降率、C 反应蛋白、类风湿因子等检查外，还可做磁共振显像 (MRI)，以求早期诊断。对可疑类风湿关节炎患者要定期复查、密切随访。

表 1-2   1987 年美国风湿病学学会 (ARA)
类风湿关节炎分类标准

定义	注释
1. 晨僵	关节及其周围僵硬感至少持续 1 小时 (病程 ≥6 周)
2. 3 个或 3 个区域以上关节部位的关节炎	医师观察到下列 14 个区域 (左侧或右侧的近端指间关节、掌指关节、腕、肘、膝、踝及跖趾关节) 中至少累及 3 个，且同时有软组织肿胀或积液 (不是单纯骨隆起) (病程 ≥6 周)
3. 手关节炎	腕、掌指或近端指间关节炎中，至少有 1 个关节肿胀 (病程 ≥6 周)
4. 对称性关节炎	两侧关节同时受累 (双侧近端指间关节、掌指关节及跖趾关节受累时，不一定绝对对称) (病程 ≥6 周)
5. 类风湿结节	医师观察到在骨突部位，伸肌表面或关节周围有皮下结节
6. 类风湿因子阳性	任何检测方法证明血清类风湿因子含量异常，而该方法在正常人群中的阳性率小于 5%
7. 放射学改变	在手和腕的后前位相上有典型的类风湿关节炎放射学改变；必须包括骨质侵蚀或受累关节及其邻近部位有明确的骨质脱钙

注：满足分类标准中 4 项或 4 项以上并排除其他关节炎即可诊断类风湿关节炎

2. 活动性判断 判断类风湿关节炎活动性的项目包括疲

劳的严重性、晨僵持续的时间、关节疼痛和肿胀的程度、关节压痛和肿胀的数目、关节功能受限制程度及急性炎性指标（如红细胞沉降率、C 反应蛋白和血小板计数）等。

3. 缓解标准 类风湿关节炎临床缓解标准：①晨僵时间低于 15 分钟；②无疲劳感；③无关节痛；④活动时无关节痛或关节无压痛；⑤无关节或腱鞘肿胀；⑥红细胞沉降率（魏氏法），女性小于每小时 30mm，男性小于每小时 20mm。

符合 5 项或 5 项以上并至少连续 2 个月者考虑为临床缓解；有活动性血管炎、心包炎、胸膜炎、肌炎和近期无原因的体重下降或发热，则不能认为缓解。

（五）鉴别诊断

在类风湿关节炎的诊断过程中，应注意与骨关节炎、痛风关节炎、反应性关节炎、银屑病关节炎和其他结缔组织病（系统性红斑狼疮、干燥综合征、硬皮病等）所致的关节炎相鉴别。

1. **骨关节炎** 该病为退行性骨关节病，发病年龄多在 40 岁以上，主要累及膝、脊柱等负重关节。活动时关节痛加重，可有关节肿胀、积液。手指骨关节炎常被误诊为类风湿关节炎，尤其在远端指间关节出现赫伯登（Heberden）结节和近端指间关节出现布夏尔（Bouchard）结节时易误诊为滑膜炎。骨关节炎通常无游走性疼痛，多数患者红细胞沉降率正常，类风湿因子阴性或低滴度阳性。X 线片示关节间隙狭窄、关节边缘呈唇样增生或骨疣形成。

2. **痛风** 慢性痛风关节炎有时与类风湿关节炎相似，痛风关节炎多见于中老年男性，常呈反复发作，好发部位为单侧第一跖趾关节，也可侵犯膝、踝、肘、腕及手关节，急性发作时通常血尿酸水平增高，慢性痛风关节炎可在关节和耳郭等部位出现痛风石。

3. **银屑病关节炎** 银屑病关节炎以手指或足趾远端关节

受累为主，也可出现关节畸形，但类风湿因子阴性，伴有银屑病的皮肤或指（趾）甲病变。

4. **强直性脊柱炎** 本病主要侵犯脊柱，但周围关节也可受累，特别是以膝、踝、髋关节为首发症状者，需与类风湿关节炎相鉴别。特点：①青年男性多见；②主要侵犯骶髂关节及脊柱，外周关节受累多以下肢不对称关节受累为主，常有肌腱端炎；③90%～95%患者 HLA-B27 阳性；④类风湿因子阴性；⑤骶髂关节及脊柱的 X 线片改变对诊断极有帮助。

5. **结缔组织病所致的关节炎** 干燥综合征、系统性红斑狼疮均可有关节症状，部分患者类风湿因子阳性，但它们都有相应的特征性临床表现和自身抗体。

6. **其他** 对不典型的以单个或少关节起病的类风湿关节炎要与感染性关节炎（包括结核感染）、反应性关节炎和风湿热相鉴别。

【治疗】

类风湿关节炎的治疗包括药物治疗、外科治疗和心理康复治疗等。

（一）药物治疗

当前国内外应用的药物，包括植物药，均不能完全控制关节破坏，而只能缓解疼痛、减轻或延缓炎症的发展。治疗类风湿关节炎的常用药物分为四大类，即非甾体类抗感染药（NSAIDs）、改善病情的抗风湿药（DMARDs）、糖皮质激素和植物药。

1. **NSAIDs** 通过抑制环氧化酶活性，减少前列腺素合成而具有抗感染、镇痛、退热、消肿作用。由于 NSAIDs 使前列腺素的合成减少，故可出现相应的不良反应：①胃肠道不良反应，恶心、呕吐、腹痛、腹泻、腹胀、食欲减退，严重者有消化道溃疡、出血、穿孔等。②肾脏不良反应，肾灌注量减少，出现水钠潴留、高血钾、血尿、蛋白尿、间质性肾炎，严重者发生肾坏死致肾功能不全。③其他，NSAIDs 还可引起外周血细胞减少、凝血障碍、再生障碍性贫血、肝功能损害等，少数患者发生变态反应（皮疹、哮喘），以及耳鸣、听力下降、无菌性脑膜炎等。治疗类风湿关节炎的常见 NSAIDs 见表 1-3。

表 1-3　类风湿关节炎常用的抗风湿药

分类	英文	半衰期（小时）	每日总剂量（mg）	每次剂量（mg）	次/日
丙酸衍生物					
布洛芬	ibuprofen	2	1 200 ~ 3 200	400 ~ 600	3
萘普生	naproxen	14	500 ~ 1 000	250 ~ 500	2
洛索洛芬	Loxoprofen	1.2	180	60	3
苯酰衍生物					
双氯芬酸	diclofenac	2	75 ~ 150	25 ~ 50	3
吲哚酰酸类					
吲哚美辛	indometacin	3 ~ 11	75	25	3
舒林酸	sulindac	18	400	200	2
阿西美辛	acemetacin	3	90 ~ 180	30 ~ 60	3
吡喃羧酸类					
依托度酸	etodolac	8.3	400 ~ 1 000	400 ~ 1 000	1
非酸性类					
萘丁美酮	nabumetone	24	1 000 ~ 2 000	1 000	1 ~ 2
昔康类					
吡罗昔康	piroxlcam	30 ~ 86	20	20	1
烯醇酸类					
美洛昔康	meloxicam	20	15	7.5 ~ 15	1
磺酰苯胺类					
尼美舒利	nimesulide	2 ~ 5	400	100 ~ 200	2
昔布类					
塞来昔布	celecoxib	11	200 ~ 400	100 ~ 200	1 ~ 2

研究发现，环氧化酶有两种同功异构体，即环氧化酶-1（COX-1）和环氧化酶-2（COX-2）。选择性 COX-2 抑制药（如昔布类）与非选择性的传统 NSAIDs 相比，能明显减少严重胃

肠道不良反应。必须指出的是无论选择何种NSAIDs，剂量都应个体化；只有在1种NSAIDs足量使用1~2周后无效才更改为另一种；避免2种或2种以上NSAIDs同时服用，因其疗效不叠加，而不良反应增多；老年人宜选用半衰期短的NSAIDs药物，对有溃疡病史的老年人，宜服用选择性COX-2抑制药以减少胃肠道的不良反应。应强调，NSAIDs虽能减轻类风湿关节炎的症状，但不能改变病程和预防关节破坏，故必须与DMARDs联合应用。

2. DMARDs　该类药物较NSAIDs发挥作用慢，临床症状的明显改善需1~6个月，故又称慢作用药。它虽不具备即刻镇痛和抗感染作用，但有改善和延缓病情进展的作用。目前尚不清楚类风湿关节炎的治疗首选何种DMARDs。从疗效和费用等考虑，一般首选甲氨蝶呤，将它作为联合治疗的基本药物。

（1）甲氨蝶呤（MTX）：口服、肌内注射或静脉注射均有效。口服60%吸收，每日给药可导致明显的骨髓抑制和毒性作用，故多采用每周1次给药。常用剂量为每周7.5~15mg，个别重症患者可以酌情加大剂量。常见的不良反应有恶心、口腔炎、腹泻、脱发、皮疹，少数出现骨髓抑制、听力损害和肺间质改变。也可引起流产、畸胎和影响生育力。服药期间，应定期查血常规和肝功能。

（2）柳氮磺吡啶（SSZ）：一般服用4~8周后起效。从小剂量逐渐加量有助于减少不良反应。使用方法：每日250~500mg开始，之后每周增加500mg，直至每日2.0g，如果疗效不明显可增至每日3.0g，如果4个月内无明显疗效，应更改治疗方案。主要不良反应有恶心、呕吐、食欲减退、消化不良、腹痛、腹泻、皮疹、无症状性转氨酶增高和可逆性精子减少，偶有白细胞、血小板计数减少，对磺胺过敏者禁用。服药期间应定期查血常规和肝功能。

（3）来氟米特（LEF）：剂量每日10~20mg治疗。主要不良反应有腹泻、瘙痒、高血压、肝酶增高、皮疹、脱发和一过性白细胞计数下降等，服药初期应定期查肝功能和白细胞计数。因有致畸作用，故孕妇禁服。由于来氟米特和 MTX 两种药是通过不同环节抑制细胞增殖，故二者合用有协同作用。服药期间应定期查血常规和肝功能。

（4）抗疟药：有氯喹（每片 250mg）和羟氯喹（每片 100mg）两种。该药起效慢，服用 3 ~ 4 个月后疗效达高峰，至少连服 6 个月后才能宣布无效，有效后可减量维持。用法：氯喹每日 250mg，羟氯喹每日 200 ~ 400mg。本药有蓄积作用，易沉淀于视网膜的色素上皮细胞，引起视网膜变性而致失明，服药 6 个月左右应查眼底。另外，为防止心肌损害，用药前后应查心电图，有窦房结功能不全、心率缓慢、传导阻滞等心脏病患者应禁用。其他不良反应有头晕、头痛、皮疹、瘙痒和耳鸣等。

（5）青霉胺：每日 250 ~ 750mg，口服，见效后可逐渐减至维持量每日 250mg。青霉胺不良反应较多，长期大剂量应用可出现肾损害（包括蛋白尿、血尿、肾病综合征）和骨髓抑制等，如及时停药多数能恢复。其他不良反应有恶心、呕吐、食欲减退、皮疹、口腔溃疡、嗅觉丧失、淋巴结大、关节痛、偶可引起自身免疫病，如重症肌无力、多发性肌炎、系统性红斑狼疮及天疱疮等。治疗期间应定期查血常规、尿常规和肝肾功能。

（6）金诺芬：为口服金制剂，初始剂量为每日 3mg，2 周后增至每日 6mg 维持治疗。常见的不良反应有腹泻、瘙痒、皮炎、舌炎和口腔炎，其他不良反应有肝肾损伤、白细胞计数减少、嗜酸粒细胞增多、血小板计数减少或全血细胞减少、再生障碍性贫血。还可出现外周神经炎和脑病。为避免不良反应，应定期查血尿常规及肝肾功能。妊娠期、哺乳期女性不宜使用。

（7）硫唑嘌呤（AZA）：口服后 50% 吸收。常用剂量 1 ~ 2mg/（kg·d），一般剂量每日 100mg，维持量为每日 50mg。不良反应有脱发、皮疹、骨髓抑制（包括血小板计数减少、贫血），胃肠反应有恶心、呕吐，可有肝损害、胰腺炎，对精子、卵子有一定损伤，出现致畸，长期应用致癌。服药期间应定期查血常规和肝功能等。

（8）环孢素（Cs）：与其他免疫抑制药相比，环孢素的主要优点为无骨髓抑制作用，用于重症类风湿关节炎。常用剂量 3 ~ 5mg/（kg·d），维持量 2 ~ 3mg/（kg·d）。环孢素的主要不良反应有高血压、肝肾毒性、神经系统损害、继发感染、肿瘤及胃肠道反应、齿龈增生、多毛等。不良反应的严重程度、持续时间均与剂量和血药浓度有关。服药期间应查血常规、血肌酐和血压等。

（9）环磷酰胺（CYC）：较少用于类风湿关节炎，在多种药物治疗难以缓解病情的特殊情况下，可酌情试用。

3. 糖皮质激素　能迅速减轻关节疼痛、肿胀，在关节炎急性发作或伴有心、肺、眼和神经系统等器官受累的重症患者，可给予短效激素，其剂量依病情严重程度而调整。小剂量糖皮质激素（每日泼尼松 10mg 或等效其他激素）可缓解多数患者的症状，在 DMARDs 起效前发挥"桥梁"作用或 NSAIDs 疗效不满意时的短期措施，必须纠正单用激素治疗类风湿关节炎的倾向，用激素时应同时服用 DMARDs。激素治疗类风湿关节炎的原则：不需用大剂量时则用小剂量；能短期使用者，不长期使用；在治疗过程中，注意补充钙剂和维生素以防止骨质疏松。关节腔注射激素有利于减轻关节炎症状，改善关节功能。但同一关节 1 年内不宜超过 3 次。过多的关节腔穿刺除了并发感染外，还可发生类固醇晶体性关节炎。

4. 植物药

（1）雷公藤：雷公藤多苷每日 30 ~ 60mg，分 3 次饭后服。

主要不良反应是性腺抑制，导致精子生成减少男性不育和女性闭经。雷公藤还可以引起纳差、恶心、呕吐、腹痛、腹泻等，可有骨髓抑制作用，出现贫血、白细胞计数及血小板计数减少，有可逆性肝酶升高和血肌酐清除率下降，其他不良反应包括皮疹、色素沉着、口腔溃疡、指甲变软、脱发、口干、心悸、胸闷、头痛、失眠等。

（2）青藤碱：青藤碱20mg，饭前口服，每次1~4片，每日3次。常见不良反应有皮肤瘙痒、皮疹等变态反应，少数患者出现白细胞计数减少。

（3）白芍总苷：常用剂量600mg，每日2~3次。毒性、不良反应小，其不良反应有排便次数增多、轻度腹痛、纳差等。

（二）外科治疗

类风湿关节炎患者经过内科积极正规的药物治疗，病情仍不能控制时，为防止关节的破坏、纠正畸形或改善生命质量，可考虑手术治疗。但手术并不能根治类风湿关节炎，故术后仍需药物治疗。常用的手术主要有滑膜切除术、关节形成术、软组织松解或修复手术、关节融合术。

1. 滑膜切除术 对早期（Ⅰ期及Ⅱ期）患者经积极正规的内科治疗仍有关节肿胀、疼痛且滑膜肥厚，X线片显示关节软骨已受侵犯，病情相对稳定，受累关节比较局限，为防止关节软骨进一步破坏应考虑滑膜切除术。有条件时，应尽可能在关节镜下进行滑膜切除，该手术创伤小、术后恢复快。滑膜切除术对早期类风湿病变疗效较好，术后关节疼痛和肿胀明显减轻，功能恢复也比较满意，但疗效随术后时间的逐渐延长而减退，部分残留滑膜可增生，再次产生对关节软骨的侵蚀作用。因此，滑膜切除术后仍需内科正规治疗。

2. 人工关节置换术 是一种挽救关节畸形和缓解症状的手术，其中髋、膝关节是目前临床置换最多的关节。其术后

10 年以上的成功率达 90% 以上。该手术对减轻类风湿关节炎病变、关节疼痛、畸形、功能障碍、改善日常生活能力有着十分明确的治疗作用，特别是对中晚期、关节严重破坏，由于疼痛、畸形、功能障碍不能正常工作和生活的患者尤为有效。肘、腕及肩关节为非负重关节，多数患者通过滑膜切除术或其他矫形手术，以及其他各关节之间的运动补偿可缓解症状，不一定必须采用关节置换术。

3. 其他软组织手术 由于类风湿关节炎除了骨性畸形和关节内粘连所造成的关节畸形外，关节囊和关节周围肌肉、肌腱的萎缩也是造成关节畸形的原因之一。因此，为了解除关节囊和关节周围肌肉、肌腱的萎缩，从而达到矫正关节畸形的目的，可行软组织松解术，包括关节囊剥离术、关节囊切开术、肌腱松解或延长术，由于这些手术常同时进行，故可称之为关节松解术。其中肌腱手术在手部应用最广泛，在进行人工关节置换时，常须采用软组织松解的方法来矫正畸形。软组织松解术常用于髋关节内收畸形时，切断内收肌以改善关节活动及矫正内收畸形，还可用于某些斯蒂尔病患者畸形的早期矫正。腕管综合征亦常采用腕横韧带切开减压术。滑囊炎见于类风湿关节炎的肩、髋关节等处，如经非手术治疗无效，常须手术切除。腘窝囊肿较常见于各类膝关节炎，尤其是类风湿关节炎，原发疾病缓解后常能自行退缩，偶须手术治疗。类风湿结节一般见于疾病的活动期，很少须手术切除，只有结节较大，有疼痛症状，经非手术治疗无效者，须手术切除。

4. 关节融合术 随着人工关节置换术的成功应用，近年来，关节融合术已很少使用，但对于晚期关节炎患者、关节破坏严重、关节不稳的，可行关节融合术。此外，关节融合术还可作为关节置换术后失败的挽救手术。

（三）心理和康复治疗

关节疼痛、害怕残疾或已经面对残疾、生活不能自理、经济损失、家庭和朋友等关系改变、社交娱乐活动的停止等诸多因素不可避免地给类风湿关节炎患者带来精神压力，他们渴望治疗，却又担心药物不良反应或对药物实际作用效果信心不足，这又加重了患者的心理负担。抑郁是类风湿关节炎患者中最常见的精神症状，严重的抑郁有碍疾病的恢复。因此，在积极合理的药物治疗同时，还应注重类风湿关节炎的心理治疗。另外，在治疗方案的选择和疗效评定上亦应结合患者精神症状的改变。对于急性期关节剧烈疼痛和伴有全身症状者应卧床休息，注意休息时的体位，尽量避免关节受压，为保持关节功能位，必要时短期夹板固定（2~3周），以防畸形。在病情允许的情况下，进行被动和主动的关节活动度训练，防止肌萎缩。对缓解期患者，在不使患者感到疲劳的前提下，多进行运动锻炼，恢复体力，在物理康复科医师指导下进行治疗。

（四）自体外周血干细胞移植疗法

在国内已开始用于难治性类风湿关节炎的治疗，其确切远期疗效还有待更多病例的积累和随诊观察。

【病情观察】

1. 主要观察　患者治疗后症状是否缓解，如关节肿痛是否缓解，体温是否恢复正常，以评估治疗疗效；监测患者的血常规、尿常规、自身症状、红细胞沉降率等，以了解病情是否活动，决定是否调整治疗药物。注意观察治疗药物的毒性、不良反应，以便及时减量或停药。

2. 诊断明确者　应根据患者的个体情况，制订适合患者病情的治疗方案，如患者一般情况尚可，以关节症状为主，以往无胃炎、肾炎病史，可给予1种非甾体类抗感染药及1种改变病情的药物；如患者有胃炎史或年龄较大，可选用 COX-2 特异性抑制药，如塞米昔布；对有肝病史者，甲氨蝶呤应慎用，最好选用来氟米特。所有患者在用药期间均须定期检查肝功能、血常规、红细胞沉降率、C反应蛋白，注意观察患者症状和体征改善情况，有无胃肠道等不良反应，以便及时调整治疗方案、用药剂量。如病情重或反复发作，可用免疫抑制药治疗，治疗时应注意检查血白细胞，如有血白细胞计数下降，应注意减量或停药。

【病历记录】

1. 门诊记录 详细记录患者关节肿痛的时间、性质、部位，有无压痛，有无关节畸形，以往是否诊疗过，如有，应记录患者以往的诊疗过程、所用药物及治疗效果。体格检查中主要记录关节是否有红肿畸形、关节压痛等。辅助检查记录血常规、血清学检查、自身抗体、X线片、尿常规等检查结果。

2. 住院记录 详细记录患者发病过程、门急诊或外院的诊疗过程。病程记录详细记录患者住院后的有关实验室检查结果、病情变化、治疗效果等。记录患者应用药物的名称、剂量，尤其是有无不良反应。如病情恶化，治疗效果不佳须调整治疗方案的，均须记录与患者及其家属的谈话过程，并以签名同意为据。

【注意事项】

1. 医患沟通 应向患者及其家属告知疾病的诊断、目前的病情程度及有无并发症，尤其是医师将采取的检查方法、治疗手段等，以使患者及其家属能有正确认识。注意做适当的心理疏导，消除患者对本病的恐惧、怕畸形、怕瘫痪的心理，要将目前对此病的治疗进展等情况告知患者及其家属，以利于患者能配合治疗，尽快控制病情，同时希望患者不要道听途说，盲目相信各种广告、游医。

2. 经验指导

（1）在目前类风湿关节炎不能被根治的情况下，防止关节破坏，保护关节功能，最大限度地提高患者的生命质量，是类风湿关节炎治疗的目标。因此，治疗时机非常重要。尽管 NSAIDs 和糖皮质激素可以减轻症状，但关节炎症和破坏仍可发生或进展。而 DMARDs 可改善和延缓病情，应及早使用。早期积极、合理使用 DMARDs 治疗是减少致残的关键。必须指出，药物选择要符合安全、有效、经济和简便的原则。

（2）类风湿关节炎一经诊断即开始 DMARDs 治疗。推荐首选 MTX，也可选用柳氮磺吡啶或羟氯喹。视病情可单用也可采用 2 种或 2 种以上的 DMARDs 联合治疗。一般对单用 1 种 DMARDs 疗效不好，进展性、预后不良和难治性类风湿关节炎患者可采用治疗机制不同的 DMARDs 联合治疗。如 MTX 可选用每周 7.5~25mg 和柳氮磺吡啶每日 1.0~3.0g。目前常用的联合方案：①MTX + 柳氮磺吡啶；②MTX + 羟氯喹（或氯喹）；③MTX + 青霉胺；④MTX + 金诺芬；⑤MTX + 硫唑嘌呤；⑥柳氮磺吡啶 + 羟氯喹。国内还可采用 MTX 和植物药（如雷公藤、青藤碱和白芍总苷）联合治疗。如患者对 MTX 不能耐受，可改用来氟米特或其他 DMARDs，难治性类风湿关节炎可用 MTX + 来氟米特或多种 DMARDs 联合治疗。联合用药时，可适当减少其中每种药物的剂量。

（3）一般治疗 2 个月左右应检测各种实验室指标及观察临床症状是否控制，以评估疾病是否缓解。目前类风湿关节炎治疗缓解的标准：①晨僵时间低于 15 分钟；②无疲乏感；③无关节痛；④活动时无关节痛或关节无压痛；⑤无关节或腱鞘肿胀；⑥红细胞沉降率（魏氏法），女性每小时 <30mm，男性每小时 <20mm。符合 5 项或 5 项以上并至少持续 2 个月者，可考虑为临床缓解。患者如有血管炎、肌炎、胸膜炎、心包炎和近期出现无原因的体重下降等不能认为缓解。

（4）部分患者发病初期为一两个关节的肿胀和疼痛，持续数天至数周，反复发作，而类风湿因子阴性；另一部分患者仅有个别关节疼痛，而无其他关节受累或关节外表现，但类风湿因子阳性；有的患者有反复发作的非对称性多关节炎，伴有类风湿因子阳性。有以上情况者，应考虑早期类风湿关节炎的可能，应检测 RA_33、CCP、AKA 等自身抗体或检测 $HLADR_4$，以及时明确诊断。对于关节肿痛者可辅以 MRI 检查，以了解有无早期关节侵蚀性改变。

（5）类风湿关节炎是一个慢性、反复发作性、易致畸的疾病，一旦诊断确立，患者需长期服药，因此如何制订个体化的治疗方案，是关系患者临床治疗效果好坏的主要方面，目前主张在应用 NSAIDs 时，应同时应用改变病情药（DMSRDs），此类药物的特点是起效慢，对疼痛的缓解作用差，但这类药物减缓关节的侵蚀、破坏及由此而致的功能丧失。以达到既能很快控制症状，又能逐渐控制病情进展的作用。

（6）糖皮质激素能迅速减轻关节疼痛肿胀，因此在关节炎急性发作，或伴有心、肺、眼和神经系统等器官受累的重症患者，可给予短期的糖皮质激素，以小剂量为主，泼尼松每日 10mg，口服，可同时服用 NSAIDs 类药物。激素治疗类风湿关节炎的原则：不需用大剂量时用小剂量，能短期使用时不长期使用，治疗中应注意补充钙剂和维生素，以防骨质疏松。

（7）无论选用哪一种治疗方案，在治疗前必须拍双手（包括腕关节）X 线片或受累关节的对称性 X 线片，于治疗后逐年复查 X 线片用以比较疗效。为避免药物不良反应，用药过程中应严密观察血常规、尿常规和肝肾功能，随时调整剂量。评价治疗反应，除比较治疗前后的关节压痛程度及数目、关节肿胀程度及数目、受累关节放射学改变外，还应包括功能状态的评价，医师和患者对疾病活动性的总体评估。

（8）应该明确，治疗后症状缓解，不等于疾病根治，近期疗效不等于远期有效，虽然 DMARDs 可以延缓病情进展，但并不能治愈类风湿关节炎，基于这一点，为防止病情复发，原则上不主张停药，可依据病情逐渐减量维持治疗。

（9）药物治疗时，要注意患者是否有抑郁现象，类风湿关节炎的关节疼痛、害怕残疾、因残疾而生活不能自理、经济损失等诸多因素，往往给患者带来很大的精神压力，因此在积极合理的药物治疗同时，还应注重心理治疗。

（10）治疗类风湿关节炎的药物均有轻重不同的不良反应，尤其是非甾体类抗感染药物（NSAIDs），治疗过程中，应观察有无胃肠道不适，定期（每1~2周）检测血常规，有无白细胞计数下降；老年患者及长期服药者应检测肾功能，防止肾功能的受损。

（11）对所有患者都应监测病情的活动性。对早期、急性期或病情持续活动的患者应当密切随访，直至病情控制。处于缓解期的患者可以每6个月随访1次，同时，根据治疗药物的要求定期检验相应指标。

第二节　系统性红斑狼疮

系统性红斑狼疮（systemic lupus eIythematosus，SLE）是一种较为常见的自身免疫性疾病，初步调查我国 SLE 的患病率为 70/10 万。本病主要累及育龄期女性，以 15~45 岁年龄段发病最多，女性患者与男性患者之比为 7:1~9:1。迄今为止本病的病因仍不明确，一般认为是多因性的，与遗传、性激素、环境因素等有关。由于机体免疫调节功能的紊乱，产生以抗核抗体为主的多种自身抗体，造成以免疫复合物形成为特征的免疫性炎性反应，致使机体发生多系统、多脏器的损伤。本病临床表现复杂、病情轻重不一，在治疗上十分强调个体化的处理。近年来随着免疫检测技术的发展，许多患者得到早期的诊断和治疗，综合性的治疗手段已使本病预后有了很大的改观，10 年存活率已提高到 90% 以上。

【诊断】

（一）症状

1. 疼痛和关节炎　SLE 的关节肌肉症状常见，主要表现为疼痛、僵硬与炎症。全身大小关节均可受累，大多关节炎为一过性的、可随病情活动而复发，少数也可留有关节变形。肌痛或肌炎常见于近端肌，如三角肌、股四头肌的疼痛、触痛，可有肌酶增高。对 SLE 的关节肌肉症状应询问疼痛的性质、部位、持续时间等，注意对糖皮质激素的治疗反应，通常中小剂量激素可控制症状。对有无肢端雷诺现象表现也应注意询问，SLE 患者的雷诺现象发生率在 10%～45%，可发生于起病前数年。

2. 皮肤黏膜损伤　可出现红色斑疹、丘疹或片状丘疹，日晒加重。7%～40% 的 SLE 患者可在鼻或口腔黏膜出现损害，这些损害在系统损害加重期较为突出，典型的口腔溃疡以颊黏膜、上腭及齿龈瘀斑开始，逐渐发展成 1～2cm 大小的溃疡，由于疼痛可使患者吞咽困难。

3. 肾脏损害　肾脏受损是 SLE 最常见的临床表现，50%～70% 患者在病程中可出现，如做肾活检几乎所有 SLE 均有病理学改变。SLE 肾损又称狼疮性肾炎，表现为蛋白尿、血尿、管型尿，患者可有不同程度的水肿、高血压，肾衰竭是 SLE 患者主要的死亡原因之一。

4. 血液系统表现　白细胞计数减少，可有贫血、血小板计数减低，严重者可全血细胞减少。部分患者以免疫性血小板减少性紫癜、自身免疫性溶血性贫血起病，若干年后才出现 SLE 的临床表现。

5. 神经系统损害　SLE 在神经精神系统的表现非常多见，临床症状轻重不一，轻者仅有偏头痛、性格改变、记忆力减退，重者可发生癫痫、昏迷、脑血管意外。有精神障碍表现的患者中约 40% 为抑郁症、25% 为狂躁症、15% 为分裂样或偏执性精神障碍。其他，如双向情感障碍、谵妄等。

6. 其他系统性损伤 SLE 病变涉及多系统、多脏器，所以对呼吸、消化和心血管表现的常见症状都应注意询问。肺部表现以胸膜炎、胸腔积液最常见，可有单侧或双侧胸痛，胸腔积液以少到中量多见；肺部浸润造成狼疮性肺炎并不多见，当发生急性狼疮性肺炎时可有呼吸困难、低氧血症、肺出血。消化系统表现常见有恶心、呕吐、腹痛、腹泻或便秘，严重的肠系膜血管炎可类似急腹症。心脏表现最常见为心包积液，通常无症状；心肌损害一般不严重，但随着病程延长，冠状动脉受累增多，可引起心绞痛，甚至心肌梗死。

7. 全身表现 在病程中约 80% 的患者可有发热，其中以高热多见，活动性 SLE 发热，体温可达 41℃，此时应注意鉴别这种发热是 SLE 本身引起的，还是由于继发感染的结果，应仔细询问对发热的处理情况，特别是抗生素的用量、疗程，有否使用糖皮质激素、治疗反应如何等，对患者进行血培养、尿培养及拍胸部 X 线片等检查。成年 SLE 患者中 51%~71% 有厌食和体重下降，此外患者常有乏力和不适的感觉，常因低热、贫血和任何原因的炎症引起。

（二）体征

1. 皮损 面部蝶形红斑、指尖花纹状红斑及甲周红斑是 SLE 最多见的皮肤表现。典型的蝶形红斑为面颊和鼻梁呈蝶形分布的鳞屑性红斑丘疹，有时可见眶周水肿和皮损处水肿。盘状红斑的发生率为 14%~29%，皮疹外周为水肿和色素沉着，中心凹陷呈萎缩性斑痕、有鳞屑，可融合成大片形状不规则、边缘清楚的斑块。此外丘疹、多形红斑、固定性荨麻疹和大疱性皮疹也可出现。部分患者皮肤血管炎可表现为指（趾）尖小的梗死，引起肢端溃疡，甚至坏疽。

2. 脱发 最常见为前额、头顶的弥漫性脱发，头发失去光泽、脆性增加，额际常有短、断发，称为狼疮发。

3. 口腔和鼻腔 口腔黏膜、牙龈、硬腭、软腭可出现疼痛性溃疡，直径 1 ~ 2cm、底部不光滑呈灰色、周围有红晕。硬腭的中央后部是最易发生溃疡的部位，颊黏膜也经常受累，有时可见鼻中隔浅溃疡。嘴唇受累时表现为干裂、出血和水肿。

4. 心肺听诊 心动过速、心律失常及心包炎表现最为常见，心包积液一般为少量，严重时可有大量心包积液，但很少出现心包塞症状。肺部表现包括胸膜炎、肺间质纤维化和肺实质浸润性病变，听诊可有呼吸音减低、干、湿性啰音等。肺动脉高压的发生率约 14%，心肺听诊可出现相应体征。

5. 腹部检查 肝大、脾大出现在约 9% 的患者，8% ~ 11% 的患者可发生腹水，狼疮性肠炎是 SLE 的严重表现，当患者主诉腹痛、腹胀时，应注意检查腹部有无压痛、反跳痛及肠鸣音有无改变，当有上腹部的急性疼痛时还应注意胰腺炎、消化性溃疡的检查。

6. 肌肉和骨关节 关节压痛肿胀最常见于近端指间关节、膝关节及腕关节，呈非对称性表现，约 2% 的患者可有类似 RA 的临床表现，少数患者可有滑膜囊肿、皮下结节。40% ~ 80% 的活动期患者可有近端肌肉压痛，当发生肌炎时可有肌力减退。如患者出现髋部疼痛，应注意检查有无股骨头无菌性坏死。

7. 神经系统检查 当疑有 SLE 脑病时应注意有无定位体征，多数以弥漫性皮质功能障碍为表现的患者，定位体征不明显，检查脑膜刺激征、锥体束征可能阳性；当出现局灶性神经定位体征，如面瘫、偏瘫时，提示脑血管意外。对以精神表现为主的 SLE 脑病，还须注意对患者进行精神专科的检查，特别注意患者的意识状态、定向力、记忆力等。

8. 其他 SLE 的眼部受累包括结膜炎、葡萄膜炎、眼底改变等，也应在体格检查时注意；对伴有口、眼干燥的患者还应注意对腮腺、牙齿的检查；会阴部检查和妇科检查对 SLE 患者也不可忽略。

（三）检查

1. 常规检查 外周血白细胞减少最常见，可有贫血、血小板计数减少；尿常规检查在约 20% 的早期患者可有尿蛋白阳性，部分可出现红细胞和管型；血生化检查常有球蛋白增高、清蛋白减低、白球蛋白比倒置，可有肝功能改变、肌酶增高、肾功能损害等；红细胞沉降率增快可作为判断疾病活动的简易指标。

2. 免疫学检查

（1）抗核抗体谱：包括抗核抗体（ANA）、抗 ds-DNA 抗体、核内可提取抗原抗体（ENA）、ENA 多肽抗体中的 Sm、U1-RNP、SSA/SSB、rRNP 抗体及抗增殖细胞核抗原抗体（APCNA）。ANA 在 SLE 的敏感性为 97% ~100%，且多为高滴度阳性，以均质型和周边型多见，也可是斑点型。ANA 常作为 SLE 的筛选试验。抗 ds-DNA 抗体在 40% ~75% 的 SLE 患者阳性，与病情活动有关，抗 ds-DNA 抗体的滴度随病情活动程度而消长。抗 Sm 抗体为 SLE 的标记性抗体，其阳性率在 20% ~30%，抗 SSA 抗体阳性时常致新生儿狼疮综合征。抗 rRNP 抗体及 APCNA 一般只出现在 SLE 患者。抗 rRNP 抗体阳性率约 20%，多数在 SLE 活动期出现，与精神症状有关，APCNA 阳性率仅 3% ~5%，但特异性很高。

（2）其他自身抗体：抗磷脂抗体，包括抗心磷脂抗体（ACLA）、狼疮样抗凝物（LA），在部分 SLE 可阳性，高滴度阳性时应注意继发抗磷脂抗体综合征。Coombs 试验常用来检测 SLE 溶血性贫血时的抗红细胞膜抗体。抗血小板抗体与免疫性血小板减少有关，此外 SLE 患者还常有 RF 阳性。

（3）免疫球蛋白和补体：SLE 患者血浆中免疫球蛋白多株峰增高，其中以 IgG 水平增高最多见，其 IgG 的值可达正常人的 4～5 倍，以 IgG1 亚型和 IgG3 亚型为主。部分患者 IgM 也增高，而 IgA 则不定，部分患者可降低。SLE 患者血清补体降低，包括 CH50 补体 C_3、C_4 等降低，补体水平的降低程度可反映病情的活动程度。

3. 其他检查 SLE 患者应常规做胸部 X 线片、心脏二维超声心动图检查，以发现浆膜腔积液，了解有无肺动脉高压、肺间质病变等，排除感染。对一些诊断困难的患者，肾活检和皮肤狼疮带组织学检查也很有帮助，肾活检的病理分型结果可指导治疗和判断预后。在特殊的患者，如狼疮脑病，脑脊液检查、头颅 MRI/CT、脑电图检查等有助于诊断。

（四）诊断要点

目前普遍采用美国风湿病学学会（ACR）1997 年推荐的 SLE 分类标准（表 1-4）。该分类标准的 11 项中，符合 4 项及以上者，在除外感染、肿瘤和其他结缔组织病后，可诊断 SLE。其敏感性和特异性分别为 95% 和 85%。须强调指出的是，患者病情的初始或许不具备分类标准中的 4 项，随着病情的进展方出现其他项目的表现。11 项分类标准中，免疫学异常和高滴度抗核抗体更具有诊断意义。一旦患者免疫学异常，即使临床诊断不够条件，也应密切随访，以便尽早做出诊断和及时治疗。

表 1-4 美国风湿病学学会（ACR）1997 年推荐的系统性红斑狼疮分类标准

1. 颊部红斑	固定红斑，扁平或高起，在两颧突出部位
2. 盘状红斑	片状高起于皮肤的红斑，黏附有角质脱屑和毛囊栓；陈旧病变可发生萎缩性瘢痕
3. 光过敏	对日光有明显的反应，引起皮疹，从病史中得知或医师观察到
4. 口腔溃疡	经医师观察到的口腔或鼻咽部溃疡，一般为无痛性
5. 关节炎	非侵蚀性关节炎，累及 2 个或更多的外周关节，有压痛，肿胀或积液

6. 浆膜炎	胸膜炎或心包炎
7. 肾脏病变	尿蛋白每 24 小时 >0.5g 或 +++，或管型（红细胞、血红蛋白、颗粒或混合管型）
8. 神经病变	癫痫发作或精神病，除外药物或已知的代谢紊乱
9. 血液学疾病	溶血性贫血或白细胞计数减少或淋巴细胞减少或血小板计数减少
10. 免疫学异常	抗ds-DNA 抗体阳性或抗 Sm 抗体阳性或抗磷脂抗体阳性（包括抗心磷脂抗体或狼疮抗凝物或至少持续 6 个月的梅毒血清试验假阳性 3 项中具备 1 项阳性）
11. 抗核抗体	在任何时候和未用药物诱发"药物性狼疮"的情况下，抗核抗体滴度异常

（五）鉴别诊断

1. 类风湿关节炎（RA） SLE 与 RA 均可有多关节肿痛与多脏器损害，血清类风湿因子、抗核抗体都可阳性，对有些以关节炎起病的 SLE 常须与 RA 相鉴别。SLE 全身大小关节均可肿痛，但程度较轻、部位不固定，为非侵蚀性关节炎，面部红斑、口腔溃疡与脱发多见，早期出现蛋白尿，血清 ANA 滴度高、抗 ds-DNA 阳性、Sm 抗体可阳性。RA 发病缓慢，以对称性四肢小关节肿痛、僵硬、畸形为特征，为侵蚀性关节炎，很少出现面部红斑、口腔溃疡与脱发，如有蛋白尿多与药物性有关，血清中抗 Sm 体、抗 ds-DNA 抗体常为阴性，而类风湿因子见于 70% 的患者，常为高滴度阳性，X 线检查骨侵蚀性破坏常见。

2. 多发性肌炎/皮肌炎（PM/DM） SLE 与 PM/DM 均有全身肌肉疼痛，部分 SLE 患者肌炎症状明显，可出现肌无力、肌酶升高，此时应与 PM/DM 相鉴别。PM/DM 的全身肌肉疼痛无力严重，以近端肌、颈项肌无力为主，肌酶升高明显。皮肌炎典型的皮疹为水晶紫样眶周皮疹、异色性皮疹与掌指关节和近指关节伸侧皮肤红斑脱屑（Gottron 征），肌肉活检与肌电图有肌炎改变，血清炎性指标，如 WBC、CRP 增高、补体不低、ANA 常阴性或低滴度阳性、SM 抗体、抗 ds-DNA 抗体阴性。临床上 SLE 合并肌损伤时有时难以与 PM/DM 相鉴别，若有抗 SM 抗体、抗 ds-DNA 抗体阳性应考虑 SLE 肌损害；若有抗 Jo-1 抗体则应考虑 SLE 合并 PM/DM。

3. 系统性血管炎 系统性血管炎往往以原因不明的发热、皮肤红斑结节、关节痛（炎）等非特异性的症状出现，早期常须与 SLE 相鉴别。系统性血管炎是一组侵犯血管壁为主要表现的弥漫性结缔组织病。不同疾病的临床表现各有其特点，如结节性多动脉炎（PAN）可有沿血管走向分布的肢体皮下结节；显微镜下多血管炎有进行性肾损害；韦格纳肉芽肿上下呼吸道损伤，大动脉炎的无脉症及高血压等。ANCA 有助于 ANCA 相关性小血管炎与 SLE 鉴别，血管炎患者血常规、白细胞计数与中性粒细胞升高，血清自身抗体检查，如 ANA、抗 Sm 抗体、抗 ds-DNA 常阴性，而抗中性粒细胞抗体可有助于诊断。

4. 其他 SLE 还应与混合结缔组织病（MCTD）、原发性干燥综合征、系统性硬化症等其他自身免疫病鉴别，虽然有惯用的 SLE 分类标准，但以上疾病在某个时期也可能满足分类标准 11 项中的 4 项，而不是 SLE；相反，在某些早期、不典型的 SLE 中并不足 4 项诊断标准，故应对临床资料进行综合分析、动态观察，得到正确诊断。SLE 在以某一脏器损害为主时，如狼疮肾炎、狼疮脑病、狼疮性肺炎等还应注意排除该系统的感染，特别是结核。

【治疗】

（一）一般治疗

1. 健康宣教 正确认识疾病，消除恐惧心理，明白规律用药的意义，学会自我认识疾病活动的征象，配合治疗、遵从医嘱，定期随访。懂得长期随访的必要性。避免过多的紫外线暴露,使用防紫外线用品(防晒霜等),避免过度疲劳。

2. 对症治疗和去除各种影响疾病预后的因素 应注意控制高血压,防治各种感染。

(二)药物治疗

1. 轻型 SLE 的药物治疗 患者虽有疾病活动,但症状轻微,仅表现光过敏、皮疹、关节炎或轻度浆膜炎,而无明显内脏损害。

(1)非甾类抗感染药(NSAIDs):可用于控制关节炎。应注意消化道溃疡、出血、肾和肝功能受损等方面的不良反应。

(2)抗疟药:可控制皮疹和减轻光敏感,常用氯喹 0.25g,每日 1 次;羟氯喹 200mg,每日 1~2 次。主要不良反应是眼底病变,用药超过 6 个月者,可停药 1 个月,有视力明显下降者,应检查眼底,明确原因。有心脏病史者,特别是心动过缓或有传导阻滞者禁用抗疟药。

(3)激素:可短期局部应用激素治疗皮疹,但脸部应尽量避免使用强效激素类外用药,一旦使用,不应超过 1 周。小剂量激素:泼尼松每日 ≤10mg,可减轻症状。

(4)权衡利弊:必要时可用硫唑嘌呤、甲氨蝶呤或环磷酰胺等免疫抑制药。应注意轻型 SLE 可因过敏、感染、妊娠、分娩、环境变化等因素而加重,甚至进入狼疮危象。

2. 重型 SLE 的治疗 治疗主要分两个阶段,即诱导缓解和巩固治疗。诱导缓解目的在于迅速控制病情,阻止或逆转内脏损害,力求疾病完全缓解(包括血清学指标、症状和受损器官的功能恢复),但应注意过分免疫抑制诱发的并发症,尤其是感染、性腺抑制等。目前,多数患者的诱导缓解期需要 6~12 个月才能达到缓解,不可急于求成。

(1)糖皮质激素:具有强大的抗感染作用和免疫抑制作用,是治疗 SLE 的基础药。糖皮质激素对免疫细胞的许多功能及免疫反应的多个环节均有抑制作用，尤以对细胞免疫的抑制作用突出，在大剂量时还能够明显抑制体液免疫，使抗体生成减少，超大剂量则可有直接的淋巴细胞溶解作用。激素的生理剂量相当于泼尼松每日 7.5mg，能够抑制前列腺素的产生。由于不同激素剂量的药理作用有所侧重，病情和患者间对激素的敏感性有差异，因此临床用药要个体化。重型 SLE 的激素标准剂量是泼尼松 1mg/(kg·d)，通常晨起 1 次服用（高热者可分次服用），病情稳定后 2 周或疗程 8 周内，开始以每 1~2 周减 10% 的速度缓慢减量，减至泼尼松 0.5mg/(kg·d) 后，减药速度按病情适当调慢；如果病情允许，维持治疗的激素剂量尽量小于泼尼松每日 10mg。在减药过程中，如果病情不稳定，可暂时维持原剂量不变或酌情增加剂量或加用免疫抑制药联合治疗。可选用的免疫抑制药，如环磷酰胺、硫唑嘌呤、甲氨蝶呤等，联合应用以便更快地诱导病情缓解和巩固疗效，避免长期使用较大剂量激素导致的严重不良反应。对有重要脏器受累，乃至出现狼疮危象的患者，可以使用较大剂量泼尼松 ≥2mg/(kg·d)，甚至甲泼尼龙（methyl-prednisolone，MP）冲击治疗，MP 可用至 500~1000mg，每日 1 次，加入 5% 葡萄糖注射液 250ml，缓慢静脉滴注 1~2 小时，连续 3 日为 1 个疗程，疗程间隔期 5~30 日，间隔期和冲击后需口服泼尼松 0.5~1mg/(kg·d)，疗程和间隔期长短视具体病情而定。甲泼尼龙冲击疗法对狼疮危象常具有立竿见影的效果，疗程多少和间隔期长短应视病情因人而异。MP 冲击疗法只能解决急性期的症状，疗效不能持久，必须与环磷酰胺冲击疗法配合使用，否则病情容易反复。需强调的是，在大剂量冲击治疗前或治疗中应密切观察有无感染发生。如有感染应及时给予相应的抗感染治疗。

（2）环磷酰胺（CYC）：是主要作用于 S 期的细胞周期特异性烷化剂，通过影响 DNA 合成发挥细胞毒作用。其对体液免疫的抑制作用较强，能抑制 B 细胞增殖和抗体生成，抑制作用较持久，是治疗重症 SLE 的有效的药物之一，尤其是在狼疮性肾炎和血管炎的患者中，环磷酰胺与激素联合治疗能有效地诱导疾病缓解，阻止和逆转病变的发展，改善远期预后。目前普遍采用的标准环磷酰胺冲击疗法：$0.5 \sim 1.0 g/m^2$ 体表面积，加入生理盐水 250ml 中静脉滴注，每 3 ~ 4 周 1 次，个别难治、危重患者可缩短冲击间期。多数患者 6 ~ 12 个月病情缓解，而在巩固治疗阶段，常需要继续环磷酰胺冲击治疗，逐渐延长用药间歇期，至约 3 个月 1 次，维持数年。过去认为，环磷酰胺累积剂量不应超过 9 ~ 12g；目前的研究提示，环磷酰胺累积剂量并不受此限制。但是，由于个体对环磷酰胺的敏感性存在差异，年龄、病情、病程和体质使其对药物的耐受性有所区别，所以治疗时应根据患者的具体情况，掌握好剂量、冲击间隔期和疗程，既要达到疗效，又要避免不良反应。白细胞水平对指导环磷酰胺治疗有重要意义，治疗中应注意避免导致白细胞水平过低，一般要求白细胞水平低谷不小于 $3.0 \times 10^9/L$。环磷酰胺冲击治疗对白细胞影响有一定规律，一次大剂量环磷酰胺进入体内，3 日左右白细胞开始下降，7 ~ 14 日至低谷，之后白细胞水平逐渐上升，至 21 日左右恢复正常。对于间隔期少于 3 周者，应更密切注意血象监测。大剂量冲击前须查血常规。

（3）硫唑嘌呤：为嘌呤类似物，可通过抑制 DNA 合成发挥细胞毒作用。疗效不及环磷酰胺冲击疗法，尤其在控制肾脏和神经系统病变效果较差，而对浆膜炎、血液系统病变、皮疹等较好。用法 1 ~ 2.5mg/(kg·d)，常用剂量每日 50 ~ 100mg。不良反应包括骨髓抑制、胃肠道反应、肝功能损害等。少数对硫唑嘌呤极敏感者用药短期就可出现严重脱发和造血危象，引起严重粒细胞和血小板缺乏症，轻者停药后血象多在 2 ~ 3 周恢复正常，重者则须按粒细胞缺乏或急性再障处理，以后不宜再用。

（4）甲氨蝶呤（MTX）：为二氢叶酸还原酶拮抗药，通过抑制核酸的合成发挥细胞毒作用。疗效不及环磷酰胺冲击疗法，但长期用药耐受性较佳。剂量 10~15mg，每周 1 次或依据病情适当加大剂量。主要用于关节炎、肌炎、浆膜炎和皮肤损害为主的 SLE。其不良反应有胃肠道反应、口腔黏膜糜烂、肝功能损害、骨髓抑制，偶见甲氨蝶呤导致的肺炎和肺纤维化。

（5）环孢素：可特异性抑制 T 淋巴细胞产生 IL-2，发挥选择性的细胞免疫抑制作用，是一种非细胞毒免疫抑制药。对狼疮性肾炎有效，环孢素剂量 3~5mg/(kg·d)，分 2 次口服。用药期间注意肝、肾功能及高血压、高尿酸血症、高血钾等，有条件者应测血药浓度，调整剂量，血肌酐较用药前升高 30%，需要减药或停药。环孢素对 LN 的总体疗效不如环磷酰胺冲击疗法，价格昂贵、不良反应较大、停药后病情容易反跳等。

（6）霉酚酸酯：为次黄嘌呤单核苷酸脱氢酶抑制药，可抑制嘌呤合成途径，从而抑制淋巴细胞活化。治疗狼疮性肾炎有效，能够有效地控制Ⅳ型 LN 活动。剂量 10~30mg/(kg·d)，分 2 次口服。

3. 狼疮危象的治疗 治疗目的在于挽救生命、保护受累脏器、防止后遗症。通常需要大剂量甲泼尼龙冲击治疗，针对受累脏器的对症治疗和支持治疗，以帮助患者度过危象。后继的治疗可按照重型 SLE 的原则，继续诱导缓解和维持巩固治疗。

（1）急进性肾小球肾炎：表现为急性进行性少尿、水肿、蛋白尿/血尿、低蛋白血症、贫血、肾功能进行性下降、血压增高、高血钾、代谢性酸中毒等。超声检查显示肾脏体积常增大，肾脏病理往往呈新月体肾炎，多符合 WHO 的 LN 的Ⅳ

型。治疗包括纠正水电解质酸碱平衡紊乱、低蛋白血症，防治感染，纠正高血压，心力衰竭等并发症，为保护重要脏器，必要时需要透析支持治疗。为判断肾损害的急慢性指标，明确肾损病理类型，制订治疗方案和判断预后，应抓住时机肾穿。对明显活动、非纤维化/硬化等不可逆病变为主的患者，应积极使用激素泼尼松≥2mg/（kg·d）或使用大剂量 MP 冲击疗法，同时用环磷酰胺 0.4～0.8g，每 2 周静脉冲击治疗。

（2）神经精神狼疮：必须除外化脓性脑膜炎、结核性脑膜炎、隐球菌性脑膜炎、病毒性脑膜脑炎等中枢神经系统感染。弥漫性神经精神狼疮在控制 SLE 的基础药物上强调对症治疗，包括抗精神病药物（与精神科医师配合），癫痫大发作或癫痫持续状态时需积极抗癫痫治疗，注意加强护理。抗心磷脂抗体（ACL）相关神经精神狼疮，应加用抗凝、抗血小板聚集药物。有全身血管炎表现的明显活动证据，应用大剂量 MP 冲击治疗。中枢狼疮包括横贯性脊髓炎在内，在除外中枢神经系统感染的情况下，可试用地塞米松 10mg，地塞米松 10mg + MTX 10mg 鞘内注射，每周 1 次，2～3 次。

（3）重症血小板减少性紫癜：血小板计数 $<2 \times 10^4/mm^3$，有自发出血倾向，常规激素治疗无效 1mg/（kg·d），应加大激素用量用至 2mg/（kg·d）以上。还可静脉滴注长春新碱（VCR）每周 1～2mg×3～6 次。静脉输注大剂量人静脉用免疫球蛋白（IVIG）对重症血小板减少性紫癜有效，可按 0.4g/（kg·d），静脉滴注，连续 3～5 日为 1 个疗程。IVIG，一方面对 SLE 本身具有免疫治疗作用，另一方面具有非特异性的抗感染作用，可以对大剂量甲泼尼龙和环磷酰胺的联合冲击治疗所致的免疫力挫伤起到一定的保护作用，能够明显提高各种狼疮危象治疗的成功率。无骨髓增生低下的重症血小板减少性紫癜还可试用其他免疫抑制药，如环磷酰胺、环孢素等。其他药物包括达那唑、三苯氧胺、维生素 C 等。内科保守治

疗无效，可考虑脾切除。

（4）弥漫性出血性肺泡炎和急性重症肺间质病变：部分弥漫性出血性肺泡炎的患者起病可无咯血，支气管镜有助于明确诊断。本病极易合并感染，常同时有大量蛋白尿，预后很差。迄今无治疗良策。对 SLE 肺脏累及应提高警惕，结合 SLE 病情系统评估、影像学、血气分析和纤维支气管镜等手段，以求早期发现、及时诊断。治疗包括氧疗、必要时机械通气、控制感染和支持治疗。可试用大剂量 MP 冲击治疗，IVIG 和血浆置换。

（5）严重的肠系膜血管炎：常需 $2mg/(kg \cdot d)$ 以上的激素剂量方能控制病情。应注意水电解质、酸碱平衡，加强肠外营养支持，防治合并感染，避免不必要的手术治疗。一旦并发肠坏死、穿孔、中毒性肠麻痹，应及时手术治疗。

（三）其他治疗

1. 血浆置换 对危重型 SLE 抢救时可采用，每次置换量 1.5～2L、每周 2～3 次，血浆置换后立即给予 CTX 治疗，一般用量每次 0.4g。

2. 成分输血 对严重的自身免疫性溶血性贫血可输注洗涤后的浓缩红细胞悬液，每次可用 4～6 个单位；对严重的血小板减少可输注血小板浓缩液 8～12 个单位。

3. 抗凝治疗 对血管炎明显特别是合并有抗磷脂抗体综合征的患者，可采用抗凝治疗措施，如低分子肝素、华法林和阿司匹林等。

4. 对症治疗 如狼疮脑病的脱水治疗和镇静药的应用，肾性高血压的控制，扩血管药物的应用等。

（四）妊娠和分娩的处理

多数 SLE 患者在疾病控制后可以生育，患者无重要器官受损、泼尼松每日 ≤10mg 维持治疗病情稳定 1 年或 1 年以上，多数可以安全地妊娠和分娩。在准备妊娠前应停用细胞毒免疫抑制药半年，对于有习惯性流产史和抗磷脂抗体阳性的孕妇，主张口服小剂量阿司匹林和（或）低分子肝素抗凝防止流产和死胎的发生。如母亲携带 IgG 型抗 SSA 抗体，可穿过胎盘引起新生儿狼疮，主要表现皮肤红色斑疹，可出现心脏房室传导阻滞。多在半年内新生儿体内的抗体可逐渐代谢减少、皮疹消失，但心脏传导阻滞无法逆转。对抗 SSA 抗体阳性的孕妇在妊娠期间应监测胎儿心率，对已经生育过有心脏传导阻滞的孕妇，再次妊娠时可选择糖皮质激素、静脉用丙种球蛋白或血浆置换处理。

【病情观察】

1. 主要观察治疗后患者的症状是否控制，如皮疹、口腔溃疡等是否消失，关节炎疼痛是否缓解，体温是否恢复正常，注意复查 X 线胸片、血常规、免疫功能、自身抗体等，以了解病情是否控制，评估治疗疗效。同时，应注意观察治疗药的本身有无不良反应，以便及时调整治疗药物及剂量。

2. 门诊治疗者，对初诊患者应尽快行自身抗体、免疫球蛋白等检查，明确诊断后，无内脏损害的，可门诊治疗，治疗 2~4 周后随访，评估症状是否缓解。治疗有效的，可继续原治疗，治疗药物可逐渐减量至维持量，如治疗无效，症状加重，患者应住院进一步治疗。

3. 患者住院治疗者，应进一步评估诊断是否明确、治疗方案是否合理。对有中枢神经受损者，应在住院的当天向上级医师汇报，请相关科室会诊，共同制订诊疗措施，注意观察患者的血压、心率、体温等变化，给予相应治疗，症状缓解后复查脑 MRI 或 CT、脑血流图。有累及肾脏的，除了每 1~2 周定期观察尿液中蛋白、红细胞的变化外，应每隔 2~3 个月复查内生肌酐清除率，以了解肾功能的动态变化；尿常规明显改善，水肿消退者可出院，给予门诊治疗、随防。有持续高热者，伴有心包积液或胸腔积液的患者，应注意观察体温、水及电解质的变化，如临床症状改善，应及时复查超声心动图和胸部 X 线片，以了解浆膜腔积液是否吸收，如病情不缓解，应及时向上级医师汇报，以调整治疗方案，病情明显改善，稳定后，患者可出院，门诊治疗随访。对应用 CTX 治疗的患者，须注意观察白细胞计数，白细胞计数不小于 3.0 $\times 10^9$/L 时才能使用，应监测尿中是否有红细胞，防止出血性膀胱炎发生，如有，应立即使用 CTX。

【病历记录】

1. 门急诊病历　记录患者就诊时间及主要症状特点，如关节痛的特点、部位，有无晨僵、脱发、发热、口腔溃疡等伴随症状。有无服药史（如青霉素、糖皮质激素、育龄期女性有无服避孕药史等），以往有无类似症状，如有，应记录其诊疗过程，包括用药情况、效果如何。体检记录所发现的阳性体征，如皮疹部位、形态，关节有无肿大及压痛，四肢是否水肿，有无发热。辅助检测并记录血常规、红细胞沉降率、自身抗体的结果。

2. 住院病历　详细记录患者的发病过程、门急诊或外院的诊疗过程、所用药物及效果如何，首次病程记录应提供本病的诊断依据。详细记录患者入院治疗后的病情变化、治疗效果，有关的实验室检查的结果应详细记录。如须行骨穿、输血，应用大剂量的免疫抑制药，应记录与患者及其家属的谈话内容，无论同意否，应请患者及其家属在病历上签名。

【注意事项】

1. 医患沟通　医师应如实告知患者及其家属有关 SLE 的特点、治疗方案及疗程，以及应注意避光、注意休息等事项；并要求患者及其家属建立长期治疗的思想准备，重要的是需定期复查，在医师的指导下合理应用、调整治疗药物，以使患者及其家属能理解、配合治疗。对有关治疗药物的选择、不良反应应告知患者及其家属，包括治疗中所出现的并发症、需要调整的治疗方案等，均应及时告知。如因血液系统病变或其他原因有输血指征，应告知患者输血的必要性、风险，征得患者同意并签名为据。

2. 经验指导

（1）SLE 临床表现复杂多样，多数呈隐匿起病，部分患者可无症状，如仅是在体检中发现自身抗体阳性，这类患者不需治疗，定期门诊随访即可。部分患者初诊时不具备诊断要点中的 4 项，此时可给予对症处理，跟踪随访。

（2）对已诊断明确者，应对病情的程度和病情的活动性做评估，如有新近出现的症状，可提示疾病的活动，对仅有 ANA 阳性而无诊断要点中的其他标准，应与其他相关疾病鉴别。

（3）各种自身抗体，包括抗 RNP、抗 Sm、抗 SSA 等，是诊断疾病的重要标志，而非考核治疗疗效的指标，如仅有抗体阳性而无临床表现，一般不需治疗。对有高滴度抗 ds-DNA 抗体者，应警惕疾病活动性，特别是本病累及肾脏引起的肾炎。

（4）本病的治疗方案应个体化，由于 SLE 临床表现多种多样，起病早晚、病情轻重及病情活动及预后不一，因此治疗方案应个体化。

（5）治疗应权衡效率/风险比率。本病治疗的目的是保障重要脏器功能，争取好的转归，但许多药物皆有不同程度的毒性和不良反应，在治疗过程中，必须在控制病情活动和药物毒性作用之间，寻求最适宜的药物和剂量。

（6）有多系统受累表现（具备两个以上系统的症状）和有自身免疫的证据，应警惕狼疮。早期不典型 SLE 可表现为原因不明的反复发热，抗感染、退热治疗往往无效；多发和反复发作的关节痛和关节炎，往往持续多年而不发生畸形；持续性或反复发作的胸膜炎、心包炎；经抗生素或抗结核治疗不能治愈的肺炎；不能用其他原因解释的皮疹、网状青斑、雷诺现象；肾病或持续不明原因的蛋白尿；血小板减少性紫癜或溶血性贫血；不明原因的肝炎；反复自然流产或深静脉血栓形成或脑卒中发作等。对这些可能为早期不典型 SLE 的表现，需要提高警惕，避免诊断和治疗的延误。

（7）糖皮质激素治疗是本病治疗的主要药物，疗程较长，临床上应注意保护下丘脑-垂体-肾上腺轴，避免使用对该轴影响较大的地塞米松等长效和超长效激素。激素的不良反应较多，如高血压、高血糖、高血脂、骨质疏松、无菌性骨坏死、白内障、水钠潴留等，治疗期间需定期随访。

（8）多数 SLE 患者在症状控制后，可以安全地妊娠、分娩。一般来说，在无重要脏器损害，病情稳定 1 年以上，免疫抑制药停药 6 个月，仅用小剂量激素维持治疗时方可妊娠。非缓解期的 SLE 妊娠、生育，存在流产、早产、死胎和诱发母体病情恶化的危险，因此病情不稳定时不应怀孕；妊娠期病情活动时，应根据具体情况决定是否终止妊娠；对证实活动者，可用泼尼松每日 ≤30mg；对于有习惯性流产病史和抗磷脂抗体阳性的孕妇，现主张口服低剂量阿司匹林每日 50mg 和（或）小剂量低于肝素抗凝防止流产或死胎。

第三节 狼疮性肾炎

狼疮性肾炎（lupus nephritis, LN）是 SLE 最常见的临床表现。文献报道，当 SLE 被确诊时，临床上有 LN 表现者约为 20.24%，6 个月后为 42.42%、1 年后为 61.29%、2 年为 72.4%，4 年达 92.3%，由此可见病程愈长 LN 发病率愈高。尽管许多 SLE 患者并无肾损害的临床表现，而 LN 的肾脏病理改变已经存在了，肾活检显示几乎所有 SLE 均有轻重不一的肾脏病理改变。LN 对 SLE 的预后影响很大，肾衰竭是 SLE 患者最主要的死亡原因之一，近年来由于肾活检技术的提高，可正确地对 LN 进行病理分型和活动指标的判断，早期应用免疫抑制药治疗使 LN 的预后得到改善，是 SLE 生存期延长的重要原因之一。

【诊断】

（一）症状与体征

LN 的临床表现轻重不一，从无任何临床症状的隐匿性肾炎到终末期的肾衰竭均可见到，蛋白尿、血尿、管型尿是最常见的临床表现，水肿、低蛋白血症、高血压乃至肾衰竭可出现在病程的任何阶段。

1. 慢性肾炎型　大部分 LN 系此型，患者常表现不同程度的水肿、高血压、蛋白尿、血尿、管型尿、红细胞尿或白细胞尿，肾功能可为轻度损害或正常，肾脏损害随着 SLE 全身病情的恶化和缓解而变化，反复发作迁延许多年。

2. 肾病综合征型　临床表现有大量尿蛋白（24 小时尿蛋白量大于 3.5g）、低白蛋白血症（白蛋白水平低于 28g/l）、明显水肿，严重者有全身性水肿及体腔积液，可有肾功能不全、高血压及镜下血尿。与原发性肾病综合征不同，LN 的肾病综合征型血清胆固醇及三酰甘油不如原发性肾病高，甚至可以不升高。此型多见于儿童 SLE 患者。

3. 急进性肾炎型　少部分 LN 患者全身症状较重，同时出现重症急性肾炎综合征的表现，特点为起病急、病情重、进展迅速，有蛋白尿、血尿、管型尿、水肿及高血压等症状，贫血及低蛋白血症明显，可发生少尿或无尿，肾功能进行性减退，多在 6 个月内进展为肾衰竭。

4. 进行性肾功能不全　在上述各类型的基础上伴发重症感染、中枢神经系统疾病及少数药物常促发进行性肾功能不全。

5. 肾小管间质损害　少数患者可出现小分子的蛋白尿、氨基酸尿、多尿及代谢性酸中毒等，甚至发生低钾性麻痹。

一般来说间质损害程度与 LN 的病理分型有关，弥漫增殖性Ⅳ型 LN 间质损害相当常见，程度较重；局灶增殖性也可发生；膜型及系膜增殖性 LN 则较少见。近来发现少数患者肾小球损伤并不重，而间质及小管性损害比较明显，这一特殊类型 LN 需引起重视。由于 LN 的临床表现不一，在对 LN 患者采集病史时，应参照临床各型的特点进行询问，注意起病的缓急、病程进展与全身表现的关系、用药情况、有无并发感染等。多数 LN 的表现随着 SLE 全身病情的恶化和缓解而变化，如在慢性肾炎型，患者既有 SLE 的肾外表现，也有实验室检查的异常。但在少数隐匿型（沉默型）LN，患者无临床症状或以无症状性蛋白尿或肾病综合征为首发表现，在较长的病程中无 SLE 的其他全身性表现，甚至血清学检查也为阴性。这类患者易与原发肾小球肾炎混淆，不出现肾外表现可能与低亲和力、低滴度的抗 DNA 抗体有关。对这类患者需在长期随诊中观察 SLE 的全身表现，并复查有关血清学指标。

（二）检查

1. 实验室检查

（1）尿常规：可见有蛋白尿，亦有血尿、白细胞和红细胞管型等。

（2）血常规：多数有中度贫血，血白细胞下降，血小板计数 $< 100 \times 10^9/L$，红细胞沉降率增快。

（3）免疫学检查：蛋白电泳 γ 球蛋白常增高。血清中可出现多种自身抗体，抗核抗体（ANA）阳性者达 96%，特异性 70%；抗 ds-DNA 敏感性 72%，特异性 96%；抗 ssDNA 阳性率虽高，但特异性差。此外，血中尚可出现一些抗非 DNA 的核抗原及胞浆抗原的抗体，其中抗 Sm 抗体的敏感性为 25%，特异性达 99%；抗 nRNP 抗体、抗 Ro/ssA、抗 La/ssB 抗体的敏感性和特异性均较差。狼疮细胞的阳性率 50% ~ 80%，特异性略高于抗核抗体。补体 C_3、C_4 及 CH_{50}，尤其

C_3 在红斑狼疮活动期常降低，敏感性约 70%，特异性较高。皮肤狼疮带试验阳性。

（4）血生化检查肾功能示血尿素和肌酐升高，血白蛋白水平降低，部分患者有转氨酶增高。

2. 特殊检查

（1）X线检查：部分患者胸部 X 线片提示有双肺弥漫性片状阴影，尤以肺底明显。系统性红斑狼疮病程长者，肺炎为弥漫性颗粒状、网状改变。部分患者可示有肺动脉段膨隆、心脏扩大。合并关节炎时，可有软组织肿胀、关节周围积液或弥漫性骨质疏松的征象。

（2）肺功能测定：有肺功能受损，多为限制性通气功能障碍，肺容量和肺弥散功能降低。

（3）腹部超声检查：有双肾增大，部分患者有肝大、脾大。

（4）肾活检：可帮助确诊本病外，对指导治疗判断预后很有意义，其基本病变包括细胞增殖、免疫复合物沉积、毛细血管襻纤维素样坏死、炎性细胞浸润。1995 年，WHO 在 1982 年制定的分型基础上做了修改，现分为 6 型：I 型，光镜下肾小球正常，免疫病理或电镜可见沉积物；II 型，系膜增生性肾小球肾炎；III 型，局灶节段性肾小球肾炎；IV 型，弥漫增生型肾小球肾炎；V 型，弥漫性膜性肾小球肾炎，伴有增生型改变；VI 型，晚期硬化型肾小球肾炎。

（三）诊断要点

1. 具备下列条件之一者诊断 LN ①肾活检是 II b 系膜增殖，局灶性增殖，弥漫性增殖或膜性肾炎之一者；②1 年之内肌酐清除率降低 30%；③24 小时尿蛋白定量大于 1g。

2. 若无诊断要点 1 特征则在 12 个月内至少有以下 3 项者诊断 LN ①血清白蛋白 < 30g/L；②尿蛋白（＋＋）～（＋＋＋）；③卵形脂肪小体、颗粒、透明或红细胞管型在尿中查见；④持

续性血尿（>5 个 RBC/HF）。但必须除外能引起泌尿生殖道疾病的其他原因，如糖尿病、原发性高血压、药物性肾病及感染等。

3. 狼疮性肾小管间质损害的诊断标准 显著的急性或慢性肾小管炎症，肾小球损害较轻。病理分级：0 级，没有明显的肾小管间质损害；Ⅰ级，局灶性小管间质损害，受累面积小于 30%；Ⅱ级，局灶性小管间质损害，受累面积在 30% ~ 70%；Ⅲ级，广泛性小管间质损害，受累面积大于 70%。

（四）鉴别诊断

1. 隐匿型（沉默型）LN 与原发性肾小球肾炎的鉴别 3% ~ 6% LN 是 SLE 的首发症状。对这类 LN 患者需注意 SLE 的全身表现，定期复查抗 ds-DNA 抗体，肾脏免疫病理检查有助于鉴别诊断。

2. 与糖尿病肾病、高血压肾病、药物性肾病及泌尿系统感染等的鉴别 由于有原发病的表现，只要注意相关病史的询问并不困难；实验室检查，如血糖监测、中段尿培养等均有助于鉴别诊断。

【治疗】

LN 的治疗原则：控制和改善 LN 引起的高血压、蛋白尿及肾功能损害；消除或减少加重肾脏损害因素（某些食物、药物及感染等）；加强对 LN 活动度及慢性病变指数有关参数的监测，防治肾功能进行性恶化；减少或延缓终末期肾衰竭的发生，对已进入终末期者应积极开展透析治疗，创造条件进行肾移植。

（一）一般治疗

1. 饮食 应适当低盐，当肾功能损害达 40% 的情况下需限制蛋白质的摄入，对高脂血症或 LN 肾病型临床表现者应控制脂肪饮食。特别注意各种食物中的钙和磷的含量，钙的补充（碳酸钙每日 650mg）是减少饮食中磷的吸收和保证适量钙摄入的好方法。多种维生素包括叶酸等都应供给，在晚期肾功能不全时，肾脏产生活性 1，25-双羟维生素 D 明显减少，也应补充活性维生素 D。

2. 合并用药 血肌酐 $> 265\mu mol/L$ 时应谨慎使用髓襻利尿药。避免应用影响肾小球滤过率的药物，如水杨酸类及非甾体抗感染药物的治疗，除非有明确的适应证，需在有力的监测下短期应用。

3. 妊娠 因为妊娠可能导致增加肾衰竭发生的危险，活动性 LN 应避免妊娠。

4. 定期监测以下参数

（1）评估 LN 活动的指数、血及尿常规，24 小时尿蛋白定量，尿蛋白电泳、BUN、Cr 及内生肌酐清除率（Ccr）、血清补体 C_3、抗 ds-DNA 抗体等，对急进性 LN 每日测定。肾功能及电解质的动态变化。

（2）评估糖皮质激素、利尿药及细胞毒药物等作用，如血压、体重、肌力、血常规、血小板、血钾、血糖、胆固醇及肝功能等，观察临床症状的变化。

（二）特殊治疗

1. 药物治疗

（1）糖皮质激素：糖皮质激素是治疗 LN 的首选药物，无症状性蛋白尿或有轻微临床症状者，肾活检组织为 WHO 分类标准 I 型、II 型者，只需泼尼松 $0.5mg/(kg \cdot d)$。当尿蛋白显著时或以肾病综合征表现者，肾病理类型为 III、IV、V 型 LN，应使用大剂量 $1mg/(kg \cdot d)$，共 8 周，同时联合细胞毒类药物的应用。对活动性 IV 型伴肾功能恶化者，给予大剂量甲泼尼龙及 CTX 冲击疗法，甲泼尼龙 $0.5 \sim 1g$ 加入葡萄糖注射液静脉滴注、每日 1 次、2 小时滴完、连续 $3 \sim 5$ 日为 1 个疗程，从长期随访可以看出，糖皮质类固醇对控制 SLE 的病情活动有较好的作用，但难以防止大部分 LN 进入肾衰竭。

（2）环磷酰胺（CTX）：1986 年，Austin 等报道，大剂量 CTX 静脉冲击疗法能防止肾衰竭及肾纤维化的进程。CTX $0.5 \sim 1g/m^2$ 体表面积，每个月 1 次，待尿蛋白转阴后改为 3 个月 1 次。多数患者在应用 3 ~ 6 次后尿蛋白减少，肾功能改善，若应用 9 ~ 11 次仍无效应停用，必要时再次肾活检分析原因。

（3）硫唑嘌呤（AZA）：常以糖皮质激素加 CTX 做诱导治疗，再用 AZA 维持治疗，或 AZA 加定期 CTX 冲击疗法。1 ~ $2ms/(kg \cdot d)$，应用 CTX 冲击疗法阻止继续恶化和应用硫唑嘌呤维持稳定的可能性仍在探索中。

（4）新型免疫抑制药：①环孢素（CyA），$2.5 \sim 5mg/(kg \cdot d)$ 与小剂量泼尼松配伍用，疗程 3 ~ 6 个月。此药昂贵，肾毒性大，仅作为第二线药物。②霉酚酸酯（MMF），其成分主要是霉酚酸酯，选择性抑制淋巴细胞鸟嘌呤经典合成途径，从而抑制 T 和 B 细胞增殖，抑制抗体形成；可阻断细胞表面黏附分子合成，抑制血管平滑肌细胞增殖。它的肝、肾毒性小，无骨髓抑制作用。每日 1.5 ~ 2.0g，分 2 次口服，以每日 1.0g 维持。应注意血常规改变及防止感染发生。

（5）中医中药：雷公藤多苷具有抗感染和免疫抑制作用，在 LN 的治疗中可作为配合用药。

2. 其他治疗

（1）血浆置换及免疫吸附：能有效清除血液循环中致病性抗原、抗体、免疫复合物及各种炎性递质，促进巨噬细胞系统的吞噬作用，调整 T 细胞与辅助性 T 细胞的比例。免疫吸附法对致病性免疫物质清除率更高，目前多常用蛋白 A 作吸附剂，也有使用特异性抗 ds-DNA 吸附柱治疗 LN 的临床报道。在应用这两种方法之一后，需加用免疫抑制药，预防体内抗体反跳。适应证：对泼尼松及 CTX 冲击无效，而且迅速出现肾功能恶化，白细胞及血小板计数减少有继发感染及出血倾向者。成年人每次 1 ~ 1.5L, 每周 2 ~ 3 次, 5 ~ 6 次为 1 个疗程。

(2) 积极控制高血压: ACEI 及其受体抑制药控制高血压, 能改善肾血流量、减少尿蛋白。

(3) 抗凝治疗: 低分子肝素、阿司匹林等, 特别在肾病综合征和肾脏病理有微血栓的 LN 应抗凝治疗。

3. 慢性肾衰竭的治疗 在此阶段应减少泼尼松的用量, 停止免疫抑制药的使用, 以透析替代治疗, LN 肾衰竭透析的生存率与原发性肾炎性肾衰竭相似, 经 6 ~ 12 个月透析及血清学免疫检查基本正常后可行同种肾移植。

【病情观察】

注意检测血常规、尿常规、血液免疫指标, 以判断病情的活动程度及治疗的疗效; 观察治疗后患者的肿胀是否改善, 如活动性病变是否控制、体温是否恢复正常、尿蛋白是否减少, 同时应观察治疗药物本身的毒性、不良反应; 整个治疗过程中, 应密切观察患者的肾功能有无恶化、稳定, 以便及时处理。

【病历记录】

1. 门急诊病历 记录患者就诊时间及就诊的主要症状特点, 如水肿、高血压等, 记录有无系统性红斑狼疮的病史和家庭史; 如有, 应记录其诊断、治疗的过程及治疗药物、效果如何等, 记录有无系统性红斑狼疮的临床征象, 记录血常规、尿常规、肾功能、免疫检查、X 线胸片等检查结果。

2. 住院病历 详尽记录患者门急诊及外院的诊疗经过、效果如何, 重点记录患者曾行相关检查的结果。已行肾活检的, 须记录肾活检的病理结果。记录患者住院后的病情变化、治疗效果。

【注意事项】

1. 医患沟通 医师应向患者及其家属讲明本病无法治愈

的特点，介绍本病的基本治疗原则，使患者及其家属理解行肾活检对本病诊断及指导治疗的重要价值，有关的病情程度、预后特点应如实告知患者及其家属。采用药物的毒性、不良反应，应随时告知患者及其家属。须行肾活检或透析治疗、肾移植的，均应有患者及其家属签署的知情同意书。

2. 经验指导

（1）诊断本病时，应注意排除同时并发其他病因引起的尿检查异常或肾功能损害，包括药物、肾盂肾炎等。

（2）诊断本病后，应根据患者临床的肾脏及肾外表现、免疫学指标和肾脏病理表现评估病情活动性。反映病情活动的肾外表现有发热、关节痛、皮疹、狼疮性脑病等，肾脏受损的表现包括明显的血尿和红细胞管型、尿蛋白显著增多，甚至大量蛋白尿、肾功能急剧恶化，免疫学指标主要是补体下降和抗 ds-DNA 抗体升高，肾脏病理活动性表现包括严重的系膜和内皮细胞增生、大量的中性粒细胞浸润、大量内皮下和系膜区免疫复合物沉积及毛细血管袢坏死，细胞性新月体、间质炎症等。

（3）肾外表现可能出现在肾脏损害之前，也可在肾脏受累若干年后才出现。因此，详细的病史询问及不典型病例的长期随访对本病的正确诊断至关重要。血液系统损害，如贫血、血小板减少或白细胞减少往往被忽视，而这常是提供系统性红斑狼疮诊断的重要线索。

（4）明确有无肾外器官的损害，不仅有利于本病的诊断，还有助于判断病情轻重，指导治疗。严重肾外器官的受累，如狼疮性心肌炎、心包炎、狼疮性肺炎、狼疮性脑病可造成患者死亡，须给予强有力的免疫抑制治疗。

（5）本病的治疗主要根据肾脏的病理表现和分型、病情的活动性、累及的其他脏器、并发症及其他引起肾损伤的因素，以及对起始治疗的反应和不良反应展开，其中以肾脏病理最为重要。

第四节 系统性硬化症

系统性硬化症（systemic sclerosis，SSc）是一种结缔组织的广泛疾病，临床上以皮肤增厚和纤维化及内脏器官（包括心、肺、肾和消化道等）受累为特征。SSc 在世界范围内分布，各种族均可发病。女性多见，发病率随年龄的增长而增加，高峰出现在 30 ~ 50 岁，男女之比是 1:3。SSc 的患病率为（19 ~ 75）/10 万，在年轻黑人女性中多发，发病率约为 19/10 万。其病因和发病机制还不清楚。家族调查研究发现，少数硬皮病患者有患本病的家族史，家族中其他成员患有其他结缔组织病或抗核抗体阳性的概率增高，提示此病有基因易感性。但 SSc 患者的配偶抗核抗体阳性率亦增高，SSc 患者的同卵双胞胎，并不都发生 SSc，表明环境因素也在其中起作用。HLA 表型的血清学研究表明 HLA-A1、HLA-B8、HLA-DR3 单体型或 DR3/DR52 与疾病相关。在 DNA 水平上主要组织相容性复合体分析表明 C4AQo 和 DQA2 与疾病有很强的关联性。SSc 的突出特点是皮肤和其他器官胶原及其他胞外骨架蛋白的过度生成和沉积，包括纤溶酶、细胞黏合素和氨基葡聚糖。发病机制涉及免疫紊乱，有血管内皮细胞的激活和（或）损伤，同时存在纤维母细胞的激活导致胶原过度生成。SSc 的早期可有血管内皮细胞和基底层损伤，随后内膜增厚，管腔狭窄，最终会引起血管的闭塞。随着血管损伤发展，皮肤和其他部位的微血管床减少，产生慢性缺血状态。

【诊断】

（一）症状与体征

1. 早期症状 系统性硬化最多见的初期表现是雷诺现象和隐袭性肢端和面部肿胀，有手指皮肤逐渐增厚。约 70% 的患者首发症状为雷诺现象，雷诺现象可先于硬皮病的其他症状（手指肿胀、关节炎、内脏受累）1～2年或与其他症状同时发生。多关节病同样也是突出的早期症状。胃肠道功能紊乱（胃烧灼感和吞咽困难）或呼吸系统症状等，偶尔也是本病的首发表现。患者起病前可有不规则发热、食欲减退、体重下降等。

2. 皮肤　几乎所有患者皮肤硬化都从手开始，手指和手背皮肤发亮、紧绷，手指皱褶消失，汗毛稀疏，继而面部、颈部受累。患者胸上部和肩部有紧绷的感觉，颈前可出现横向厚条纹，仰头时，患者会感到颈部皮肤紧绷，其他疾病很少有这种现象。面部皮肤受累可表现为面具样面容。口周出现放射性沟纹，口唇变薄，鼻端变尖。受累皮肤可有色素沉着或色素脱失。皮肤病变可局限在指（趾）和面部或向心性扩展，累及上臂、肩、前胸、背、腹和腿。有的可在几个月内累及全身皮肤，有的在数年内逐渐进展，有些呈间歇性进展，通常皮肤受累范围和严重程度在3年内达高峰。临床上皮肤病变可分为水肿期、硬化期和萎缩期。水肿期皮肤呈非可凹性肿胀，触之有坚韧的感觉；硬化期皮肤呈蜡样光泽，紧贴于皮下组织，不易捏起；萎缩期浅表真皮变薄变脆，表皮松弛。

3. 骨和关节　多关节痛和肌肉疼痛常为早期症状，也可出现明显的关节炎。约29%可有侵蚀性关节病。由于皮肤增厚且与其下关节紧贴，致使关节挛缩和功能受限。由于腱鞘纤维化，当受累关节主动或被动运动时，特别在腕、踝、膝处，可觉察到皮革样摩擦感。长期慢性指（趾）缺血，可发生指（趾）端骨溶解。X线片表现关节间隙狭窄和关节面骨硬化。由于肠道吸收不良、失用及血流灌注减少，常有骨质疏松。

4. 消化系统　消化道受累为硬皮病的常见表现，仅次于皮肤受累和雷诺现象。消化道的任何部位均可受累，其中食管受累最为常见（90%），肛门、直肠受累次之（50%～

70%），小肠和结肠受累较少（40%和10%～50%）。

（1）口腔：张口受限，舌系带变短，牙周间隙增宽，齿龈退缩，牙齿脱落，牙槽突骨萎缩。

（2）食管：食管下部括约肌功能受损可导致胸骨后灼热感、反酸。长期可引起糜烂性食管炎、出血、食管下段狭窄等并发症。下2/3食管蠕动减弱可引起吞咽困难、吞咽痛。组织病理示食管平滑肌萎缩，黏膜下层和固有层纤维化，黏膜呈不同程度变薄和糜烂。食管的营养血管呈纤维化改变。1/3硬皮病患者食管可发生Barrett化生，这些患者发生狭窄和腺癌等并发症的危险性增高。食管功能可用食管测压、卧位稀钡制剂造影、食管镜等方法检查。

（3）小肠：常可引起轻度腹痛、腹泻、体重下降和营养不良。营养不良是由于肠蠕动缓慢，微生物在肠液中过度增长所致，应用四环素等广谱抗生素常能奏效。偶可出现假性肠梗阻，表现为腹痛、腹胀和呕吐。与食管受累相似，纤维化和肌肉萎缩是产生这些症状的主要原因。肠壁黏膜肌层变性，空气进入肠壁黏膜下面之后，可发生肠壁囊样积气征。

（4）大肠：钡灌肠可发现10%～50%的患者有大肠受累，但临床症状往往较轻。累及后可发生便秘，下腹胀满，偶有腹泻。由于肠壁肌肉萎缩，在横结肠、降结肠可有较大开口的特征性肠炎（憩室），如肛门括约肌受累，可出现直肠脱垂和大便失禁。

（5）其他：CREST综合征患者可发生胆汁性肝硬化。

5. 肺部 在硬皮病中肺脏受累普遍存在。病初最常见的症状为运动时气短，活动耐受量减低；后期出现干咳。随病程增长，肺部受累机会增多，一旦累及，呈进行性发展，对治疗的反应不佳。

6. 心脏 病理检查80%患者有片状心肌纤维化。临床表现为气短、胸闷、心悸、水肿。临床检查可有室性奔马律、窦性心动过速、充血性心力衰竭、偶可闻及心包摩擦音。超声心动图显示约50%患者有心包肥厚或积液，但临床心肌炎和心包压塞不多见。

7. 肾脏 硬皮病的肾病变以叶间动脉、弓形动脉及小动脉为最著，其中最主要的是小叶间动脉。血管内膜有成纤维细胞增殖，黏液样变，酸性黏多糖沉积及水肿。血管平滑肌细胞发生透明变性。血管外膜及周围间质均有纤维化。肾小球基膜不规则增厚及皲裂。硬皮病肾病变临床表现不一，部分患者有多年皮肤及其他内脏受累而无肾损害的临床现象；有些在病程中出现肾危象，即突然发生严重高血压，急进性肾衰竭，如不及时处理，常于数周内死于心力衰竭及尿毒症。虽然肾危象初期可无症状，但大部分患者感疲乏加重，出现气促、严重头痛、视物模糊、抽搐、神志不清等症状。

（二）检查

1. 常规检查

（1）血常规：SSc患者血常规大多正常，可有缺铁性贫血，提示消化道受累。也有因肾脏损害而致贫血者。血中嗜酸粒细胞可增多。部分患者白细胞计数减少。

（2）尿常规：可有尿蛋白阳性或有镜下血尿、管型尿。发现尿常规异常应注意检查肾功能，注意SSc的急、慢性肾脏损伤。

（3）红细胞沉降率：大多数患者在活动期红细胞沉降率增快。

（4）蛋白电泳：显示血清蛋白降低、α_2和γ球蛋白增高，约50%的患者可有多克隆高γ球蛋白血症（主要为IgG）。

（5）血中纤维蛋白原含量增高，24小时尿肌酸排出量增高，尿17-酮、17-羟皮质醇测定偏低。

2. 免疫学检

（1）抗着丝点抗体：50%~60%局限皮肤型SSc的患者血清抗着丝点抗体阳性，而50%~90% CREST综合征患者的抗着丝点抗体阳性，成为 CREST 综合征的标记性抗体。相反，弥漫皮肤型 SSc 患者中抗着丝点抗体的阳性率少于 10%，在其他非 SSc 的结缔组织病中也不常见。雷诺现象患者，若发现抗着丝点抗体存在，提示有发展成局限型皮肤 SSc 的可能。由于它与局限皮肤型系统性硬化平行存在，所以血清抗着丝点抗体阳性时表明预后良好，它是早期 SSC 患者评价和分类的有用工具。

（2）抗 DNA 拓扑异构酶 I（Scl-70）：20%～40% 的 SSc 患者对 70kD 可提取性核抗原（Scl-70）有血清抗体反应，被认为是 SSc 的标记性抗体。此抗原已肯定是 DNA 拓扑异构酶 I，是一种细胞内酶，参与转录前超螺旋 DNA 的最初解螺旋，它存在于着丝点和其他细胞内部位。抗 DNA 拓扑异构酶 I 抗体可抑制酶的功能并可能在 SSc 中调节胶原的产生。这些抗体可在 20% 的 SSc 患者和 40% 弥漫型皮肤 SSc 患者中存在，其出现与弥漫性皮肤累及、间质性肺病和肾及其他内脏器官受累有关。

（3）其他特异性抗体（表 1-5）：抗 RNA 多聚酶 I、II 和 III 抗体可见于弥漫型皮肤 SSc 有肾和心脏累及的患者。抗 Th-RNP 抗体可见于局限型皮肤 SSc 的患者。抗 PM-Scl，以前称作抗 PM1，同抗 Ku 一样可见于局限型皮肤 SSc 和多肌炎重叠的患者。抗 U3-RNP（抗原纤维素）抗体对 SSc 高度特异，且可能和骨骼肌肉病、肠累及和肺动脉高压有关。

表 1-5　系统性硬化症（SSc）相关抗体

自身抗体	临床相关性	百分率	自身抗体	临床相关性	百分率
抗拓扑异构酶 1	弥漫型皮肤 SSc	40%	抗 Th-RNP	局限型皮肤 SSc	14%
抗着丝点	-	60%～80%	抗 U1-RNP	混合性结缔组织病	95%～100%
抗 RNA 多聚酶 I、II、III	弥漫型皮肤 SSc	5%～40%	抗 PM-Scl	重叠综合征（SSc 与多肌炎）	25%

（4）其他非特异性抗体检查：SSc 患者 ANA 阳性率90%～95%，荧光核型为斑点型和核仁型；抗 ds-DNA 抗体阴性或滴度很低，抗 Sm 抗体阴性；约 20% 患者抗 U1-RNP 抗体阳性。30%～40% 弥漫性硬化症者抗核仁抗体阳性，约 30% 患者有低滴度的类风湿因子。抗心磷脂抗体缺乏（IgG）或以低滴度存在（IgM）。

（5）细胞免疫异常：CD4$^+$ 细胞（辅助 T 细胞）比例增加，这是由于 CD8$^+$ 细胞（抑制 T 细胞）的绝对数减少。CD4$^+$ 细胞亚群中，CD4/4B4$^+$ 细胞（辅助诱导因子）比例降低，而 CD4/2H4$^+$ 细胞（抑制诱导因子）增加。血浆中 CD8 分子水平上升，表明 CD8$^+$ 亚群更新或活化速度增快。SSc 患者血清或血浆中可溶性 IL-2 受体水平上升，与皮肤受累范围和疾病活动性相关，与疾病的严重性和进展及病死率有关。SSc 中外周血单核细胞产生的 IL-1 减少。

3. 其他检查

（1）甲皱微循环显微镜检查：特征性的微循环结构异常表现为毛细血管襻的动脉支和静脉支粗糙扩张，毛细血管襻顶部增宽，血流缓慢，部分区域毛细血管襻消失。而毛细血管环迂曲可见于 SSc，亦可见于与 SSc 相关的结缔组织病，如重叠综合征或混合性的结缔组织病、未分化结缔组织病及皮肌炎等。SSc 患者快速进展型微循环结构异常主要为微循环毛细血管床结构紊乱破坏，毛细血管襻丢失减少；缓慢进展型为毛细血管环的微静脉、微动脉血管支明显扩张迂曲，可见少量毛细血管襻消失。

（2）病理检查：①皮肤病理，SSc 皮肤活检提示早期真皮间质内水肿、胶原纤维分离，真皮上层小血管周围有轻度淋巴细胞浸润，随后真皮和皮下组织胶原纤维增生、增厚、纤维化，胶原肿胀，透明样变，均质化，小血管周围及胶原纤维周围酸性黏多糖增多。以后血管周围细胞浸润逐渐减少，胶原纤维破坏，基质增加，血管壁水肿，增厚、管腔狭窄，甚至管腔阻塞。少数筋膜及肌肉受累，随后表皮及附属器萎缩、皮脂腺萎缩、汗腺减少，真皮深层和皮下组织钙盐沉着。②血管病理，患者的指（趾）动脉可见明显的内膜过度增生，主要含有胶原，并含有较少量的基质，中膜改变相对不明显，但40%有外膜纤维化，可导致动脉管腔的严重狭窄（>75%）。

（3）消化系统检查：①食管功能的检测，包括食管测压法、平卧薄钡食管X线片、放射性核素转运研究和食管镜等方法。SSc食管活动低下最简单的检查是核素食管运动时间，若运动时间延长，则进一步做食管钡餐造影检查，取30°卧位钡透可见食管蠕动明显减弱，甚至消失。整个食管扩张，食管下1/3常见狭窄。食管下端括约肌压力下降，而出现反流性食管炎。食管下2/3平滑肌收缩功能下降。若上1/3肌肉功能丧失，则提示SSc与皮肌炎重叠。②胃及小肠、大肠的检查，胃受累患者的钡餐造影可见胃扩张、运动弛缓和排空延迟。在主诉早饱的患者，钡餐造影可见胃出口阻塞。"西瓜胃"内镜下表现为胃黏膜下毛细血管扩张呈宽的条纹。小肠受累患者在十二指肠第二、第三部分，以及空肠，X线片可见肠扩张，肠壁正常，柔韧性丧失，钡餐消失延迟。偶尔有小肠积气症发生，X线片可表现为囊肿或小肠壁的线状条纹。大肠受累钡灌肠可见肠扩张，肌肉弛缓和广口憩室。

（4）肺部检查：①影像学检查，SSc肺脏受累时X线片可以表现为下1/3肺野的线状高密度影、斑点和蜂窝状阴影，严重者可布满全肺野，呈网格状样、小结节状、小囊状改变。但胸部X线片并不敏感，高分辨计算机断层扫描（HRCT）更为敏感，可分辨肺纤维化和间质性炎症。活动性肺泡炎在HRCT中，表现为"磨玻璃样"外观。②肺功能检查，50%以上无肺部症状和正常胸部X线片的患者肺功能下降，肺功能通气功能异常，为限制性通气功能障碍，包括肺活量减低、肺顺应性降低、用力呼气容积与肺活量之比增加。气体弥散功能降低是最敏感的异常指标。对硬皮病患者，应定期（每6~12个月）行 DLco 监测，以早期发现肺血管和间质疾病。③支气管肺泡灌洗物检查（BAL），支气管灌洗可提示早期间质性肺疾病，对于通气功能障碍 4~6 年的患者十分有意义，肺泡灌洗液中中性粒细胞增加，淋巴细胞、嗜酸粒细胞增加，免疫复合物选择性增加，可为免疫抑制药的使用提供依据。组织病理变化为肺泡、间质和支气管周围组织呈弥漫性纤维化和不同程度的炎性浸润。

（5）心脏检查：①心电图检查，约 50% 患者出现静息期心电图异常，包括房性和室性节律失常和传导阻滞。运动平板心电图表现室上性和室性快速心律失常出现率增高，后者与整体病死率和猝死综合征显著相关。评估心血管的技术很多，动态心电图既敏感也可反映治疗的疗效。②多普勒超声检查，超声心动图示约 50% 患者有心包增厚或积液，但心包炎和心脏压塞的临床表现不常见。还可以检出右心室增大、三尖瓣反流等肺动脉高压的依据。③放射性核素检查，可见由心肌纤维化引起的心室功能异常。

（6）肾脏检查：SSc 的肾危象应早期发现及时治疗，发现有血压升高、尿蛋白、血尿时须随访 24 小时尿蛋白和肌酐清除率，24 小时尿蛋白 > 0.75g 或肌酐清除率每分钟 < 60ml 或有肾小球滤过率改变，应检测肾素，也可做肾活检。

（7）肌肉相关检查：当患者有明显肌无力时，应查肌酶、肌电图，甚至查肌活检，大多 SSc 患者肌酶轻度升高，少数患者肌酶升高至正常 10~50 倍。肌电图显示肌源性损害，肌肉活检见淋巴细胞浸润和肌纤维坏死。

（三）诊断要点

1980 年，美国风湿病学会（ARA）提出的系统性硬化（硬皮病）分类标准，在保证临床研究患者的一致性方面起到了很重要的作用，目前以此分类标准作为诊断标准。但应注意到，不是所有系统性硬化都满足这个标准，另外，其他疾病也可有近端皮肤硬化，该标准不包括嗜酸性筋膜炎及各种类型的假性硬皮病。ARA 系统性硬化（硬皮病）分类标准如下。

①主要条件　近端皮肤硬化，手指及掌指（跖趾）关节近端皮肤增厚、紧绷、肿胀。这种改变可累及整个肢体、面部、颈部和躯干（胸、腹部）。

②次要条件

(1) 指硬化：皮肤改变仅限手指。

(2) 指尖凹陷性瘢痕或指垫消失：由于缺血导致指尖凹陷性瘢痕或指垫消失。

(3) 双肺基底部纤维化：在立位胸部 X 线片上，可见条状或结节状致密影，以双肺底为著，也可呈弥漫斑点或蜂窝状肺。要除外原发性肺病所引起的这种改变。

判定：具有主要条件或两项以上次要条件者，可诊为系统性硬化。雷诺现象，多发性关节炎或关节痛，食管蠕动异常，皮肤活检示胶原纤维肿胀和纤维化，血清有 ANA、抗 Scl-70 抗体和抗着丝点抗体均有助于诊断。

（四）鉴别诊断

SSc 应与以下疾病相鉴别。

1. 局限性硬皮病　其特征为边界清楚，线状或斑状的硬皮病，而无 SSc 的血清学异常及内脏表现，多见于儿童、年轻人、女性。

2. 嗜酸细胞筋膜炎　嗜酸性筋膜炎是一种原因不明的硬皮病样皮肤病，以真皮、皮下组织和筋膜炎症、硬化为特征。起病多继发过度劳累和创伤，特别是在男性，最常累及年轻人。患者无雷诺现象和内脏器官受累的临床表现。本病起病较急、常突然出现肢体皮肤的对称性肿胀、触痛，接着在皮肤和皮下组织很快出现硬结。皮肤表现为鹅卵石或皱褶样外观。疾病的早期可以发生脉管综合征,以后会发生关节屈曲挛缩。早期实验室检验结果异常,表现为外周血嗜酸粒细胞明显升高,红细胞沉降率增快,多克隆高γ-球蛋白血症和循环免疫复合物水平增加。皮肤、筋膜和浅表肌肉的全层活组织检查可见血管周围有组织细胞、嗜酸粒细胞、淋巴细胞和浆细胞的浸润。在疾病的晚期,活组织检查可见皮肤硬化。

3. 硬肿病和硬化性黏液水肿 Buschke 成人型硬肿病和硬化性黏液水肿(丘疹黏蛋白沉积症,苔藓样黏液水肿)临床表现类似,但性质不同,两者均由于真皮层胶原和蛋白多糖聚集引起皮肤广泛硬化和增厚。临床上,与系统性硬化的不同点在于脸部和颈部皮肤受累,手指和手部受累少见,无雷诺现象和内脏受累。硬肿病和硬化性黏液水肿在组织病理学上都显示表皮改变轻微,然而真皮显著增厚,伴不同程度的蛋白聚糖、透明质酸和胶原沉积。

4. 嗜酸粒细胞增多-肌痛综合征 疾病与L-色氨酸饮食紧密相关。嗜酸粒细胞增多-肌痛综合征临床表现包括肢体(下肢比上肢多见)表皮和筋膜迅速硬化,与嗜酸性筋膜炎不易分辨,其他表现有呼吸困难、干咳、轻度低氧血症。偶尔伴有单纯性嗜酸粒细胞浸润症(Loffler 综合征)样肺炎或明显的肺毛细血管破裂、周围神经炎和轻型肝炎。肌肉疼痛常影响功能。一些患者在停止 L-色氨酸摄入后症状常可改善,但典型的病程常进展为慢性和严重的嗜酸粒细胞性筋膜炎。早期组织病理学改变为水肿和血管旁淋巴细胞、浆细胞和嗜酸粒细胞聚集。在疾病后期,发生伴黏蛋白沉积的玻璃样硬化样改变。

5. 混合性结缔组织病 患者表现为硬皮病、皮肌炎/多肌炎、系统性红斑狼疮的特征,但不能用某一种结缔组织病来解释。有雷诺现象,面部及手背非凹陷性水肿,手指呈"腊肠"样，有多关节炎、肌无力、肌痛等表现，血清中高滴度的 RNP 抗体。该病有逐渐转化为 SSc 的可能。

6. 化学物、毒物所致的硬皮样综合征　在聚乙烯制造业中接触氯化乙烯单体者，可出现雷诺现象，手指、手部有硬皮病样病损，末节指骨的溶解性骨损害，当调离不接触后症状可好转，手指和手部硬化症样皮肤损害可逐渐消退，溶解性骨损伤可自然痊愈。这种损害不牵涉免疫机制，无自身抗体。乳房硅酮置入术后所出现的各种结缔组织病很受关注，有些患者的临床与抗核抗体检查结果均与典型 SSc 相似。肌内注射喷他佐辛可引起局部炎症纤维化组织反应，偶尔病变可扩大。博来霉素可导致皮肤和肺硬化病样纤维化。

7. 慢性移植物抗宿主病　患者皮肤可有硬皮病样改变，但有接受骨髓移植病史，以及与骨髓移植原发病相伴。

【治疗】

本病尚无特效药物。皮肤受累范围和病变程度为诊断和评估预后的重要依据，而重要脏器累及的广泛性和严重程度决定它的预后。早期治疗的目的在于阻止新的皮肤和脏器受累，而晚期的目的在于改善已有的症状。

（一）一般治疗

1. 糖皮质激素和免疫抑制药　总的说来糖皮质激素对本症效果不显著，通常对炎性肌病、间质性肺部疾患的炎症期有一定疗效；在早期水肿期，对关节痛、肌痛亦有疗效。泼尼松每日 30 ~ 40mg，连用数周，渐减至维持量每日 10 ~ 15mg。对晚期尤其是合并氮质血症的患者，糖皮质激素能促进肾血管闭塞性改变，故禁用。免疫抑制药疗效不肯定。常用的有环孢素、环磷酰胺、硫唑嘌呤、甲氨蝶呤等，对皮肤关节和肾脏病变有一定疗效，与糖皮质激素合并应用，常可提高疗效和减少糖皮质激素用量。

2. 青霉胺　在原胶原转变成胶原的过程中，需要单胺氧化酶（MAO）参与聚合和交叉联结。青霉胺能将 MAO 中的铜离子络合，从而抑制新胶原成熟，并能激活胶原酶，使已形成的胶原纤维降解。青霉胺从每日 0.125g 开始，空腹服用。一般 2~4 周增加每日 0.125g，根据病情可酌用至每日 0.75~1g。用药 6~12 个月后，皮肤可能会变软，肾危象和进行性肺受累的频率可能会减低。应维持用药 1~3 年。服用本药的约 47% 患者会出现药物不良反应，29% 的患者因此而停药。常见的不良反应有发热、厌食、恶心、呕吐、口腔溃疡、味觉异常、皮疹、白细胞和血小板减少、蛋白尿和血尿等。

（二）对症治疗

1. 雷诺现象　劝患者勿吸烟，手足避冷保暖。可用硝苯吡啶控释片 20mg，每日 2 次。氨氯地平（络活喜）是一个新的钙通道拮抗药，作用与硝苯吡啶相同，但半衰期更长，每日 5~10mg，顿服。如症状较重，有坏死倾向，可加用血管扩张药哌唑嗪，开始剂量 0.5mg，每日 3~4 次，可酌情逐渐增至 1~2mg，每日 3~4 次。静脉给予前列腺素 E_1 可缓解雷诺现象，治疗指端溃疡。一种新的制剂——用脂微粒包裹的前列腺素已上市，据称可获较好疗效。丹参注射液（每毫升相当于原生药 2g）8~16ml + 低分子右旋糖酐 500ml 内静脉滴注，每日 1 次，10 次为 1 个疗程，连续或间歇 2~3 个疗程后，能阻止红细胞及血小板的聚集，降低血液黏滞性，改善微循环。双嘧达莫（潘生丁）和小剂量阿司匹林均有抑制血小板聚集的作用。手指坏疽部位可外用硝酸甘油贴膜。此外，血管紧张素受体拮抗药 ketanserin 40mg，每日 3 次，血清紧张素重新摄取抑制药 fluoxetine 对雷诺现象也有较好疗效。

2. 反流性食管炎　告知患者要少食多餐，餐后取立位或半卧位。可服用组胺受体阻断药（西咪替丁或雷尼替丁等）或质子泵抑制药（洛赛克等）降低胃酸。如有吞咽困难，可用多潘立酮等增加胃肠动力药物。腹部胀满可间断服用广谱抗生素。

3. 硬皮病 患者应经常监测血压，发现血压升高应及时处理。早期控制血压增高，可预防肾危象出现。肾小血管受累会影响肾脏血液灌注，进而导致肾小球旁器释放肾素，通过血管紧张素 Ⅱ 的作用肾素可引起血管进一步收缩，形成一个恶性循环。在这种情况下，可用血管紧张素转换酶抑制药，如巯甲丙脯酸、依那普利、贝那普利等药物。如发生尿毒症，须进行血液透析和肾移植。

（三）其他治疗

治疗近年来国外采用口服内皮素受体拮抗药和抗转移生长因子-β_1（TGF-β_1）治疗硬皮病所致的肺动脉高压已取得一定疗效。经 CD34$^+$ 细胞分选的外周造血干细胞移植治疗国内外均已用于临床。

【病情观察】

1. 观察治疗后患者的症状是否缓解，如肌痛是否减轻，雷诺现象是否缓解，以了解治疗效果，注意检测红细胞沉降率、血常规、自身抗体及胸部 X 线片等，评估病情变化、治疗疗效，以便调整治疗用药。注意观察治疗药物的不良反应，以利于及时处理，如减量或停药。

2. 本病诊断明确的，可根据患者的症状、体征，确定是否处于疾病活动期，采用个体化的治疗方案，治疗过程中，应随访观察患者的病情变化，以及时调整治疗，一般的患者可用抗纤维的药物，如病情较重，则可应用糖皮质激素和免疫抑制药治疗，有高血压、胃部症状的，则可给予对症处理。治疗无效或症状加重者或采取药物剂量加大或多种药物联合治疗。如皮肤变软，自觉症状消失，各脏器系统病变基本控制，实验室指标均正常，可认为临床治愈。

【病历记录】

1. 门急诊病历 记录患者就诊时间。记录患者指（趾）、手背肿胀或硬化程度、范围。详细记录肌肉及关节疼痛的情况及部位。记录以往诊治的情况,包括各种检查、用药经过等。伴有内脏表现时,应记录症状出现的时间、程度、相关体征。记录自身抗体、血清球蛋白、RF、ANA、胸部 X 线片、食管钡透、肺功能、肾功能等辅助检查结果。

2. 住院病历 详尽记录患者发病过程,重点记录患者门急诊或外院的诊疗经过、所用药物。记录与混合性结缔组织病、类风湿关节炎等疾病的鉴别诊断要点。记录患者入院治疗后的病情变化、治疗效果,详尽记录有关自身抗体、红细胞沉降率、血清球蛋白等检查的结果。

【注意事项】

1. 医患沟通 医师应如实告知患者及其家属有关系统性硬化病的临床表现、病情变化过程、治疗方法和药物,以及需保暖、戒烟、戒酒等注意事项,以得到患者及其家属的充分理解和配合。告知患者及其家属定期随访、复查的重要性,应告知患者及其家属所采用的治疗药物有无不良反应。

2. 经验指导

(1) 本病发病常隐匿,早期多以雷诺现象为首发症状,需要详细询问病史,若有手指、面部皮肤出现无痛性非凹陷性水肿,有绷紧感,伴有关节痛、活动障碍,应考虑本病的可能。若病程较长,反复发作,出现皮肤变硬,不能提起,呈蜡样光泽,甚至出现特征性的面具脸,关节挛缩、畸形,对本病诊断亦有重要意义。

(2) 本病体检主要是皮肤弹性变化,先期为肿胀,逐渐突硬的皮革样,不能提起,出现特征性面具脸,晚期见有关节挛缩、畸形。

(3) 本病的自身抗体检测对诊断有重要意义,90% 的患者 ANA 阳性,尤其是抗 Scl-70 抗体有特异性,但因阳性率较低,阴性不能完全排除本病,需根据临床症状、其他辅助检查，如红细胞沉降率、血清球蛋白、食管钡透、肺部 X 线片或 CT 等，甚至皮肤活检等诊断，以防误诊、漏诊。

（4）本病尚无特效的治疗药物，其治疗仍以扩血管、抗凝、对症处理为主。早期患者尽早采用联合治疗，可对皮肤硬化、雷诺现象、食管病变、间质性肺炎有一定的治疗效果，但必须连用数月至数年，对晚期患者则不能阻止本病的进展。

（5）使用免疫抑制药治疗时应注意监测血白细胞、肝功能等，病情缓解后可逐步减量，以维持治疗。

第五节 硬皮病肾危象

硬皮病肾危象（scleroderma renal crisis，SRC）是系统性硬化症（SSc）最凶险的并发症，好发于早期阶段皮肤病变迅速进展的弥漫皮肤型系统性硬化患者，通常在较寒冷的季节发病，是硬皮病患者存活时间缩短的基本原因之一。硬皮病患者病程中突然起病并迅速发展至恶性高血压、急进性肾功能不全、高肾素血症和微血管病性溶血提示"硬皮病肾危象"。SRc 在日本人发病率 <5%，在高加索人发病率约 20%，在我国少见。SRc 主要发病机制为在内膜增生的基础上血管收缩及血栓形成（正常血压性 SRc）。肾脏危象的诱发因素为感染、心力衰竭、脱水或创伤等，另外，晚秋及初冬因寒冷引起肾血流量迅速而显著减少也是重要诱因。

【诊断】

（一）症状与体征

1. 恶性高血压 患者收缩压及舒张压均明显升高，表现为头痛、视物模糊、抽搐、癫痫发作、意识模糊，甚至昏迷等神经系统改变，亦可出现高血压脑病，严重者可导致充血性心力衰竭和快速进行性肾衰竭。伴有视盘水肿、眼底出血和渗出。

2. 快速进行性肾功能不全 肾脏危象常在几周内迅速演变为少尿性肾衰竭。

3. 高肾素血症 在几乎所有发生高血压的患者，血浆肾素活性都有显著增高。可能是功能性血管痉挛和血管内膜增生性病变导致肾皮质灌注不足而引起肾素释放。血管紧张素Ⅱ的血管收缩作用促使肾脏皮质缺血持续存在，恶化性高血压导致血管中层损伤，引起不可逆的皮质缺血和坏死。

4. 微血管病性溶血性贫血 此种情况多见于血压正常的肾脏危象患者。

（二）检查

1. 一般检查

（1）血常规和尿常规：血常规可有重度贫血和血小板计数减少；尿液检查可见中等量蛋白尿和红细胞；如外周血涂片见到破碎红细胞有助于早期诊断血栓性血小板减少性紫癜（TIP）。

（2）肾功能检测：常有血肌酐、尿素氮升高。

（3）血清纤维蛋白原：正常范围，但水平较前下降，可检测到纤维蛋白降解产物。

（4）抗 RNA 聚合酶Ⅲ：在 SSc 合并 SRC 患者阳性率可达到 25% ~ 33%。

2. 病理检查 SSc 的典型组织病理学病理改变，主要累及小动脉和微血管，表现为血管内膜有纤维母细胞增殖，黏液样变，酸性黏多糖沉积及水肿，血管壁纤维素样坏死，血管平滑肌细胞发生透明变性。血管外膜及周围间质均有纤维化。病变在小叶间和弓形动脉变化最显著，病变的解剖位置相当于肾皮质的坏死区域。血管壁可见少量补体和免疫球蛋白沉积，但血管炎不常见。

（三）诊断要点

根据 SSc 患者出现以下临床表现可以考虑诊断 SRC：①肾

功能迅速恶化（1个月内）。②视网膜病变Ⅲ级（火焰状出血或棉絮状渗出）至Ⅳ级（视盘水肿）变化。③高血压发作或加重，通常突然发生血压 > 158/90mmHg（1mmHg = 0.133kPa）。④血浆肾素活性比正常升高2倍以下。结合肾脏活检可提高本病的检出率。

【治疗】

对于硬皮病肾病的处理，及时诊断和积极处理肾病变伴随的加速进展性高血压甚为重要。对高危患者，即早期全身性硬皮病患者，应教会他们自己监测血压。发现血压升高应及时处理，早期控制血压增高，可预防肾危象出现。

（一）一般治疗

避免受冷、脱水、感染及肾血管收缩药物的应用。

（二）药物治疗

1. 降血压治疗

（1）血管紧张素Ⅰ转化酶抑制药（ACEI）和血管紧张素Ⅱ受体拮抗药：ACEI作为一种强效扩管药在血管重建和调节内皮功能方面有一定作用，早期积极使用ACEI可以使部分患者避免透析治疗，ACEI使用可使50%的已透析SRC患者最终可以脱离透析，且SCR脱离透析的患者的预后同未发生SCR的SSc患者一样好。在应用ACEI以前，SRC的1年存活率22%，5年存活率18%；应用ACEI之后，SCR的1年存活率76%，5年存活率65%。ACEI，如卡托普利、依那普利等对硬皮病肾危象的高肾素性高血压有效，是治疗的首选药物。氯沙坦可以成功控制SSc肾危象高血压。

（2）应用米诺地尔、α-甲基多巴等能有效控制高血压和进行性肾功能不全。

2. 透析和移植　如发生尿毒症时，可进行血液透析和腹膜透析，为以后肾移植手术做好准备，使生存率得到提高。

【病情观察】

观察治疗后患者的症状是否缓解，如头痛、视物模糊、抽搐、癫痫发作、意识模糊等症状是否改善，贫血状况是否减轻，以了解治疗效果，注意检测血尿常规、病理学检查及肾功能检查等，评估病情变化、治疗疗效，以便调整治疗用药。注意观察治疗药物的不良反应，以利于及时处理，如减量或停药。

【病历记录】

1. 门急诊病历 记录患者就诊时间，应记录症状出现的时间、程度、相关体征。记录以往诊治的情况，包括各种检查、用药经过等。记录血常规、尿常规、病理学检查及肾功能检查等辅助检查结果。

2. 住院病历 详尽记录患者发病过程，重点记录患者门急诊或外院的诊疗经过、所用药物。记录患者入院治疗后的病情变化、治疗效果。

【注意事项】

1. 医患沟通 医师应如实告知患者及其家属有本病的临床表现、病情变化过程、治疗方法，以得到患者及其家属的充分理解和配合。告知患者及其家属特殊治疗的疗效，征得患者及其家属同意，并签名为据。

2. 经验指导 SSc 并发 SRC 61% 患者预后良好，约 50% 患者透析 3~18 个月，生存率与无肾危象的弥漫型 SSc 相同；39% 患者预后差（死亡或终身透析）。影响预后的因素主要为 4 个方面：①早期诊断；②尽早应用 ACEI；③快速将血压降至正常；④弥漫型 SSc 患者应监测血压，应用 ACEI 预防 SRC 的发生。SSc 患者如出现皮肤病变迅速进展、贫血和（或）血小板减少、血压升高、心包积液、充血性心力衰竭、抗 RNA 聚合酶抗体阳性及激素大剂量应用等 SRC 高危因素，应警惕 SRC 发生的可能，有助于早期诊断和积极治疗，有助于改善预后。

第六节 局限性硬皮病

局限性硬皮病（lccalized scleroderma）指一组疾病，它们具有与系统性硬化临床和组织病理学改变类似的皮肤病变，但缺乏典型的内脏和血管表现，包括硬斑病、线状硬皮病、点滴状硬皮病。局限型硬皮病可发生在任何部位、任何年龄，以硬斑病最为多见。局限性硬皮病：①硬斑病分为斑状硬斑病、滴状硬斑病、泛发性硬斑病；②线状硬皮病；③点滴状硬皮病。

【诊断】

（一）症状与体征

局限性硬皮病的临床以皮肤病变为主要表现，大多无系统损害。

1. 硬斑病

（1）滴状硬斑病和斑片状硬斑病：皮肤病变可以是不连续的点状或大斑片状硬化。可发生在任何部位，但以腹、背为常见，其次为四肢和面颈部。病变初呈圆形、椭圆形或不规则形、1片或几片，呈淡红色或紫红色水肿性斑片。经数周或数月逐渐扩大，中央部位颜色逐渐转淡黄或象牙色，外围绕以紫红色晕，表面光滑，干燥，具蜡样光泽，局部不出汗，上无毛发，经过缓慢，数年后渐转变为白色或淡褐色萎缩性瘢痕，甚至是临床完全缓解。

（2）泛发性硬斑病：罕见。表现为以皮下组织为中心的炎症和纤维化，累及下层真皮，偶尔向下累及筋膜。可分布于全身各个部位，但面部很少累及。损害的性质、发生、发展类似硬斑病，然而病变面积大，分布广泛，虽无系统损害，但患者常自觉疲乏、虚弱，消瘦合并有关节痛、神经痛、腹痛、偏头痛和精神障碍。深部硬病或指泛发性皮下硬斑病，皮损累及真皮深层、脂膜及筋膜,甚至邻近浅部肌肉,其炎症和纤维化主要在皮下组织,表面呈浅褐色凹陷。有学者认为,泛发性硬斑病及泛发性皮下硬斑病可能为局限性硬皮病和系统性硬化症的中间类型。文献报道,有一种见于儿童的致残性全硬化性硬斑病,以女孩多见,损害发生在四肢伸侧,病变位于真皮、皮下组织、筋膜、肌肉及骨骼。患儿的肘、膝、手、足呈屈曲挛缩,很少侵犯内脏,在其他部位皮肤可见硬斑和硬化性苔藓样皮疹。

2. 线状硬皮病　线状硬皮病不常见,且原因不明,其特征为一侧肢体或面部色素沉着的硬化条带。各年龄段均可发病,但主要发生在儿童和青年,女性是男性的3倍,黑人不常见。起病开始常出现无症状的条带状红斑,随后硬化损害和皮肤增厚迅速进展,与深层组织紧密粘连。损害沿着肋间和一侧肢体呈带状分布,常为单条,有时可数条,邻近损害处可外缀硬斑或点滴状硬皮病损害,其形态特征与经过如硬斑损害,皮下组织,甚至肌肉和骨骼亦可以累及萎缩,病损经过处关节可挛缩影响功能,儿童的一侧肢体病变引起的骨和肌肉萎缩以后可造成两侧肢体长度有差别而跛行;本型病变亦可发生于额颞部,靠近正中线偏向一侧,向头皮延伸如刀砍状,皮肤菲薄萎缩不发硬,有时合并颜面萎缩。在成年人,主要的功能损害是关节挛缩。儿童面部受累常出现不对称生长和进展性面部变形。

3. 点滴状硬皮病　点滴状硬皮病的损害多发生于颈、胸、肩、背等处,为绿豆大小至黄豆大小,甚至五分硬币,集簇性或线状排列,呈珍珠母贝或象牙白色的圆形稍有凹陷斑,表面光滑,周围有紫红色晕或色素沉着,以后萎缩。

(二) 检查

1. 一般检查

(1) 血常规和尿常规:局限性硬皮病患者血常规和尿常

规正常。线状硬皮病患者在疾病活动期存在外周血嗜酸粒细胞增多。

（2）免疫学检测：局限性硬皮病患者免疫学检查无异常。线状硬皮病患者在病活动期可出现多克隆高 γ 球蛋白血症，抗核抗体和抗单链 DNA 抗体阳性。

2. 病理检查 毛细血管镜检查见甲根皱襞的微血管视野稍模糊，血管支弯曲较多，皮肤组织病理基本同系统性硬化症，但表皮萎缩一般不显著。硬斑病病变早期活检显示炎性细胞浸润，还可见主要集中于下层真皮和上层皮下组织的纤维化改变。线状硬皮病皮肤活检示下层真皮和皮下组织纤维化，淋巴细胞和浆细胞浸润，从本质上很难与系统性硬化的改变相鉴别。来源于线状硬皮病患者的真皮成纤维细胞培养研究显示胶原和氨基葡聚糖聚集增加。

（三）诊断要点

目前无统一的临床诊断标准。根据皮肤呈片状、带状、点滴状肿胀、硬化、绷紧、呈象牙色和蜡样光泽等表现，无内脏损害，一般实验室检查无明显免疫学异常，可初步诊断为局限性硬皮病。组织病理对局限性硬化症有参考价值。

（四）鉴别诊断

1. 进行性特发性皮肤萎缩 本病初起病时为圆形或不规则形稍水肿性斑块，大小不等，直径 0.1~2cm，甚至 10cm 以上，以背部多见，偶见于肢体，以后转为灰色或棕褐色，皮肤逐渐萎缩，略凹陷，部分患者后期在皮肤萎缩斑的中央出现小区域的硬化，与硬斑病中的皮肤先硬化，后萎缩相反，且病理组织上无真皮基质硬化可鉴别。

2. 硬化性萎缩性苔藓 本病早期为针尖到豌豆大小的平顶淡红色丘疹，以后呈象牙色或珍珠母贝色，质地坚实，逐渐平伏，时低于皮肤平面，丘疹表面有细小的角质栓塞性黑点，尚可有不同形状的轻度硬化的白色斑片。损害后期，丘疹和斑片变平，甚至下陷，皮损可呈羊皮纸外观，通常皮肤发硬持续存在，但也可完全消失。

【治疗】

对局限性硬皮病的硬斑损害，可外用氟化糖皮质激素制药，亦可采用糖皮质激素混悬液，如确炎舒松 5～10g/L（5～10mg/ml）或泼尼松龙 2.5g/L 或氢化可的松 2.55g/L 加普鲁卡因做局部皮损内注射，每周 1 次，4～6 周为 1 个疗程，使患处逐步变软，当皮肤有萎缩现象时须停止注射；也可向损伤处注射透明质酸酶，每日 150mg。

对带状硬皮病治疗，除上述治疗外，肢体关节挛缩患者可采用物理疗法，如音频电疗、蜡疗和体育锻炼，以改善挛缩和活动范围。必要时可进行外科手术，治疗挛缩和畸形。

对泛发性硬斑患者，可口服糖皮质激素。其他治疗，如组织埋藏法或胎盘组织液注射，对部分患者有效。有报道，可用 D-青霉胺、全身糖皮质激素和羟氯喹治疗，但其疗效缺乏令人信服的证据。

【病情观察】

观察治疗后患者的症状是否缓解，如硬斑病相关的关节痛、神经痛、腹痛、偏头痛和精神障碍强度是否减轻，以了解治疗效果。注意血常规、尿常规、免疫学检测及病理学检查等，评估病情变化、治疗疗效，以便调整治疗用药。注意观察治疗药物的不良反应，以利于及时处理，如减量或停药。

【病历记录】

1. 门急诊病历 记录患者就诊时间。详细记录皮肤硬斑、关节疼痛的情况及部位。记录以往诊治的情况，包括各种检查、用药经过等。记录自身抗体、血清球蛋白、RF、ANA、胸部 X 线片、食管钡透、肺功能、肾功能等辅助检查结果。

2. 住院病历 详尽记录患者发病过程，重点记录患者门急诊或外院的诊疗经过、所用药物。记录与进行性特发性皮肤萎缩、硬化性萎缩性苔藓等疾病的鉴别诊断要点。记录患者入院治疗后的病情变化、治疗效果，详尽记录有免疫学检测、病理学检查等检查结果。

【注意事项】

1. 医患沟通 医师应如实告知患者及其家属有关局限性硬皮病的临床表现、病情变化过程、治疗方法，以得到患者及其家属的充分理解和配合。

2. 经验指导 局限性硬皮病的预后较好，患者的硬斑可自行缓解或经过治疗后消退，遗留萎缩性瘢痕和色素沉着。硬斑病虽然可能发生关节挛缩，但临床后果主要是影响外观。典型线状硬皮病患者急性期持续 2～3 年，退化性萎缩提示已到疾病晚期，其中罕见的致残性全硬化性硬斑病预后差。

第七节 多发性肌炎和皮肌炎

多发性肌炎（polymyositis，PM）和皮肌炎（dermatomyositis，DM）是横纹肌非化脓性炎性肌病。其临床特点是以肢带肌、颈肌及咽肌等肌组织出现炎症、变性改变，导致对称性肌无力和一定程度的肌萎缩，可累及多个系统和器官，亦可伴发肿瘤。PM 指无皮肤损害的肌炎，伴皮疹的肌炎称 DM。该病属自身免疫性疾病，发病与病毒感染、免疫异常、遗传及肿瘤等因素有关。

我国 PM/DM 并不少见，但发病率不清楚。女性多见，男女比为 1∶2。本病可发生在任何年龄段，呈双峰型，在儿童 5～14 岁和成年人 45～60 岁各出现一个高峰。

1975 年，Bohan 和 Peter 将 PM/DM 分为 5 类：①原发性多肌炎（PM）；②原发性皮肌炎（DM）；③PM/DM 合并肿瘤；④儿童 PM 或 DM；⑤PM 或 DM 伴发其他结缔组织病（重叠综合征）。1982 年，Witaker 在此分类基础上增加了两类，即包涵体肌炎和其他（结节性、局灶性及眶周性肌炎，嗜酸性肌炎，肉芽肿性肌炎和增殖性肌炎）。

【诊断】

（一）症状与体征

本病在成年人发病隐匿，儿童发病较急。急性感染可为其前驱表现或发病的病因。早期症状为近端肌无力或皮疹、全身不适、发热、乏力、体重下降等。

1. 肌肉　本病累及横纹肌，以肢体近端肌群无力为其临床特点，常呈对称性损害，早期可有肌肉肿胀、压痛，晚期出现肌萎缩。多数患者无远端肌受累。

（1）肌无力：几乎所有患者均出现不同程度的肌无力。肌无力可突然发生，并持续进展数周到数月以上，受累肌肉的部位不同出现不同的临床表现。①肩带肌及上肢近端肌无力：上肢不能平举、上举，不能梳头、穿衣。②骨盆带肌及大腿肌无力：抬腿不能或困难，不能上车、上楼，坐下或下蹲后起立困难。③颈屈肌受累：平卧抬头困难，头常呈后仰。④喉部肌肉无力：造成发音困难，声嘶等。⑤咽、食管上端横纹肌受累：引起吞咽困难，饮水发生呛咳、液体从鼻孔流出。⑥食管下段和小肠蠕动减弱与扩张：可引起反酸、食管炎、咽下困难、上腹胀痛和吸收障碍等，这些症状同进行性系统性硬化症的消化道受累相似。⑦胸腔肌和膈肌受累：出现呼吸表浅、呼吸困难，并引起急性呼吸功能不全。

肌无力程度的判断如下。

0 级：完全瘫痪。

1 级：肌肉能轻微收缩不能产生动作。

2 级：肢体能做平面移动，但不能抬起。

3 级：肢体能抬离床面（抗地心吸引力）。

4 级：能抗阻力。

5 级：正常肌力。

（2）肌痛：在疾病早期可有肌肉肿胀，约25%的患者出现近端肌肉疼痛或压痛。

2. 皮肤 DM除有肌肉症状外还有皮肤损害，多为微暗的红斑，皮损稍高出皮面，表面光滑或有鳞屑。皮损常可完全消退，但亦可残留带褐色的色素沉着、萎缩、瘢痕或白斑。皮肤钙化也可发生，多在儿童中出现。普遍性钙质沉着尤其见于未经治疗或治疗不充分的患者。皮肤病变往往是皮肌炎患者首先注意到的症状。

（1）向阳性紫红斑：眶周水肿伴暗紫红皮疹，见于60%～80% DM患者，它是DM的特异性体征。

（2）Gottron征：此征由Gottron首先描述。被认为是DM的特异性皮疹。皮疹位于关节伸面，多见于肘、掌指、近端指间关节处，也可出现在膝与内踝皮肤，表现为伴有鳞屑的红斑，皮肤萎缩、色素减退。

（3）暴露部位皮疹：颈前、上胸部（"V"区），颈后背上部（披肩状），在前额、颊部、耳前、上臂伸面和背部等可出现弥漫性红疹，久后局部皮肤萎缩，毛细血管扩张，色素沉着或减退。

（4）技工手：部分患者双手外侧掌面皮肤出现角化、裂纹，皮肤粗糙脱屑，同技术工人的手相似，故称"技工手"。尤其在抗JO-1抗体阳性的PM/DM患者中多见。

（5）其他：一些皮肤病变虽非特有，但亦时而出现，包括指甲两侧呈暗紫色充血皮疹，指端溃疡、坏死、甲缘梗死灶，雷诺现象，网状青斑，多形性红斑等。慢性患者有时出现多发角化性小丘疹，斑点状色素沉着、毛细血管扩张、轻度皮肤萎缩和色素脱失，称为血管萎缩性异色病性DM。皮损程度与肌肉病变程度可不平行，少数患者的皮疹出现在肌无力之前。约7%患者有典型皮疹，但始终没有肌无力、肌病，肌酶谱正常，称为"无肌病的皮肌炎"。

3. 关节 关节痛和关节炎见于约15%的患者，为非对称性，常波及手指关节，由于手的肌肉萎缩可引起手指屈曲畸形，但X线片无骨关节破坏。

4. 消化道 10%～30%患者出现吞咽困难、食物反流，为食管上部及咽部肌肉受累所致，造成胃反流性食管炎。X线检查吞钡造影可见食管梨状窝钡剂潴留，甚至胃的蠕动减慢，胃排空时间延长。

5. 肺 约30%患者有肺间质改变。急性间质性肺炎、急性肺间质纤维化临床表现有发热、干咳、呼吸困难、发绀、可闻及肺部细湿啰音，X线检查在急性期可见磨玻璃状、颗粒状、结节状及网状阴影。在晚期X线检查可见蜂窝状或轮状阴影，表现为弥漫性肺纤维化。部分患者为慢性过程，临床表现隐匿，缓慢出现进行性呼吸困难伴干咳。少数患者出现肺动脉高压，其病理基础为肺小动脉壁增厚和管腔狭窄。肺功能测定为限制性通气功能障碍及弥散功能障碍。肺纤维化发展迅速是本病死亡的重要原因之一。

6. 心脏 仅33%患者病程中有心肌受累，心肌内有炎性细胞浸润，间质水肿和变性，局灶性坏死，心室肥厚，出现心律失常，充血性心力衰竭，亦可出现心包炎。心电图和超声心动图检测约30%出现异常，其中以ST段和T波异常最为常见，其次为心传导阻滞、心房纤颤、期前收缩、少到中量的心包积液。

7. 肾脏 肾脏病变很少见，极少数为暴发性起病者，因横纹肌溶解，可出现肌红蛋白尿、急性肾衰竭。少数PM/DM患者可有局灶性增殖性肾小球肾炎，但大多数患者肾功能正常。

8. 钙质沉着 多见于慢性皮肌炎患者，尤其是儿童。沿深筋膜钙化多见，钙化使局部软组织出现发木或发硬的浸润感，严重者影响该肢体的活动。钙质在软组织内沉积，X线片示钙化点或钙化块。若钙质沉积在皮下，则在沉着处溃烂可有石灰样物流出，并可继发感染。

9. 恶性肿瘤 约25%的患者，特别是50岁以上患者，可发生恶性肿瘤，男性多见。DM发生肿瘤的多于PM，肌炎可先于恶性肿瘤2年左右或同时或后于肿瘤出现。所患肿瘤多为实体瘤，如肺癌、胃癌、乳腺癌、鼻咽癌等，也可出现血液系统肿瘤，如淋巴瘤等。肿瘤切除后肌炎症状可改善。

10. 其他结缔组织病 约20%患者可伴有其他结缔组织病，如系统性硬化、系统性红斑狼疮、干燥综合征、结节性多动脉炎等，PM和DM与其他结缔组织病并存，符合各自的诊断标准，称为重叠综合征。少数患者和慢性甲状腺炎、甲状腺功能亢进、炎性肠病和白塞病相重叠。

11. 儿童PM/DM 儿童DM多于PM，为10~20倍，起病急，肌肉水肿、疼痛明显，可有视网膜血管炎，并常伴有胃肠出血、黏膜坏死，出现咯血或黑便，甚至穿孔而需外科手术。疾病后期，皮下、肌肉钙质沉着，肌萎缩。

12. 包涵体肌炎 本病多见于50岁以上的男性，起病隐匿，病变累及四肢近端肌群外，尚可累及远端肌群。与PM不同的是肌无力和肌萎缩对称性差，指屈肌受累和足下垂常见，肌痛和肌肉压痛罕见。肌酶正常，对激素治疗反应差。病理特点为肌细胞的胞浆和胞核内查到嗜酸性包涵体，电子显微镜显示胞浆和胞核内有小管状的丝状体。

（二）检查

1. 血清肌酶 大多数患者在病程某一阶段可出现肌酶活性增高，是诊断本病的重要血清指标之一。肌酶包括肌酸激酶（CK）、醛缩酶（ALD）、乳酸脱氢酶（LDH）、门冬氨酸氨基转移酶（AST）、碳酸酐酶Ⅲ等，其中以CK最敏感。CK有3种同工酶：CK-MM，大部分来源于横纹肌、小部分来自心肌。CK-MB，主要来源心肌、极少来源横纹肌。CK-BB，主要来源脑和平滑肌。其中 CK-MM 活性占 CK 总活性的 95% ~ 98%。PM/DM 主要以 CK-MM 的改变为主。碳酸酐酶Ⅲ为唯一存在于横纹肌的同工酶，横纹肌病变时升高。但未作为常规检测。其他肌酶同时来源于其他组织器官对 PM 和 DM 的诊断帮助不如 CK。肌酶活性的增高表明肌肉有新近损伤，肌细胞膜通透性增加，因此肌酶的高低与肌炎的病情变化呈平行关系，可作为诊断、疗效监测及预后的评价指标。肌酶的升高常早于临床表现数周，晚期肌萎缩肌酶不再释放，肌酶可正常。在一些慢性肌炎和广泛肌肉萎缩的患者，即使处于活动期，其肌酶水平也可正常。

2. 肌红蛋白测定 肌红蛋白仅存于心肌与横纹肌，当肌肉出现损伤、炎症、剧烈运动时肌红蛋白均可升高。多数肌炎患者的血清中肌红蛋白水平增高，与病情呈平行关系，有时先于 CK 升高。

3. 自身抗体

（1）抗核抗体（ANA）：PM/DM 中 ANA 阳性率为 20% ~ 30%，对肌炎诊断不具特异性。

（2）抗 Jo-1 抗体：是诊断 PM/DM 的标记性抗体，阳性率为 25%，在合并有肺间质病变的患者中其阳性率可达 60%。抗 Jo-1 阳性的 PM/DM 患者，临床上常表现为抗合成酶抗体综合征：肌无力、发热、间质性肺炎、关节炎、雷诺现象和"技工手"。

4. 肌电图 几乎所有患者出现肌电图异常，表现为肌源性损害。在肌肉松弛时，出现纤颤波、正锐波、插入激惹及高频放电；在肌肉轻微收缩时，出现短时限低电压多相运动电位；在肌肉最大收缩时，出现干扰相。

5. 肌活检 取受损肢体近端肌肉，如三角肌、股四头肌及有压痛和中等无力的肌肉送检为好，应避免在肌电图插入处取材。因肌炎常呈灶性分布，必要时须多部位取材，提高阳性率。

6. 肌肉病理改变 ①肌纤维间质、血管周围有炎性细胞
(以淋巴细胞为主，其他有组织细胞、浆细胞、嗜酸细胞、多
形核白细胞)浸润。②肌纤维破坏变性、坏死、萎缩、肌横
纹不清。③肌束间有纤维化，肌细胞可有再生，再生肌纤维
嗜碱性，核大呈空泡，核仁明显。④血管内膜增生。皮肤病
理改变无特异性。

(三) 诊断要点

PM 和 DM 的诊断标准 Bohan 和 Peter (1975 年) 提出的诊
断标准。

1. 对称性近端肌无力，伴或不伴吞咽困难和呼吸肌无力。
2. 血清肌酶升高，特别是 CK 升高。
3. 肌电图异常。
4. 肌活检异常。
5. 特征性的皮肤损害。

具备第 1~第 4 项者可确诊 PM，具备第 1~第 4 项中的 3
项可能为 PM，只具备 2 项为疑诊 PM。具备第 5 项。再加 3 项
或 4 项可确诊为 DM。第 5 项加上 2 项可能为 DM。第 5 项加
上 1 项为可疑 DM。

(四) 鉴别诊断

鉴别诊断对典型病例诊断不难，对不典型病例需要与其
他原因引起的肌病，例如运动神经元病、重症肌无力、进行
性肌营养不良、风湿性多肌痛等疾病相鉴别。

1. 运动神经元病 肌无力从肢体远端开始，进行性肌萎
缩，无肌痛，肌电图为神经源性损害。

2. 重症肌无力 为全身弥漫性肌无力，在进行性持久或
反复运动后肌力明显下降，血清肌酶、肌活检正常，血清抗
乙酰胆碱受体 (AchR) 抗体阳性，新斯的明试验有助诊断。

3. 肌营养不良症 肌无力从肢体远端开始，无肌压痛，

有遗传家族史。

4. 风湿性多肌痛 发病年龄常大于 50 岁，表现为颈、肩胛带及骨盆带等近端肌群疼痛、乏力及僵硬，红细胞沉降率通常在 50mm/h 以上，肌酶、肌电图及肌肉活检正常，中小剂量糖皮质激素治疗有显著疗效。

5. 感染性肌病 肌病与病毒、细菌、寄生虫感染相关，表现为感染后出现肌痛、肌无力。

6. 内分泌异常所致肌病 如甲状腺功能亢进引起的周期性瘫痪，以双下肢乏力多见，为对称性，伴肌痛，活动后加重，发作时出现低血钾，补钾后肌肉症状缓解；甲状腺功能减退所致肌病，主要表现为肌无力，也可出现进行性肌萎缩，常见为咀嚼肌、胸锁乳突肌、股四头肌及手的肌肉，肌肉收缩后弛缓延长，握拳后放松缓慢。

7. 代谢性肌病 PM 应与线粒体病、嘌呤代谢紊乱、脂代谢紊乱和糖类代谢紊乱等肌病相鉴别。

8. 其他 应与药物所致肌病鉴别，如长期使用大剂量激素所致肌病，长期使用青霉胺引起的重症肌无力；乙醇、氯喹（羟氯喹）、可卡因、秋水仙碱等均可引起中毒性肌病。

【治疗】

（一）一般治疗

急性期卧床休息，适当进行肢体被动运动，以防肌肉萎缩，症状控制后适当锻炼。给予高热量、高蛋白质饮食，避免感染。

（二）药物治疗

1. 糖皮质激素 是本病的首选药物，通常为泼尼松 1.5 ~ 2mg/(kg·d)，晨起 1 次口服，重症者可分次口服，大多数患者于治疗后 6 ~ 12 周肌酶下降，接近正常。待肌力明显恢复，肌酶趋于正常则开始减量，减量应缓慢（一般 1 年左右），减至维持量每日 5 ~ 10mg 后继续用药 2 年以上，在减量过程中如病情反复应及时加用免疫抑制药，对病情发展迅速或有呼吸肌无力、呼吸困难、吞咽困难者，可用甲泼尼龙每日 0.5～1g 静脉冲击治疗，连用 3 日，之后改为每日 60mg 口服，再根据症状及肌酶水平逐渐减量。应该指出：在服用激素过程中应严密观察感染情况，必要时加用抗感染药物。

2. 免疫抑制药　对病情反复及重症患者应及时加用免疫抑制药。激素与免疫抑制药联合应用可提高疗效、减少激素用量，及时避免不良反应。

（1）甲氨蝶呤（MTX）：常用剂量为每周 10～15mg，口服或加生理盐水 20ml，静脉缓慢推注，若无不良反应，可根据病情酌情加量（每周 30mg），待病情稳定后逐渐减量，维持治疗数月或数年。有的患者为控制该病持续小剂量服用 MTX 5 年以上，未出现不良反应。MTX 的不良反应主要有肝酶增高、骨髓抑制、血细胞计数减少、口腔炎等。用药期间应定期检查血常规和肝肾功能。

（2）硫唑嘌呤（AZA）：常用剂量为 2～3mg/(kg·d)，口服，初始剂量可从每日 50mg 开始，逐渐增加至每日 150mg，待病情控制后逐渐减量，维持量为每日 50mg。不良反应主要有骨髓抑制、血细胞减少、肝酶增高等。用药开始时需每 1～2 周查血常规 1 次，以后每 1～3 个月查血常规和肝功能一次。

（3）环磷酰胺（CYC）：对 MTX 不能耐受或不满意者可用 CYC 每日 50～100mg 口服，对重症者，可 0.8～1g + 生理盐水 200ml，静脉冲击治疗。不良反应主要有骨髓抑制、血细胞减少、出血性膀胱炎、卵巢毒性、诱发恶性肿瘤等。用药期间，须监测血常规，肝肾功能。

（三）手术治疗

合并恶性肿瘤的患者，在切除肿瘤后，肌炎症状可自然缓解。

若早期诊断，合理治疗，本病可获得满意的长时间缓解，可同正常人一样从事正常的工作、学习。成年人患者可死于严重的进行性肌无力、吞咽困难、营养不良及吸入性肺炎或反复肺部感染所致的呼吸衰竭。对并发心、肺病变者，病情往往严重，治疗效果差。儿童患者通常死于肠道血管炎和感染。合并恶性肿瘤的肌炎患者，其预后一般取决于恶性肿瘤的预后。

【病情观察】

1. 观察患者治疗后临床症状、体征是否控制，如肌无力的表现是否缓解，皮疹是否消退，以了解治疗效果；随访监测红细胞沉降率、C反应蛋白、肌酸激酶、X线胸片等，以了解治疗后这些指标或征象的变化，评估治疗疗效，决定继续治疗或可逐步减量维持治疗。药物治疗时，应观察有无药物的不良反应，以便及时调整治疗剂量。

2. 诊断明确的，可根据患者的具体表现，给予一般对症治疗及糖皮质激素治疗，有肺部累及的，可根据症状，给予对症处理；激素治疗无效或有激素依赖的，可同时应用免疫抑制药；症状改善、实验室指标好转，则治疗药物可逐渐减量至维持量；如出现药物的不良反应，则可调整治疗用药物及剂量；有胃部不适、疼痛等不良反应的，可同时用抑酸药或胃黏膜保护药。治疗后患者皮疹大部分消退，肌肉症状消失，各种检查基本恢复正常，则视为好转。

【病历记录】

1. 门急诊病历 记录患者起病时间的长短。详细记录肌无力的部位、程度，是否影响生活，四肢肌力如何，有无压痛。记录皮疹的形态、分布的部位。体格检查记录皮肤、肌力等有无变化，有无内脏累及的体征。记录既往的检查、诊断、治疗情况，尤其是本病有关的检测指标，亦应记录患者患病前后用药的情况，包括具体药品名称、剂量、用药时间等。辅助检查记录血肌酶、自身抗体、胸部X线片、心电图等检查的结果。

2. 住院病历 详尽记录患者以往的诊治经过，尤其是一些辅助检查的结果。记录患者与重症肌无力等相关疾病的鉴别要点。详细记录治疗后患者症状变化、治疗效果。如出现呼吸困难等病情危重的情况，应详细记录抢救治疗经过及后果。

【注意事项】

1. 医患沟通 医师应如实告诉患者及其家属有关本病的特点、治疗方法、疾病预后等事项。并要强调休息和坚持治疗、定期复查的重要性，同时要与患者及其家属沟通，打消其思想顾虑，达到互相理解、互相配合的目的。如出现恶性肿瘤的征兆，应及时告诉患者及其家属。

2. 经验指导

（1）诊断本病应注意的是，很早就已发现多发性肌炎和皮肌炎与恶性肿瘤相关，并存率为5%～25%。因此，对年龄大于45岁、有皮疹、不具有自身抗体、不伴有另一结缔组织病，其肌炎病史不超过2年者应警惕性肿瘤的可能性，应做乳腺、消化道、直肠、盆腔方面的检查，以排除恶性肿瘤。同时要排除药物因素的影响，秋水仙碱、氯喹、青霉胺等药物可以引起肌炎的表现，但这些药物停用后肌炎往往可以好转。

（2）凡符合诊断标准者，均应尽快实施治疗，以求及时控制症状、提高生命质量，治疗方案应个体化。

（3）目前的治疗以糖皮质激素为主，重症者用免疫抑制药，治疗时必须检测血象、肝功能等，及时处理相关的不良反应。

第八节 干燥综合征

干燥综合征（Sjögren's syndrome，SS）是主要累及外分泌腺体的全身自身免疫性疾病。唾液腺及泪腺中可见到大量淋巴细胞浸润，血清中可出现多种自身抗体，导致以口、眼干燥为主要表现，同时累及全身多脏器造成多种多样的临床表现。本病可单独存在，称为原发性干燥综合征（pSS）；亦可与已肯定的自身免疫病，如类风湿关节炎、系统性硬化症、系统性红斑狼疮、皮肌炎、混合结缔组织病等并存，称为继发性干燥综合征。SS 是全球性疾病，90% 以上患者为女性，男女比约为 1：11.2。美国报道该病平均发病年龄为（47.8 ± 10.8）岁，国内的资料平均发病年龄为 42 岁，但该病可发生在任何年龄段。

SS 病因不清，大多学者认为其发病与感染、遗传、内分泌等因素有关。某些病毒，如 EB 病毒、HIV 等通过分子模拟交叉免疫反应作用于易感人群，使其组织隐蔽抗原暴露，诱发自身免疫反应，促使 T、B 细胞活化增殖，分化为浆细胞，产生大量免疫球蛋白、自身抗体及炎性细胞因子，导致腺体破坏。近年来的研究指出，SS 口、眼干燥症状的另一机制可能是由支配泪腺和涎腺的自主神经系统的神经传导功能受抑制，影响残存正常腺体的分泌功能，导致口、眼干燥症状。

【诊断】

（一）症状

1. 局部表现

（1）口干燥症：因唾液腺病变，使唾液黏蛋白缺少而引起。常见症状：①有 70% ~ 80% 患者诉有口干，但不一定都是首症或主诉，严重者因口腔黏膜、牙齿和舌发黏以致在讲话时须频频饮水，进固体食物时必须饮水或进流食送下，有时夜间须起床饮水等。②猖獗性龋齿是本病的特征之一。约50% 的患者出现多个难以控制发展的龋齿，表现为牙齿逐渐变黑，继而小片脱落，最终只留残根。③成年人腮腺炎，50% 患者表现有间歇性交替性腮腺肿痛，累及单侧或双侧。大部分在 10 日左右可以自行消退，但有时持续性肿大。少数有颌下腺肿大，舌下腺肿大较少。有的伴有发热。对部分有腮腺持续性肿大者应警惕有恶性淋巴瘤的可能。④舌部表现为舌痛、舌面干、舌面裂、舌乳头萎缩而光滑。⑤口腔黏膜出现溃疡或继发感染。

（2）干燥性角结膜炎：此因泪腺分泌的黏蛋白减少而出现眼干涩、异物感、泪少等症状，严重者痛哭无泪。部分患者有眼睑缘反复化脓性感染性结膜炎、角膜炎等。

（3）其他：浅表部位，如鼻、硬腭、气管及其分支、消化道黏膜、阴道黏膜的外分泌腺体均可受累，使其分泌较少而出现相应症状。

2. 系统表现 除口眼干燥表现外，患者还可出现全身症状，如乏力、低热等。约有 66.7% 患者出现系统损害。

（1）皮肤：皮肤病变的病理基础为局部血管炎。表现：①过敏性紫癜样皮疹，多见于下肢，为米粒大小、边界清楚的红丘疹，压之不褪色，分批出现。每批持续时间约为 10 日，可自行消退而遗有褐色色素沉着。②结节红斑较为少见。③雷诺现象，多不严重，不引起指端溃疡或相应组织萎缩。

（2）骨骼和肌肉：关节痛较为常见。仅小部分表现有关节肿胀，但多不严重，且呈一过性。关节结构的破坏非本病的特点。肌炎见于约 5% 的患者。

（3）肾：国内报道，有 30% ~50% 患者有肾损害，主要累及远端肾小管，表现为因 I 型肾小管酸中毒而引起的低血钾性肌肉麻痹，严重者出现肾钙化、肾结石及软骨病。表现为多饮、多尿的肾性尿崩，亦常出现于肾小管酸中毒患者。通过氯化铵负荷试验可以看到约 50% 患者有亚临床型肾小管酸中毒。近端肾小管损害较少见。小部分患者出现较明显的肾小球损害，临床表现为大量蛋白尿、低白蛋白血症，甚至肾功能不全。

（4）肺：大部分患者无呼吸道症状。轻度受累者出现干咳，重者出现气短。肺部的主要病理为间质性病变，部分出现弥漫性肺间质纤维化，少数人可因此呼吸衰竭而死亡。早期肺间质病变在肺部 X 线片上并不明显，只有高分辨肺 CT 方能发现。另有小部分患者出现肺动脉高压。有肺纤维化及重度肺动脉高压者预后不佳。

（5）消化系统：胃肠道可以因其黏膜层的外分泌腺体病变而出现萎缩性胃炎、胃酸减少、消化不良等非特异性症状。约 20% 患者有肝脏损害，临床谱从黄疸至无临床症状而有肝功能损害不等。肝脏病理呈多样，以肝内小胆管壁及其周围淋巴细胞浸润，界板破坏等改变为突出。慢性胰腺炎亦非罕见。

（6）神经：累及神经系统的发生率约为 5%。以周围神经损害为多见，不论是中枢或周围神经损害均与血管炎有关。

（7）血液系统：本病可出现白细胞减少和（或）血小板减少，血小板低下严重者可出现出血现象。本病淋巴肿瘤的发生率约为正常人群的 44 倍。国内已有原发性干燥综合征患者出现血管免疫母细胞性淋巴结病（伴巨球蛋白血症）、非霍奇金淋巴瘤、多发性骨髓瘤等报道。

（二）体征

1. 一般状况 SS 患者轻者一般状况良好，重者体形干瘦，皮肤、黏膜干燥、弹性差。注意有无浅表淋巴结大、有无皮肤紫癜样皮疹或皮下结节。

2. 眼及口腔 SS 患者双眼干涩，分泌物增多，角膜光泽差，甚至可见角膜溃疡、穿孔，直至失明。口腔分泌物少，黏膜可见溃疡，舌面光滑、干有皲裂，舌乳头萎缩，有时出现溃疡、龋齿，甚至牙齿完全脱落。可触及肿大腮腺及颌下腺。

3. 心肺 SS 患者合并间质性肺病时可闻两肺底"捻发音"。

4. 腹部 部分患者有肝大、脾大，除 SS 肝脏损害外，肝大、脾大者需注意 SS 淋巴结增生或淋巴瘤的发生。

5. 关节肿胀及压痛 虽然 70% 患者有关节疼痛，但仅 10% 患者出现关节肿胀，极少出现类风湿关节炎样关节的骨质破坏。

（三）检查

1. 常规检查

（1）血常规：约 25% SS 患者可有轻度贫血，为正细胞、正色素性贫血，30% SS 患者出现白细胞减少，25% SS 患者有轻度嗜酸粒细胞增多。

（2）红细胞沉降率：90% SS 患者有红细胞沉降率增快。

（3）免疫指标检查：SS 患者可有免疫球蛋白增高，表现为多克隆免疫球蛋白增高，IgG、IgM 和 IgA 均有明显增高，偶有低补体血症。部分患者有冷球蛋白血症及循环免疫复合物。33% 患者可测出淋巴细胞转化率明显降低。

（4）自身抗体检查：SS 患者可有多种自身抗体，70% 患者有 RF 阳性、90% 患者 ANA 阳性，其中以多肽抗体中抗 SSA（80% 阳性）和抗 SSB 抗体（40% 阳性）最为重要，对 SS 诊断具有重要意义，但并非标志性抗体。此外还可检出抗线粒体抗体（20% 阳性）、抗甲状腺抗体（50% 阳性）、抗唾腺管抗体（30% 阳性）、抗着丝点抗体（12% 阳性）。SS 患者血清 IgA 型和 IgG 型抗 α-胞衬蛋白（α-fodrin）抗体与患者口干、眼干及猖獗性龋齿有关联，与 SS 病情程度有相关性。用 ELISA 方法测定抗 α-fodrin 抗体对 pSS 的诊断敏感性 51.1%，特异性 79.4%，对 SS 的诊断有重要价值。SS 患者可以检出抗磷脂抗体（aPL）、抗 ds-DNA 抗体、ANCA、抗 RNP 抗体、抗着丝点抗体（ACA）、抗 Sm 抗体、抗 Scl 70 抗体和 Jo-1 抗体。该部分患者为继发性 SS 或随访中出现其他自身免疫病。

2. 脏器受累检查

（1）有肌痛、疲劳、肌无力者，可行肌酶谱、肌电图检查，SS 患者可有轻度肌酶升高，或轻度肌源性损害。如与多肌炎重叠或为继发性 SS，可表现为明显肌源性损害，肌肉活检可有肌炎表现。

（2）怀疑有肾脏受累者，可查尿 pH、尿酸化功能检查、氯化铵负荷试验、尿渗透压、尿蛋白定量和尿圆盘电泳及尿 β_2 微球蛋白。SS 患者可表现为 I 型肾小管酸中毒，尿渗透压下降及肾小管性蛋白尿、氨基酸尿、肾性糖尿。少数患者可出现肾功能损害，甚至尿毒症。查双肾超声及肾区 X 线片可观察有无肾组织钙化及肾结石。必要时可行肾活检，SS 肾组织病理可见肾间质大量淋巴细胞浸润，肾小管上皮细胞退行性变，并被浸润的淋巴细胞和增生的纤维结缔组织所代替；肾小球可有系膜性改变、基质增多，少数出现包囊壁增厚、新月体形成或肾小球纤维硬化。

（3）SS 患者有精神、神经系统损害者，可做脑脊液及脑 CT、MRI 检查，脑脊液可表现为蛋白量增高甚或细胞增多，CT 及 MRI 可以显示脑的梗死灶或体积很小的微梗死灶。

（4）SS 患者消化系统损害可用五肽胃泌素法测定基础胃泌酸量和最大胃泌酸量，36% 的患者有胃酸低下，14% 患者无胃酸。部分患者 D-木糖吸收试验出现异常。胰功能试验或胰酶泌素测定可发现患者胰腺外分泌功能低下。部分患者血清淀粉酶升高，表现为急性胰腺炎的改变。SS 患者伴有肝功能异常及黄疸可行肝活检，病理检查可见汇管区大量淋巴细胞浸润，胆小管上皮细胞增生，符合慢性活动性肝炎表现。有些患者显示非特异性肝病改变或示原发性胆汁性肝硬变的病理改变。

（5）大部分患者临床无呼吸道症状而可有肺功能及 X 线片表现的异常，60%～70% 患者有小呼吸道障碍，其次可出现弥散功能和限制性通气功能障碍，40%患者出现肺间质病变，5%患者表现为严重纤维性肺泡炎。

（6）当有外周淋巴结大及肝大、脾大应注意检查骨髓，做淋巴结穿刺涂片、淋巴结印片和病理切片检查，排除淋巴瘤。

3. 其他检查

（1）泪腺功能检测：①泪液流量试验，Schirmer I 试验（作为基础泪液流量测定，可以反映眼睑小泪腺的分泌量），以 5mm×35mm 滤纸，在 5mm 处折弯，放入下结膜囊内，5 分钟后观察泪液湿润滤纸长度，<10mm 为低于正常。Schirmer II 试验（测定利用鼻泪反射，将棉签轻轻刺激鼻孔，再用滤纸测定泪流量，可以反映主泪腺的分泌量）。②泪膜破碎时间（BUT 试验）<10 秒为不正常。③角膜 2%荧光素或 1%刚果红或 1%孟加拉玫瑰红活体染色（染色点<10 个正常）。以上 3 项中两项阳性符合干燥性角结膜炎。

（2）唾液腺检测：唾液分泌量测定采用三种方法。

方法一：含糖试验以蔗糖压成片，每片 800mg，放在舌背中央，记录完全溶解所需时间，正常<30 分钟。

方法二：用中空导管相连的小吸盘，以负压吸附于单侧腮腺导管开口处，收集唾液分泌量，正常>0.5ml/min。

方法三：①静息唾液流率，患者于餐后 2 小时内禁食，不刷牙，不吸烟。以清水漱口，吐净，平坐于牙科椅上，待处于安静状态时，上身稍前倾，先将口内原有的唾液咽下，然后开始将口内自然分泌的唾液吐于量杯中，持续 5 分钟，计算唾液总量和流率。测试期间嘱勿想象刺激性食物，勿吸吮或咽下唾液。②刺激唾液流率，当静息唾液收集结束后 5 分钟，仍先以清水漱口，吐净，平坐于牙科椅上，口微张，舌尖轻抵下颌前牙，将 3~4 滴 10%枸橼酸液滴于舌尖部，患者闭口维持 5 分钟，再将口内唾液缓缓吐入有刻度的试管中。计算唾液总量和流率,测试期间嘱勿吐出或咽下唾液。③判断5分钟静息唾液流率和刺激唾液流率有无减少,静息唾液流率每分钟 <0.25ml,刺激唾液流率每分钟 <1ml 为减低。

(3) 腮腺造影:用 40% 碘化油造影,观察腺体形态,有无破坏与萎缩,造影剂在腮腺内停留时间,观察腮腺导管是否有狭窄或扩张或造影剂在腺体内残留。腮腺同位素^{131}I 或^{99m}Tc扫描,观察放射活性分布情况,其排泌和浓集有无迟缓或降低,以了解分泌功能。以上两项阳性符合干燥综合征。

(4) 组织病理:SS 患者泪腺、腮腺和颌下腺等腺体内可出现大量淋巴细胞浸润,似淋巴结的生发中心,淋巴细胞集聚程度以计数细胞数在 50 个以上为 1 个细胞灶,在 4mm 内能见到 1 个以上病灶为阳性;也可见腺体萎缩,导管的上皮细胞增殖形成上皮-肌上皮细胞,腺管狭窄或扩张等表现,后期腺体被结缔组织所替代。从唇腭或鼻黏膜活检观察腺体有类似病理改变,因下唇腺活检取材方便,现已成为 SS 诊断的常用客观检查方法之一。肾脏病理可见淋巴细胞浸润,主要围绕肾小管上皮,进而延伸侵占肾小管,引起肾小管病变。肺脏大呼吸道黏膜下外分泌腺周围淋巴细胞浸润,肺实质支气管淋巴细胞组织增生导致滤泡性毛细支气管炎。肝活检示慢性肉芽肿性胆管炎,病变涉及小及中等胆管及门脉区。

(四) 诊断要点

2002 年干燥综合征国际分类 (诊断) 标准见表 1 - 6 和表 1 - 7。

(五) 鉴别诊断

1. 系统性红斑狼疮 干燥综合征多见于中老年女性,发热,尤其是高热的不多见,无颧部皮疹,口干、眼干明显,肾小管性酸中毒为其常见而主要的肾损害,高球蛋白血症明显,低补体血症少见,预后良好。

2. 类风湿关节炎 干燥综合征的关节炎症状远不如类风

湿关节炎明显和严重，极少有关节骨破坏、畸形和功能受限。类风湿关节炎者很少出现抗 SSA 和抗 SSB 抗体。

表1-6 干燥综合征分类标准的项目

Ⅰ. 口腔症状：3 项中有 1 项或 1 项以上

1. 每日感口干持续 3 个月以上
2. 成年后腮腺反复或持续肿大
3. 吞咽干性食物时需用水帮助

Ⅱ. 眼部症状：3 项中有 1 项或 1 项以上

1. 每日感到不能忍受的眼干持续 3 个月以上
2. 有反复的砂子进眼或磨砂感觉
3. 每日需用人工泪液 3 次或 3 次以上

Ⅲ. 眼部体征：下述检查任 1 项或 1 项以上阳性

1. Schirmer I 试验（+）（≤5mm/5min）
2. 角膜染色（+）（≥4 van Bijsterveld 计分法）

Ⅳ. 组织学检查：下唇腺病理示淋巴细胞灶≥1（指 4mm^3 组织内至少有 50 个淋巴细胞聚集于唇腺间质者为一灶）

Ⅴ. 唾液腺受损：下述检查任 1 项或 1 项以上阳性

1. 唾液流率（+）（≤1.5ml/15min）
2. 腮腺造影（+）
3. 唾液腺放射性核素检查（+）

Ⅵ. 自身抗体：抗 SSA 或抗 SSB（+）（双扩散法）

表1-7 干燥综合征分类标准项目的具体分类

1. 原发性干燥综合征：无任何潜在疾病的情况下，有下述 2 项则可诊断：

   符合上表中 4 项或 4 项以上，但必须含有条目Ⅳ（组织学检查）和（或）条目Ⅵ（自身抗体）

   条目Ⅲ、Ⅳ、Ⅴ、Ⅵ 4 项中任 3 项阳性

2. 继发性干燥综合征：患者有潜在的疾病（如任一结缔组织病），而符合上表的Ⅰ和Ⅱ中任 1 项，同时符合条目Ⅲ、Ⅳ、Ⅴ中任 2 项

3. 必须除外：颈头面部放疗史，丙肝病毒感染，AIDS，淋巴瘤，结节病，GVH 病，抗乙酰胆碱药的应用（如阿托品、莨菪碱、溴丙胺太林、颠茄等）

3. 非自身免疫病的口干　如老年性外分泌腺体功能下降、糖尿病性或药物性口干则有赖于病史及各个病的自身特点加以鉴别。

【治疗】

（一）一般治疗

1. 减轻口干症状　口干症状的减轻颇为困难，虽有各种唾液代用品，如甲基纤维素、山梨醇，但疗效并不理想。增加空气相对湿度对口干患者有益。可适当饮水，保持口腔清洁，餐后用牙签、牙线将食物的碎屑从牙缝中清除，勤漱口，减少龋齿，咀嚼无糖口香糖，治疗口腔念珠菌感染。停止吸烟、饮酒，避免服用抗胆碱能药物。目前国内已有人使用电刺激仪，作用于口腔、咽部传入神经，经过刺激传出冲动引起反射性唾液分泌。

2. 眼干燥症状　可以用泪液代替物滴眼，人工泪液使患者症状减轻，减少角膜损伤。为防止泪液丢失，对每日需多次使用人工泪液或泪腺已基本无分泌功能者可用电凝或激光封闭泪小点、泪小管。使用特制的含水眼罩可以减轻眼球表面水分蒸发。睑板腺感染会加重眼干症状，可给予热敷及清洁眼睑治疗，必要时可局部使用抗生素。严重 SS 伴有丝状角膜炎者可戴角膜接触镜。环孢素滴眼液目前亦已在临床治疗原发性及继发性 SS。

3. 皮肤、阴道干燥　皮肤干燥，建议患者沐浴后不要完全擦干皮肤，使用一些皮肤滑剂和皮肤保湿剂。阴道干燥，可以使用阴道润滑剂，绝经后女性可以阴道局部使用雌激素。注意预防阴道继发的真菌（酵母菌）感染。

（二）药物治疗

1. 眼干燥症　泪液替代常用于治疗眼干燥症，人工泪液中多含有可溶于水的聚合物，如甲基纤维素、羟甲基纤维素钠、聚乙烯醇等，它可延长人工泪液在结膜囊内的停留时间，使泪膜稳定。由于维持时间短（30～90分钟），须频繁点药，许多患者在漫长的患病过程中往往不能坚持。使用人工泪液时宜选用刺激性小或无防腐剂的人工泪液。国内常用的人工泪液有以下几种。

（1）5%甲基纤维素液：每日3～4次，滴眼。

（2）羟丙甲纤维素滴眼液（泪然）：含右旋糖酐，每日3～4次，滴眼。

（3）羧甲基纤维素钠润眼液：含有天然泪液中所含的电解质，具有温和、保护和润滑作用。

（4）透明质酸钠眼液：具有润滑保水，促进角膜上皮延伸、促进损伤愈合的作用。每日3～4次，滴眼。

（5）维生素A棕榈酸酯凝胶：每日3～4次，滴眼。

（6）利奎芬滴眼液：每日3～4次，滴眼。

（7）2%乙酰半胱氨酸眼液：每日3～4次，滴眼，可帮助病理性纤维索条的清除。

（8）1%环孢素（CsA）眼液：每日3～4次，滴眼，CsA在泪液中达较高浓度，阻断自身免疫反应。

2. 口干燥症 具有黏液溶解作用的药物、刺激泪液分泌作用的药物被用来减轻口、眼干燥症状。

（1）黏液溶解作用的药物：①溴己新，16mg，每日3次，口服。②稀化黏素，300mg，每日3次，口服。③盐酸氨溴索，30mg，每日3次，口服。

（2）刺激腺体分泌的药物：①茴三硫有刺激腺体分泌的作用，25mg，每日3次，口服。②匹罗卡品（pilocarpine，毛果芸香碱）为胆碱能受体激动剂，对胆碱能受体M1和M3有特异性作用。M3受体对泪液及唾液的分泌最为重要。5mg，每日3次，口服，可增加唾液流量，改善主观感觉。常见不良反应包括出汗、潮红、排尿增加、头痛、视物障碍、流泪、呼吸窘迫、低血压、休克、心律失常、震颤、胃肠痉挛及精神错乱；应注意避免使用于胆石症、胆管疾病、肾结石、未控制的哮喘、急性虹膜炎、闭角型青光眼、严重心血管疾病、腹泻、溃疡病及有认知和精神障碍的患者。新研发的选择性胆碱能受体激动剂 cevimeline，刺激唾液腺中尚未破坏的腺体分泌，其功效有赖于残存腺体的数目。对 M1 和 M3 型受体有较为特异的作用且疗效持续时间较长（半衰期为匹罗卡品的317 倍）。cevimeline，30mg，每日 3 次，口服，对唾液腺和泪腺分泌的刺激作用与匹罗卡品类似，但其出汗、尿频和腹痛等不良反应明显少于匹罗卡品。

匹罗卡品及 cevimeline 与其他胆碱能药物合用时有协同作用，与 β 受体阻滞药合用时会加重心脏传导系统异常，与氟西汀、胺碘酮、奎尼丁、帕罗西汀、伊曲康唑、硫氮酮、酮康唑、维拉帕米等药物联用，会增加 cevimeline 的毒性。

3. 腺体外症状 同系统性红斑狼疮。对无内脏侵犯的一些症状，如关节炎可用非甾体抗感染药或抗疟药，给予布洛芬缓释胶囊（芬必得）0.3g，每日 2 次，双氯酚酸每日 75mg。应注意 SS 患者常因黏膜干燥在服药时药丸有粘在食管中部而造成黏膜局部糜烂的可能性，可改用吲哚美辛栓剂。SS 患者有红细胞沉降率增快、免疫球蛋白增高时加用氯喹 0.125 ~ 0.25g，每日 2 次。羟氯喹 0.1 ~ 0.2g，每日 2 次，6 ~ 12 个月，可改善患者关节痛、肌痛。大多数 SS 患者关节症状无明显骨质破坏，无须 DMARD 及激素治疗。对关节症状严重者，小剂量激素及 MTX 对控制关节痛及肌痛有效，但并不能增加泪液及唾液腺的分泌。

4. 并发症 对于合并有神经系统损害、血管炎、肾小球肾炎、间质性肺炎、肝损害、溶血性贫血、血小板减少、肌炎者，则要考虑用糖皮质激素，剂量与 SLE 及其他相应结缔组织病相同，0.5 ~ 1mg/(kg·d)，重症者甚至给予 0.5 ~ 1.0g冲击治疗。同时可给环磷酰胺 1 ~ 3mg/(kg·d) 口服或 0.75g/

m^2 体表面积。静脉冲击治疗（每个月 1 次，共 6 个月）及硫唑嘌呤每日 50 ~ 100mg，口服。环磷酰胺冲击治疗好于每日口服治疗。但值得注意的是环磷酰胺有可能增加 SS 患者淋巴瘤的发生率。新型免疫抑制药来氟米特可用于干燥综合征患者。口服环孢素 5mg/(kg·d)，疗程半年，可以改善口眼症状，但价格昂贵，且由于其肾脏毒性，现较少应用于 SS 患者。脑神经及周围神经病变时，应给予低剂量三环抗抑郁药物或加巴喷丁（每日 300 ~ 1800mg）治疗。若治疗无效、症状持续存在时，可给予静脉滴注丙种球蛋白 0.4g/(kg·d)，共 5 日。

5. 干燥综合征肾脏损害

（1）远端肾小管酸中毒（RTA）致低钾性周期性麻痹：静脉补钾，可输入氯化钾每日 6 ~ 9g，病情稳定后口服枸橼酸合剂（枸橼酸 140g 加枸橼酸钠或枸橼酸钾 98g，加水至 1L，每日 50 ~ 100ml，分次口服）或口服钾盐，如枸橼酸钾 20ml，每日 3 次，须终身服用。纠正酸中毒可服用碳酸氢钠 0.5 ~ 1.0g，每日 3 次。

（2）远端 RTA 所致骨病：远端 RTA 由于酸中毒时骨骼的溶解增加，骨骼矿化障碍，常合并骨软化症，尿液检查可能合并高尿钙症，酸中毒纠正后骨骼的损害可能缓解。如果病程长、肾功能损害严重，需要注意患者可能存在维生素 D 缺乏或 1，25-双羟维生素 D 生成不足，可给予 1α 羟维生素 D 或 1，25-双羟维生素 D_3，用药后须严密监测尿钙，避免肾结石和肾脏钙化加重。

（3）近端 RTA：肾小管的损害更为广泛，可能合并低磷血症及维生素 D 活化障碍，并发佝偻病和骨软化症，治疗时需注意补充中性磷和维生素 D 制剂。

（4）肾脏钙化和肾结石处理：随着酸中毒的纠正，尿液排出减少，尿液 pH 减低，肾结石形成会减少。但是，肾脏钙化通常是非可逆性病变，难以恢复。

6. 干燥综合征合并淋巴瘤 一旦确定诊断须积极、及时地行联合化疗。

7. 其他 ①胸腺肽治疗干燥综合征认为可能有效。10 ~ 100mg，每日 1 次，静脉滴注；20mg，每周 2 ~ 3 次，肌内注射。②白芍总苷（帕夫林）0.6g，每日 2 ~ 3 次，口服，有改善关节症状，降低球蛋白、改善口干燥症状和眼干燥症状的作用，且无明显毒性、不良反应，可用于干燥综合征的治疗。

【病情观察】

1. 主要观察治疗后患者的症状是否缓解，如关节肿痛是否减轻或消失，口干、泪少、眼干涩、异物感是否缓解，以评估治疗疗效；注意观察、复查血常规、肝功能、自身抗体、类风湿因子、红细胞沉降率等，以了解病情有无进展，及时调整治疗药物，控制症状，提高生命质量。采用免疫抑制药或糖皮质激素治疗的，应观察有无不良反应，尤其应注意检测血常规，如有白细胞下降，则应减量或停药。

2. 初次就诊的患者，如疑及本病，则应尽快行有关的检查，如自身抗体、免疫球蛋白测定，有口干者做下唇腺活检，有眼干者行 Schirmer 试验或角膜染色试验等，以利于明确诊断。诊断明确者，应根据具体临床症状、体征确定治疗方案。有发热者，应排除感染因素；有明显的口、眼干燥者，应请口腔科、眼科医师协助行活检等检查；有肝功能损害的，应行肝炎病毒标记的检测、超声检查等，以排除肝脏本身的病变。用药期间，尤其是使用糖皮质激素时，要注意患者有无胃肠道的不良反应，如恶心、食欲减退，如有，可给予对症处理，如用多潘立酮（吗丁啉）10mg，每日 3 次，口服，同时以雷尼替丁 0.15g，每日 2 次，口服，如治疗后患者仍有不规则的反复发热，脾脏和浅表淋巴结进行性肿大或有反复腮腺肿大，应警惕并发肿瘤的可能，应及时相关检查排除。治疗过程中，应根据治疗效果、有无不良反应调整治疗用药。

如治疗后患者口干燥症状和眼干燥症状改善，对水的依赖程度减轻，关节疼痛消失，免疫指标检查高丙球血症得以控制或恢复正常，提示病情好转。

【病历记录】

1. 门急诊病历 记录患者口干、眼干燥的时间、程度，有无猖獗龋齿及腮腺肿大、关节痛、下肢紫癜发作的情况。以往是否诊治过，如有，应记录以往的诊治经过、效果如何。既往史中有无糖尿病、结节病、乙型肝炎、肝硬化病史，有无长期抗高血压、抗焦虑药应用史。若已做过唇腺及唾液腺检查或滤纸试验及角膜染色，应将其结果记录下来。体验记录描述内眦黏液分泌物、龋齿及腮腺肿大、皮肤紫癜、关节压痛情况，肝大、淋巴结大情况。辅助检查记录自身抗体、RF、红细胞沉降率、蛋白电泳等检查结果。

2. 住院记录 详细记录患者口干、眼干燥的发病过程，记录患者以往的门急诊或外院的诊疗过程、所用药物及效果如何。重点记录患者入院治疗后的病情变化、治疗效果如何。行唇腺活检的，患者及其家属应签署同意书。

【注意事项】

1. 医患沟通 医师应向患者及其家属讲明干燥综合征属于自身免疫性疾病；应向患者及其家属说明此病治疗缓慢，需要长期服药，定期随访，以使患者及其家属能有足够的准备，积极配合治疗。治疗中，如需调整治疗或需行唇腺活检，均需与患者谈话，并以患者及其家属签名同意为据。

2. 经验指导

（1）干燥综合征的患者常以关节症状作为主诉而就诊，其口干、眼部的不适多在问诊时才被告知，必须仔细询问患者的症状，结合检验结果，从而明确诊断。

（2）原发性干燥综合征应视为多发病、常见病，但初发症状至确诊间隔时间平均可达 9.8 年，长期误诊或漏诊很常见。临床医师要提高对本病的认识和警惕性。

（3）口干、眼干是非特异性的主诉。要结合客观检查是否支持有口干、眼干，多需由口腔科、眼科的医师来完成这些检查。因此，本病的诊断需要内科、口腔科、眼科、病理科、检验科等多科协作才能完成。

（4）本病的治疗目的是预防长期干燥而造成的口、眼局部损伤和纠正脏器损害对身体的影响，因为本病尚无根治方法，主要是替代和对症治疗。

（5）多数患者进展缓慢，而一些免疫治疗药物均为慢作用药物，故较多的患者在一段时间内难以看到明显的治疗效果，医师应提醒患者有足够的心理准备。

（6）临床治疗时，应坚持原方案治疗 3~6 个月后再行评价，长期随访患者，注意患者的病情反复或脏器损害的出现和加重，当出现这类情况时，应积极使用糖皮质激素及免疫抑制药治疗。

（7）临床上，减轻口干实际颇为困难，国内外虽有许多不同成分的唾液代用品，但疗效并不理想。为防止口干加重，患者应停止吸烟、戒酒，避免服用含抗胆碱能作用的药物。

第九节　抗磷脂综合征

抗磷脂综合征（anti-phospholipid syndrome，APS）是一种非炎性自身免疫病，主要表现为动脉、静脉血栓形成、习惯性流产和血小板减少等症状，血清中存在抗磷脂抗体（antiphospholipid antibody，aPL）和狼疮样抗凝物（lupus anticoagulant，LA），症状可以单独或多个共同存在。APS 分为原发性抗磷脂综合征（PAPS）和继发性抗磷脂综合征（SAPS）。PAPS 占 53%，SAPS 占 47%。PAPS 指不伴其他疾病的 APS，SAPS 是继发于其他疾病，比如常与 SLE、RA、MCTD、血管炎、特发性血小板减少性紫癜等自身免疫病有关，也可发生于脑血管病、血液病、肿瘤性疾病、感染性疾病及服用某些药物，其中以 SLE、SAPS 最常见，占 APS 的 37%。PAPS 的病因目前尚不明确，可能与遗传、感染等因素有关。多见于年轻人，男女发病比率为 1∶9，女性中位年龄为 30 岁。临床上还有一种少见的恶性抗磷脂综合征（catastrophic APS, CAPS），表现为同时或短期内（数日至数周）进行性出现 3 个或 3 个以上部位血栓形成，常累及脑、肾、心或肺等重要器官造成多器官功能衰竭，甚至死亡。

【诊断】

（一）症状

1. 动、静脉血栓形成 APS 血栓形成的临床表现取决于受累血管的种类、部位和大小，可以表现为单一或多个血管累及（表 1-8）。APS 的静脉血栓形成比动脉血栓形成多见。静脉血栓以下肢深静脉血栓最常见，此外还可见于肾脏、肝脏和视网膜。动脉血栓多见于脑部及上肢，还可累及肾脏、肠系膜及冠状动脉等部位。肢体静脉血栓形成可致局部水肿，肢体动脉血栓会引起缺血性坏疽，年轻人发生脑卒中或心肌梗死应排除 PAPS 可能。

2. 产科 胎盘血管的血栓导致胎盘功能不全，可引起习惯性流产、胎儿宫内窘迫、宫内发育迟滞或死亡。典型的 APS 流产常发生于妊娠 10 周以后，但亦可发生得更早，这与抗心磷脂抗体（aCL）的滴度无关。APS 孕妇可发生严重的并发症，早期可发生先兆子痫及 HELLP 综合征。

3. 血小板减少 血小板减少是 APS 的另一重要表现。

4. 其他 80% 的患者有网状青斑，心脏瓣膜病变是后出现的临床表现，严重的需要做瓣膜置换术。此外可有神经精神症状，包括偏头痛、舞蹈病、癫痫、吉兰—巴雷综合征、一过性球麻痹等，缺血性骨坏死极少见。

表1-8 抗磷脂综合征的血栓临床表现

累及血管	临床表现
静脉	
肢体	深静脉血栓
脑	脑静脉窦血栓
肝脏	
小静脉	肝大，转氨酶升高
大静脉	**Budd-Chiari** 综合征
肾脏	肾静脉血栓
肾上腺	中央静脉血栓，出血、梗死，**Addison** 病
肺	肺血管栓塞，肺动脉高压
大静脉	上/下腔静脉血栓
皮肤	网状青斑
眼	视网膜静脉血栓
动脉	
肢体	缺血性坏死
脑	
大血管	脑卒中，短暂性脑缺血发作，**Sneddon** 综合征
小血管	急性缺血性脑病，多发性脑梗死性痴呆
心脏	
大血管	心肌梗死，静脉旁路移植后再狭窄
小血管	
急性	循环衰竭，心脏停搏
慢性	心肌肥厚，心律失常，心动过缓
肾脏	
大血管	肾动脉血栓，肾梗死
小血管	肾血栓性微血管病
肝脏	肝梗死
主动脉	
主动脉弓	主动脉弓综合征
腹主动脉	附壁血栓
皮肤	指端坏疽
眼	视网膜动脉和小动脉血栓

（二）体征

APS 患者的查体要点因患者临床类型而有所不同。PAPS 患者习惯性流产，妊娠前或流产前可无特殊体征。临床表现以血栓为主要表现者，根据血栓部位不同表现为相应部位的体征，如发生 DVT 时应注意患者下肢不对称性水肿。SAPS 可有原发病相应的症状和体征，如 SLE 的面部皮疹、关节表现等。

(三) 检查

1. 常规检查

(1) aPL 的血清学检查：①狼疮抗凝物（LA），LA 是一种 IgG/IgM 型免疫球蛋白，作用于凝血酶原复合物及 Tenase 复合体，在体外能延长磷脂依赖的凝血试验时间。检测 LA 是一种功能试验，有凝血酶原时间（PT）、激活的部分凝血活酶时间（APPT）、白陶土凝集时间（KCT）和蛇毒试验（dRVVT）测定及其纠正试验，其中以 KCT 和 dRVVT 较敏感。② aCL，目前标准化的检测是用酶联免疫吸附（ELISA）法，持续中、高滴度的 IgG/IgM 型 aCL 与血栓密切相关，IgG 型 aCL 与中晚期流产相关。aCL 分为两类：一类是非 β_2-GPI 依赖性抗体，多见于感染性疾病；另一类是 β_2-GPI 依赖性抗体，多见于自身免疫病。③抗 β_2-GPI 抗体，抗 β_2-GPI 抗体具有 LA 活性，用 ELISA 法检测，与血栓的相关性比 aCL 强，假阳性低，诊断 PAPS 的敏感性与 aCL 相仿。

(2) 其他检查：如血常规、尿常规、红细胞沉降率、肾功能和肌酐清除率等生化检查，此外抗核抗体、抗可溶性核抗原（ENA）抗体和其他自身抗体检查排除其他已明确的结缔组织病。

2. 其他检查

(1) 超声检查：血管多普勒超声有助于外周动静脉血栓的诊断；二维超声心动图则有助于心瓣膜结构检测，有助于发现严重的 Libman-Sacks 心内膜炎；超声还可监测妊娠中晚期胎盘功能和胎儿状况。

(2) 影像学检查：影像学检查对血栓评估最有意义，动静脉血管造影可显示阻塞部位，MRI 有助于明确血栓大小和梗死灶范围。

（3）组织活检：皮肤、胎盘和其他组织活检表现为血管内栓塞形成，肾活检也表现为肾小球和小动脉的微血栓形成。一般血管显示无淋巴细胞或白细胞浸润的非炎性血管栓塞，炎性血管炎提示合并由狼疮或其他结缔组织病继发。

（四）诊断要点

PAPS 的诊断主要依靠临床表现和实验室检查，还必须排除其他自身免疫病和感染、肿瘤等疾病引起的血栓。目前国际上无统一的诊断标准。目前诊断 PAPS 分类标准见表 1 - 9。

表 1-9 抗磷脂综合征的初步分类标准

临床表现
1. 血管栓塞
（1）发生在任何组织或器官的 1 次或 1 次以上的动脉、静脉或小血管栓塞
（2）除浅表静脉栓塞之外的由造影、多普勒超声或组织病理学证实的栓塞
（3）经组织病理学证实有血管栓塞，但无明显的血管壁炎症
2. 病态妊娠
（1）1 次或多次无法解释的，经超声或直接胎儿检查证实的形态正常胎儿于妊娠 10 周或妊娠超过 10 周时胎死宫内
（2）1 次或多次形态正常胎儿于妊娠 34 周或妊娠不足 34 周时因严重的先兆子痫或严重的胎盘功能不全而早产
（3）3 次或 3 次以上连续的在妊娠 10 周之内发生无法解释的自发流产，除外母亲在解剖和内分泌的异常及父母染色体方面的原因
实验室标准
1. 至少间隔 6 周的 2 次或 2 次以上发现血中存在中等或高滴度的 IgG 型和/（或）IgM 型抗心磷脂抗体（ELISA 法检测出 β_2-GPI 依赖型抗心磷脂抗体）
2. 至少间隔 6 周的 2 次或 2 次以上发现血浆中存在狼疮抗凝物（检验根据《国际血栓与止血协会指南》进行）

注：确诊至少需同时存在 1 项临床表现和 1 项实验室标准

（五）鉴别诊断

单从临床表现或实验室检查很难确诊 PAPS。一个有中、高滴度 aCL 或 LA 阳性的患者，静脉血栓需与潜在的恶性肿瘤、蛋白 C、蛋白 S 和抗凝血酶Ⅲ缺陷症、血栓性血小板减少性紫癜、纤溶异常、肾病综合征、阵发性夜间血红蛋白尿、白塞病及与口服避孕药相关的血栓等疾病相鉴别；动脉血栓需与高脂血症、糖尿病血管病变、血栓闭塞性脉管炎、血管炎、高血压等疾病相鉴别。CAPS 须注意与结节性多动脉炎、黏液瘤所致栓塞、心房血栓相鉴别。迅速发生小血管血栓提示 DIC、严重的脑病和肾病提示 TIP、肾衰竭和溶血提示溶血尿毒症综合征，需注意鉴别。

需要注意的是 aPL 的出现并不一定发生血栓，约 12% 的正常老年人中可以出现 IgC 或 IgM 类 aCL 抗体阳性。梅毒、艾滋病、Lyme 病、传染性单核细胞增多症、结核等疾病分别有 93%、93%、39%、20%、20% 的 aPL 阳性率。一般感染所致的 aCL 以 IgM 型更常见。一些药物，如酚噻嗪、普鲁卡因胺、氯丙嗪、肼屈嗪、苯妥英钠、奎宁、普萘洛尔和口服避孕药也可以诱导出 aPL；另外，有一些恶性肿瘤，如黑素瘤、肾母细胞癌、肺癌、淋巴瘤和白血病等亦可出现 aCL。或抗抗体阳性。非自身免疫病引起的 aPLs 见表 1 – 10。

表 1 – 10　非自身免疫病引起的抗磷脂抗体阳性

检测方法	抗体类型	原因
酶联免疫吸附	非 β_2-GPI 依赖型 aCL β_2-GPI 依赖型 aCL 两者任一	感染、梅毒、莱姆病、螺旋体病、HIV 老年、药物淋巴增殖性疾病、冷球蛋白蛋白血症
狼疮样抗凝物	感染、HIV、药物	

【治疗】

（一）一般治疗

（1）低脂肪饮食、戒烟、避免口服避孕药可避免诱发血栓。

（2）评估风险程度，是否有继发血栓形成可能。

（3）治疗 SAPS 原发病。

（二）药物治疗

对 PAPS 的治疗主要是抗凝治疗，防治血栓病变，防止流产再发生及对症处理；SAPS 应同时治疗原发病。

APS 基本治疗药物包括阿司匹林、羟氯喹、肝素、华法林、大剂量免疫球蛋白。重症患者及 SAPS 治疗药物有糖皮质激素、细胞毒类药物、血浆置换或免疫吸附治疗。其他治疗药物包括他汀类、凝血酶抑制药、抗血小板聚集药物（氯吡格雷）、达那唑等。

1. 仅有 aPL 抗体阳性，以往无血栓及流产病史，即使抗体滴度大于 30GPD/ml，亦可不治疗。预防血栓可给阿司匹林每日 75～100mg。但对有高滴度 aPLs 的妊娠期、未发生血栓但有高凝倾向的患者和早期发生动脉粥样硬化的患者要预防性用药，常规使用每日 75～325mg 的阿司匹林（ASA）可以有效预防流产的发生。

2. 轻度血小板计数减少（$> 50 \times 10^9/L$）患者可不治疗，严重血小板减少（$< 50 \times 10^9/L$）和溶血性贫血等情况，给泼尼松每日 30～60mg，顿服或分 2～3 次口服。可加用免疫抑制药，如环磷酰胺、硫唑嘌呤，可用静脉注射大剂量免疫球蛋白每日 20g，连用 3～5 日。

3. 急性血栓的治疗 APS 治疗的关键是抗凝治疗。无论动脉或静脉血栓仍以抗凝治疗为主要治疗，溶栓治疗疗效一直存在争议。抗凝治疗药物如下。

（1）普通肝素（标准肝素，未分组肝素）：肝素本身不具抗凝作用，可与体内抗凝血酶结合，增强后者的抗凝活性，但无溶栓作用。急性血栓治疗时采用普通肝素 7500～10 000U，1 次/12 小时。

主要不良反应：①出血，为最常见不良反应，主要因肝素过量所致。严重出血时静脉注射鱼精蛋白以中和肝素（1mg鱼精蛋白中和肝素 1mg）。②变态反应，偶见发热、荨麻疹、哮喘、结膜炎、鼻炎、头痛、恶心、呕吐。过敏性血管反应或休克少见。③长期应用肝素可致脱发、骨质疏松及自发性骨折。④血小板减少，牛肺制品较猪肠制品的发生率高。用药中常规监测血小板计数。

（2）低分子肝素（LMWHs）：与普通肝素相比，主要优点为抗 Xa 活性大于抗凝血酶活性，故抗凝作用强、出血危险小，半衰期长。使用中一般无须监测凝血指标，一般不引起血小板计数减少。常用 LMWHs 4000~6000U，每日 1 次或每12 小时 1 次。

主要不良反应：①出血，虽然 LMWHs 对血小板功能、因子 Ⅻa、稳定纤维蛋白聚合物的作用、APTT 延长等的影响比普通肝素轻，但用药后仍有出血的危险。鱼精蛋白不能中和 LM-WHs。②少数患者使用后 ALT 轻度增高，停药即恢复。

（3）口服华法林：动脉血栓患者给予中、高强度抗凝治疗，控制 INR 在 2.0~3.0，尽管出血风险大，但 INR 低于 3.0 治疗疗效欠佳；深静脉血栓治疗控制 INR 在 2.0，但发生肺栓塞及 Budd-Chiari 综合征时需中、高强度抗凝治疗。急性血栓时先选用普通肝素或 LMWHs，一般肝素给药 7~14 日，或更长时间，至症状和体征明显好转，过渡到口服华法林抗凝，与肝素重叠给药数日（5~7 日），至 INR 达目标值再停用肝素。

主要不良反应：①出血，最常见不良反应，可为局部紫斑、甚至内脏出血。原因大多为药物过量，可用维生素 K 10~20mg 缓慢静脉注射，严重者可输新鲜全血、血浆或凝血酶原复合物。②坏疽，偶有致死性坏疽，常累及皮肤、软组织及肌肉。90% 患者为女性，常发生在服药 2~10 日后。③其他，恶心、呕吐、腹泻、白细胞减少、粒细胞增高、肾病及肝酶增高等。紫色趾甲综合征发生在华法林治疗 3 ~ 8 周后，趾甲发黑或浅紫色，边缘脱色，伴疼痛，但不引起坏疽。可能由于动脉粥样斑块出血后释出胆固醇微栓子，导致栓塞。④致畸，因可致胎儿畸形，在 APS 妊娠女性禁用，如需要待分娩后再用。

（4）羟基氯喹：羟基氯喹对 ASP 具有慢作用药的疗效，每日 0.2 ~ 0.4g，分 2 次口服。

（5）溶栓药（尿激酶、链激酶）：急性血栓治疗时是否需要溶栓存在争议，部分学者认为，由于 APL 阳性并发血栓形成者大多为青年患者，血管通常是正常的，因此可采用积极的溶栓治疗；另一些学者认为，溶栓治疗无效并发现在溶栓部位很快出现新的血栓，应强调预防再栓塞。

4. 血栓慢性期或预防再栓塞 以口服华法林抗凝治疗为主，2.5 ~ 7.5mg，剂量评估同治疗急性血栓。APS 有血栓发生者应终身抗凝治疗。

5. APS 妊娠的处理 妊娠期本身就是一种高凝状态，APS 女性在决定妊娠前必须了解 aPL 的水平，还必须评估有无贫血、血小板减少及原发病的活动情况，从而决定是否妊娠。

既往有妊娠 10 周后流产或有血栓史者，在妊娠前或在确认妊娠后开始使用小剂量阿司匹林（每日 75mg），因为多数流产发生在妊娠 14 周前，推迟治疗可能会导致妊娠失败。有学者认为，小剂量 ASA 联合肝素可以提高妊娠成功率（71% ~ 80%），当超声检查发现有胎儿心跳后，开始同时用肝素或 LMWHs 抗凝治疗，皮下注射 LMWHs 5000U，每日 1 ~ 2 次。LMWHs 较普通肝素抗血栓的作用强、对血小板影响小，出血风险小，避免普通肝素诱导的骨质疏松，对妊娠者有一定优越性。有早期妊娠流产史而未发生过血栓的妊娠者，可在妊娠 34 周停药；以往发生过妊娠晚期并发症的妊娠者，应治疗至分娩，直至分娩前停用。由于产后前 3 个月发生血栓的风险极大，有血栓史者产后应继续抗凝治疗 6~12 周，在产后 2~3 周内可以把肝素改用为华法林；注意华法林有致畸作用，故妊娠期禁用。

如治疗无效，再次妊娠时或患者为继发性 APS（如 SLE）并确定病情活动期，应加用静脉用大剂量免疫球蛋白（IVIG）400mg/（kg·d），共 4 日，每个月 1 次，共 6 个月或妊娠全程每个月 1 次直至分娩；根据病情给予泼尼松每日 30~60mg，糖皮质激素对降低抗体滴度、改善预后有重要意义。

6. CAPS 的治疗 除最常用有效抗凝（通常是口服抗凝药及静脉注射肝素）、皮质类固醇、静脉注射免疫球蛋白及环磷酰胺（由狼疮引发时）外，血浆置换也常用于患者的抢救。其他已报道的治疗方案包括纤维蛋白溶解素、前列环素、去纤维蛋白多核苷酸、达那唑、环孢素、硫唑嘌呤、血液透析和脾切除。

（三）其他治疗

1. 血浆置换 适用于 APS 存在 LA、CAPS。TPE 与抗凝药，必要时与激素、免疫抑制药一起应用，可作为 CAPS 患者的紧急治疗方法，是有效的治疗 CAPS 的方案，能改善患者的生存率。血浆置换后常规给予免疫抑制药，防止抗体"反跳"。

2. 脾切除 对顽固血小板减少可选择脾切除。

【病情观察】

主要观察治疗后临床症状、体征的改善程度，监测血清学检查、肾功能和血（尿、便）常规检查各项指标的变化情况；使用药物治疗时，注意各种治疗药物的不良反应。

【病历记录】

1. 门急诊病历 记录患者就诊的主要症状特点和体征。以往有无病毒性肝炎、慢性肝病、肝硬化、长期酗酒的病史，有无遗传性疾病家庭史，以往是否就诊，如有，应记录相应的诊断、治疗方法、用药及效果如何等。辅助检查并记录肾功能、血清学检查等检查的结果。

2. 住院病历　详尽记录门急诊或外院的诊疗经过。记录相关血清学、免疫功能指标的检查结果。

【注意事项】

1. 医患沟通　如明确诊断，应告知患者及其家属有关本病的特点、类型、可能采取的治疗方案及预后特点，同时亦应告知可能出现的病情变化或并发症，指导其采取相应的防治措施；诊断不明确者，应告知患者及其家属进一步可能采取的诊断方法及其风险，应征得患者及其家属同意，签署知情同意书。

2. 经验指导

（1）通过对患者进行随访，在正规治疗的情况下 APS 患者仍有 29% 再发血栓，而非 APS 患者只有 14%；APS 患者的 4 年病死率高达 15%。因此，合理治疗非常重要。CAPS 预后不良，尽管有很多种可选择的治疗方法，但其病死率仍大于 50%。

（2）经临床上常用肝素、华法林、阿司匹林等治疗 APS，但尚未有获得共识的治疗方案。国内外正在研究的新临床试验，如 TXA$_2$ 受体拮抗药、多巴胺受体兴奋药、抗 CD4 抗体等，其治疗的有效性、安全性等有待进一步研究。

第十节　川崎病

川崎病（KD）又称皮肤黏膜淋巴结综合征。临床特点为急性发热，皮肤黏膜损害和淋巴结大。以 5 岁内儿童多见，男性多于女性。一年四季均可发病，心肌梗死是主要原因。目前川崎病已成为小儿后天性心脏病的主要病因之一。本病好发于 2 月龄至 8 岁的小儿，2 岁以内发病的婴幼儿占 50% 以上，4 岁以内者达 80% 以上。男性与女性之比为 1.6:1。本病一年四季均可发病，以 3~9 月份最多，无明显地区限制。本病一般为自限性疾病，病程多在 6~8 周，但有心血管症状者，病程可持续数月至数年。

【诊断】

（一）症状与体征

1. 主要症状 常见持续性发热，5~11 日或更久（2 周至 1 个月），体温常达 39℃以上，抗生素治疗无效。常见双侧结膜充血，口唇潮红，有皲裂或出血，见杨梅样舌。手中呈硬性水肿，手掌和足底早期出现潮红，10 日后出现特征性趾端大片状脱皮，出现于甲床皮肤交界处。急性非化脓性一过性颈淋巴结肿胀，以前颈部最为显著，直径约 1.5cm 以上，大多在单侧出现，稍有压痛，于发热后 3 日内发生，数日后自愈。发热不久（1~4 日）即出现斑丘疹或多形红斑样皮疹，偶见痱疹样皮疹，多见于躯干部，但无疱疹及结痂，1 周左右消退。

2. 其他症状 往往出现心脏损害，发生心肌炎、心包炎和心内膜炎的症状。患者脉搏加速，听诊时表现为心动过速、奔马律、心音低钝，收缩期杂音也较常有。可发生瓣膜关闭不全及心力衰竭。超声心动图和冠状动脉造影可见多数患者有冠状动脉瘤、心包积液、左心室扩大及二尖瓣关闭不全。胸部 X 线片可见心影扩大。偶见关节疼痛或肿胀、咳嗽、流涕、腹痛、轻度黄疸或无菌性脑脊髓膜炎的表现。急性期约 20% 患者出现会阴部、肛周皮肤潮红和脱屑并于 1~3 年前接种卡介苗的原部位再现红斑或结痂。恢复期指甲可见横沟纹，长短不一。①第一期为急性发热期，一般病程为 1~11 日，主要症状于发热后即陆续出现，可发生严重心肌炎。②第二期为亚急性期，一般为病程 11~21 日，多数体温下降，症状缓解，指（趾）端出现膜状脱皮。重症患者仍可持续发热。发生冠状动脉瘤，可导致心肌梗死、动脉瘤破裂。③第三期为恢复期，大多数患者在第 4 周进入第三期，即恢复期，一般为病程 21～60 日，临床症状消退，如无明显冠状动脉病变即逐渐恢复；有冠状动脉瘤则仍可持续发展，可发生心肌梗死或缺血性心脏病。④慢性期，少数严重冠状动脉瘤患者进入慢性期，可迁延数年，遗留冠状动脉狭窄，发生心绞痛、心功能不全，缺血性心脏病，可因心肌梗死而危及生命。

（二）检查

1. 实验室检查 血常规检查可有白细胞计数增多，病程初期血小板计数可正常，第 2～3 周有明显血小板计数增多，常有贫血。红细胞沉降率增快和 CRP 明显增高，血清转氨酶可轻度增高。蛋白减少，α_2-球蛋白显著升高。RF 与 ANA 阴性。血 C3、C4、CH50 正常或增多，T 细胞亚群失衡，CD8$^+$减少，CD4$^+$与 CD8$^+$比值增加，血清 IgG、IgA、IgM 升高，循环自身抗体中抗胶原、抗卵磷脂、抗内皮细胞、抗中性细胞胞浆等抗体均可增多，免疫循环复合物增加。

2. 特殊检查

（1）心电图：ST 段与 T 波改变，P-R 间期和 Q-T 间期延长、低电压、心律失常等。

（2）胸部 X 线片：心影增大或肺部异常影。

（3）超声心动图或心血管造影：可见冠状动脉扩张或冠状动脉瘤形成。

（三）诊断要点

日本川崎病研究委员会 1984 年提出的诊断标准：6 项主要症状中满足 5 项可确诊。如二维超声或冠状动脉造影查出冠状动脉扩张或冠状动脉瘤，则 4 项主要症状即可确诊。

1. 不明原因发热，持续 5 日或更久。

2. 双侧眼结膜充血。

3. 口腔及咽部黏膜弥漫充血，唇发红及干裂，并呈杨梅舌。

4. 发病初期手（足）硬肿和掌趾发红，以及恢复期指（趾）端膜状脱皮。

5. 躯干部多形性红斑，但无水疱及结痂。

6. 颈淋巴结非化脓性肿胀，直径达 1.5cm 或以上。

近年来不典型 KD 逐渐增多，6 项临床表现出现的时间、顺序、严重程度往往不尽相同，有的甚至缺如，有的有明确的细菌或病毒感染。为防误诊和漏诊，以下几项应引起重视以供早期诊断参考。

（1）婴幼儿不典型发病比例增高。

（2）持续发热伴有无法解释的"激惹"现象。

（3）颈淋巴结大仅位于胸锁乳突肌前缘。

（4）卡介苗接种部位出现红肿硬结。

（5）肛周皮肤潮红脱皮。

（6）阴囊皮肤潮红。

（7）血小板计数明显增高。

（8）心脏彩色多普勒超声提示冠状动脉扩张或瓣膜反流。

对临床持续发热，不能满足现行 KD 诊断标准，具有 1 项或多项上述临床特点且不能以其他发热疾病解释者，应尽早做心脏彩色多普勒超声检查，并注意寻找 KD 的其他特征，以便尽早确诊。有人认为当临床出现上述表现时，即使还未构成确诊的 5 项标准，需要时也可尽早给予种球蛋白球治疗。

（四）鉴别诊断

1. 猩红热 本病多见于 3 岁以上小儿，发热过程一般较短，发热 1 日内即有皮疹，皮肤大片潮红，上有细小丘疹。无肢端硬肿及指端脱皮，ASO 滴度增高，白细胞数明显增高，可见扁桃体化脓等感染病灶，抗生素治疗有效。而 MCLS 在发热 3 日才开始有皮疹，多为麻疹样或多形红斑。

2. 败血症 除发热、皮疹外，中毒症状重，无典型黏膜和肢端硬肿和脱皮，白细胞总数明显增高，血培养阳性，抗生素治疗有效。

3. 传染性单核细胞增多症 本病有发热、淋巴结大及皮疹等，但常见于2岁以上小儿，淋巴结肿胀常为双侧性，有肝大、脾大，无肢端膨胀及脱皮，白细胞计数增高以淋巴细胞为主，可见较多异型淋巴细胞，嗜异凝集试验阳性。

4. 幼年型类风湿关节炎 本病也有发热、皮疹、白细胞计数增高、小关节肿胀等，但起病相对慢，无结膜充血，无手、足背硬肿及指（趾）端膜状脱皮，无杨梅舌，类风湿因子常阳性。

5. 渗出性多形性红斑 有发热、皮疹、四肢水肿，皮疹多样化，有斑疹、丘疹、结痂，口唇、肛周与眼角糜烂，有脓性渗出、假膜形成。无指（趾）端硬肿与膜状脱皮，无杨梅舌。

【治疗】

尽快控制动脉炎，防止形成动脉瘤及血栓性梗死。

（一）一般治疗

高热时多饮水，给予营养丰富的流食或半流食，补充维生素B和维生素C。注意口腔卫生，保持患儿口唇湿润，减轻皲裂和出血。注意休息，限制活动至病变消退。

（二）药物治疗

1. 阿司匹林 通过抑制环氧化酶，减少前列腺素生成，从而阻断血小板产生血栓素 A_2，故具有抗感染、抗凝作用，为治疗本病的首选药。日本方法，口服 $30 \sim 50mg/(kg \cdot d)$，热退后 $10 \sim 30mg/(kg \cdot d)$，一般持续用药达症状消失，红细胞沉降率正常，需3个月；欧美方法，口服 $100mg/(kg \cdot d)$，以达到有效血浓度，持续服药至病程第14日，以后 $3 \sim 5mg/(kg \cdot d)$ 至病程 $6 \sim 8$ 周。国内方法，多采用两者的中和剂量 $30 \sim 50mg/(kg \cdot d)$，分 $2 \sim 3$ 次服用，热退后3日逐渐减量，2周左右减至 $3 \sim 5mg/(kg \cdot d)$，维持 $6 \sim 8$ 周。

2. 大剂量静脉注射丙种球蛋白 (IVGG)

（1）适应证（多采用原田计分法判断）：①白细胞计数 > 12×10^9/L。②血小板计数 > 35×10^9/L。③CRP 强阳性（ > 40mg/L）。④红细胞比容 < 0.35。⑤血浆蛋白 < 35g/L。⑥年龄 ≤ 12 个月。⑦性别为男性。发病 7 日内计分，每项 1 分。分数 4 分以上者可应用 IVGG，治疗越早效果越好。

（2）使用方法

方法一：丙种球蛋白 400mg/(kg·d)，用 5% 葡萄糖配成 5% 的浓度静脉滴注，连用 5 日。

方法二：丙种球蛋白 1g/(kg·d)，静脉滴注，如体温 24 小时后仍未下降，则再用 1 剂，多数患儿单剂即可奏效。

方法三：丙种球蛋白 2g/kg，10～12 小时内静脉滴注。

无论采用以上哪种方法均需同时服用阿司匹林。有人认为方法二较经济实用，但目前国际上多推荐使用方法三。

（3）注意事项：IVGG 应用时应注意必须在发病 10 日内应用才能防止发生冠状动脉病变；应用中可出现轻度心力衰竭、发热、皮疹等不良反应，需密切观察。

3. 肾上腺皮质激素 肾上腺皮质激素具有很强的抗感染、抗过敏和退热作用。日本曾有报道，泼尼松治疗 KD 冠状动脉扩张的远期恢复优于丙种球蛋白治疗组。对于 IVGG 治疗效果不明显的患儿，可在应用 IVGG 的基础上加用甲基泼尼松龙，剂量为 20～30mg/(kg·d)，加入 5% 葡萄糖 150～250ml 中稀释后静脉滴注，1～3 日后改泼尼松口服至热退，在 3 周内应逐渐减量停药。

（三）其他疗法

1. 抗凝治疗 阿司匹林一般用至红细胞沉降率、CRP、血小板水平恢复正常后停药；无冠状动脉损伤者，用药 6～8 周后可停药。于 6 个月、1 年时复查超声心动图。

2. 动脉瘤治疗 有冠状动脉瘤者，需长期服用阿司匹林

3~5mg/(kg·d)，直至动脉瘤消退或更长时间。对阿司匹林不耐受者，可应用双嘧达莫 3~6mg/(kg·d)，分 2~3 次口服。对患有较大冠状动脉瘤或多发性动脉瘤者，以上两药须无限期地服用。

3. 外科治疗 对于有严重冠状动脉病变者，可行冠状动脉成型术、气囊扩张或置入支架；对有冠状动脉闭塞者，可行冠状动脉旁路移植术。

4. 控制感染 对有继发感染的患儿，可应用抗生素；对出现心力衰竭、休克、心律失常者，采取相应其他对症治疗。

【病情观察】

1. 治疗后观察体温变化、眼结膜与口唇充血表现、皮疹、淋巴结大变化。复查血小板、心电图、超声心动图等。治疗有效者在 2~3 日内症状减轻，体温很快降至正常，应注意尿液检查有无改变。病程 1 周后注意指（趾）末端有无膜状脱屑，外周血中血小板有无增加。

2. 病程中注意心血管尤其是冠状动脉有无被侵害，听诊时注意有无心音减弱、心脏杂音、心律失常。做超声心动图检查观察有无冠状动脉扩张及心包积液等改变。做心电图注意有无 P-R 间期改变、Q-T 间期延长、异常 Q 波、QRS 低电压、ST-T 波等改变。胸部 X 线片检查注意心影是否增大。

【病历记录】

在现病史与体格检查中记录能排除猩红热、败血症、类风湿关节炎等的描述。如应用免疫球蛋白治疗，应向患儿家长交代免疫球蛋白是血液制品，不能排除传播感染的可能性，患儿家长应在输血同意书上签名以示同意。在病程记录中记载确诊依据、治疗内容与疗效观察，在出院小结中记录出院后门诊随访的时间及复查项目、出院医嘱。

【注意事项】

1. 医患沟通 患儿向家长交代皮肤黏膜淋巴结综合征的

知识，如注意休息、改善营养、多饮水、坚持服药。在选用药物治疗时，应事先交代其可能出现的毒性、不良反应，如糖皮质激素可诱发感染、阿司匹林可引起出血等，以便取得患儿及其家长的配合。根据病情向患儿家长告知本病常见并发症是冠状动脉病变，极少数严重者将有心肌梗死的可能。出院后需门诊随访，复查红细胞沉降率、CRP 等，应特别强调按期复查超声心动图的重要性。如出现冠状动脉病变需长期应用阿司匹林，应说明坚持服药的必要性。

2. 经验指导

（1）近年来报道不典型病例增多，占 10% ~ 20%，仅具备诊断标准中的 2 ~ 3 项，但有冠状动脉病变，且多为婴儿。由于早期应用免疫球蛋白治疗可大大减少冠状动脉病变，由 20% ~ 25% 减至 2% ~ 4%，因此早期诊断非常重要，延误诊治是患者心血管受累的主要原因之一。

（2）如有冠状动脉异常，维持服用阿司匹林（每日 5mg/kg 体重）至少 1 年。如冠状动脉瘤持续存在，则长期维持服用阿司匹林，加用双嘧达莫每日 3 ~ 6mg/kg 体重，分 3 次口服。如有巨大冠状动脉瘤，易发生血栓、冠状动脉狭窄，则长期维持服用苄丙酮香豆素（华法林）每日 0.1mg/kg 体重，分 3 次口服。

（3）如无有效治疗，最早在发病第 3 天可见冠状动脉扩张，第 2 ~ 3 周时冠状动脉瘤检出率最高，第 4 周后很少出现新扩张。无冠状动脉炎的患者一般能痊愈，仅少数有再次发作。有心脏受累的儿童长期预后大多数亦是良好的。对并发冠状动脉瘤患者应注意定期随访，一般在发病的初期、2 周、4 周、2 个月、4 个月、6 个月、1 年进行全面心血管系统检查，如有冠状动脉病变者应每 3 ~ 6 个月全面检查 1 次，如无冠状动脉病变亦应 2 ~ 3 年进行 1 次检查，密切观察冠状动脉病变。

第十一节 结节性脂膜炎

结节性脂膜炎（nodular panniculitis）是一种原发于脂肪小叶的非化脓性炎症。1892 年，Pfeifer 首先记载本病；1925 年，Weber 进一步描述它具有复发性和非化脓性特征。1928 年，Christian 强调了发热的表现，此后被称为特发性小叶性脂膜炎或复发性发热性非化脓性脂膜炎，即韦伯病（Weber-Chrisitian disease）。结节性脂膜炎病因不明。其组织病理学特征是早期为脂肪细胞变性、坏死和炎性细胞浸润，伴有不同程度的血管炎症改变；继之出现以吞噬脂肪颗粒为特点的脂质肉芽肿反应，可有泡沫细胞、噬脂性巨细胞、成纤维细胞和血管增生等；最后皮下脂肪萎缩、纤维化和钙盐沉着。本病好发于女性，约占 75%，任何年龄均可发病，但以 30～50 岁最为多见。发病率无种族差异。

【诊断】

（一）症状

1. 发热 为本病常见的临床表现，应询问热型，有无伴随畏寒、寒战，有无关节肌肉酸痛，对抗生素治疗的反应等。结节性脂膜炎的发热可为低热、不规则热或高热。典型患者的发热常与皮疹出现相平行，皮疹出现后热度渐上升，体温可达 40℃ 以上，呈弛张热型，持续 1～2 周后渐下降。可伴有乏力、食欲减退、关节肌肉酸痛等。

2. 皮下结节发生的情况 皮下结节为本病特征性的临床表现，应认真询问皮疹何时开始、单发还是多发、发生部位、持续时间及有无疼痛等。本病皮下结节成批出现，经数周或数月后可自行消退，每批皮下结节新发时常伴有高热。

3. 系统性症状 本病可累及内脏的脂肪组织而造成相应脏器受损的临床症状，内脏损害可出现在皮损发生的同时或在皮损发生以后一段时间。肝脏受累常见，表现为肝大、黄疸和肝功能异常；小肠受累时可出现腹痛、腹胀、脂肪泻，甚至肠穿孔；肠系膜、大网膜和腹膜后脂肪组织受累时可出现上腹痛及包块；心肌、心包、肺均可受累而产生相应的系统性症状，甚至造成器官功能衰竭；骨髓受累明显时可有全血细胞减少。少数患者在皮下结节出现前可有系统性症状，应认真进行询问，并注意与原发的脏器疾病鉴别。

（二）体征

1. 皮肤检查 皮下结节常呈对称性分布，多见于臀部和下肢，也可出现于前臂、躯干、面部。结节大小 1~2cm，也可大到 10cm 以上，有触痛和自觉痛，受损局部皮肤可出现红斑和水肿，消退处皮肤凹陷并留有色素沉着。少数患者的皮下结节可发生液化坏死，称为液化性脂膜炎，其损害主要发生在股部和下腹部，受损局部皮肤破溃。流出黄色油状液体似化脓样改变，但镜检及培养细菌阴性。

2. 全身体检 累及内脏的脂肪组织可造成多部位的损害，应对全身各系统认真进行检查，特别注意有无肝大、脾大、黄疸、腹部包块等。

（三）检查

1. 实验室检查 本病实验室检查无明显特异性改变，常规检查包括全血细胞计数、肝功能、肾功能、血电解质等，用以评估有无系统性损害。患者可有贫血、白细胞计数增多或减少、红细胞沉降率增快及相应脏器受损时的血液生化指标异常。免疫学异常主要表现为循环免疫复合物阳性，低补体血症，而抗核抗体、类风湿因子通常阴性。血、尿淀粉酶和脂肪酶正常有助于本病与胰腺性脂膜炎的鉴别。

2. 病理检查 脂膜即皮下脂层，由脂肪细胞、纤维结缔组织血管、淋巴管及神经等组成。脂肪细胞被纤维结缔组织分隔成脂肪小叶，在脂肪小叶间隔中分布着血管、淋巴管和神经组织。病理检查是诊断结节性脂膜炎的主要依据，结节性脂膜炎早期的病理改变为脂肪细胞变性、坏死，间隔中炎性细胞浸润及血管炎性改变；后期由于吞噬脂肪颗粒的巨噬细胞和纤维母细胞增多，以及血管增生性改变，形成特有的脂质肉芽肿，致使皮肤呈结性改变；最后皮下脂肪萎缩、纤维组织增生，并可有钙盐在皮损局部沉着。

3. 其他检查 常规检查心电图、胸部 X 线片、腹部超声，根据患者主诉的系统症状给以进一步检查，如腹部 CT 检查以发现腹部包块、心脏超声检查有无心包积液和心肌情况、血常规检验示全血细胞减少时应做骨髓检查等。

（四）诊断要点

1. 临床特征

（1）好发于青壮年女性。

（2）以反复发作与成批出现的皮下结节为特征，结节有疼痛感和显著触痛，消退后局部皮肤出现程度不等的凹陷和色素沉着。

（3）常伴发热、关节痛与肌痛等全身症状。

（4）当病变侵犯内脏脂肪组织，视受累部位不同而出现不同症状，内脏受累广泛者，可出现多脏器功能衰竭、大出血或并发感染。

2. 病理诊断 皮肤结节活检的组织病理学改变是诊断的主要依据（可分为三期）：

（1）第一期（急性炎症期）：在小叶内脂肪组织变性坏死，有中性粒细胞、淋巴细胞和组织细胞浸润。部分伴有血管炎改变。

（2）第二期（吞噬期）：在变性坏死的脂肪组织中有大量巨噬细胞浸润，吞噬变性的脂肪细胞，形成具有特征性的"泡沫细胞"。

（3）第三期（纤维化期）：泡沫细胞大量减少或消失，被纤维母细胞取代；炎性反应消失，纤维组织形成，为纤维化期。

（五）鉴别诊断

1. 结节性红斑 亦可发生对称性分布的皮下结节，但结节多局限于小腿伸侧，不破溃，3～4周后自行消退，愈后无萎缩性瘢痕。全身症状轻微，无内脏损害。继发于其他系统性疾病（如贝赫切特综合征等）者，则伴有相关疾病的症状，病理表现为间隔性脂膜炎伴有血管炎。

2. 硬红斑 主要发生在小腿屈侧中下部，疼痛较轻，但可破溃形成难以愈合的溃疡，组织病理学表现为结核结节或结核性肉芽肿，有明显血管炎改变。

3. 组织细胞吞噬性脂膜炎 可出现皮下结节、反复发热、肝肾功能损害、全血细胞计数减少及出血倾向等。但一般病情危重，进行性加剧，最终死于出血，组织病理学变化可出现吞噬各种血细胞及其碎片的所谓"豆袋状"组织细胞，可与本病鉴别。

4. 结节性多动脉炎 常见的皮肤损害亦是皮下结节，其中心可坏死形成溃疡，但结节沿动脉走向分布，内脏损害以肾脏与心脏最多见，周围神经受累十分常见，病理证实有中小动脉坏死性血管炎，动脉壁有粒细胞与单核细胞浸润具有诊断价值。

5. 皮下脂膜炎样 T 细胞淋巴瘤 表现为高热、肝大、脾大、全血细胞减少及出血倾向，与系统型结节性脂膜炎极其相似。但脂肪组织中有肿瘤细胞浸润，均为中小多形 T 细胞，核型呈折叠、脑回状或高度扭曲等畸形，具有重要诊断价值，常有反应性吞噬性组织细胞出现。免疫组化 CD45 RO$^+$ CD4$^+$，而 CD20 阴性。

6. 恶性组织细胞病 与系统型结节性脂膜炎相似，表现为高热、肝大、脾大、全血细胞减少、红斑、皮下结节等，但组织细胞异型性明显，可出现多核巨异常组织细胞，病情更为凶险，预后极差。

7. 皮下脂质肉芽肿病 皮肤损害为结节或斑块，结节直径通常为 0.5～3cm，大者可达 10～15cm，质较硬，表面皮肤呈淡红色或正常肤色，有轻压痛，分布于面部、躯干和四肢，以大腿内侧常见，可持续 0.5～1 年后逐渐隐退，且不留萎缩和凹陷，无发热等全身症状。早期的病理改变为脂肪小叶的急性炎症，有脂肪细胞变性、坏死，中性粒细胞、组织细胞和淋巴细胞浸润，晚期发生纤维化，组织内出现大小不一的囊腔。本病好发于儿童，结节散在分布，消退后无萎缩和凹陷，无全身症状，有自愈倾向。

8. 类固醇激素后脂膜炎 风湿热、肾炎或白血病患儿短期内大量应用糖皮质激素，在糖皮质激素减量或停用后的 1～13 日出现皮下结节，直径 0.5～4cm，表面皮肤正常或充血，好发于因应用糖皮质激素而引起的皮下脂肪积聚最多部位，如颊部、下颌、上臂和臀部等处，数周或数月后可自行消退，无全身症状，如激素加量或停用后再度应用也可促使结节消退，多数患儿无全身症状。组织病理可见病变在脂肪小叶，有泡沫细胞、组织细胞和异物巨细胞浸润及变性的脂肪细胞出现，该细胞可见针形裂隙。

9. 冷性脂膜炎 本病是一种由寒冷直接损伤脂肪组织引起的一种物理性脂膜炎，表现为皮下结节性损害。多发生于婴幼儿，成年人则多见于冻疮患者或穿紧身衣裤所致的血循环不良者。本病好发于冬季，受冷数小时或 3 日后于暴露部位，如面部和四肢等处出现皮下结节，直径 2～3cm，也可增大或融合成斑块，质硬、有触痛、发绀，可逐渐自行消退而不留痕迹。主要病理变化为急性脂肪坏死。

10. 其他 还需同胰腺性脂膜炎（胰腺炎和胰腺癌）、麻风、外伤或异物所致的皮下脂肪坏死等相鉴别，此外尚须排

除 α1-抗胰蛋白酶缺乏性脂膜炎。

【治疗】

目前尚无特效治疗。在急性炎症期或有高热等情况下，一般用糖皮质激素，通常有明显疗效。对系统型患者，特别是重症患者，可同时加用 1 ~ 2 种免疫抑制药，根据内脏受累情况进行相应的处理，同时加强支持疗法。

（一）一般治疗

首先应去除可疑病因，如消除感染灶，停用可疑的致病药物，适当选用抗生素控制感染。可随意运动，但应避免受累部位创伤，不需要特殊的饮食。

（二）药物治疗

非类固醇抗感染药（NSAIDs）可使发热、关节痛和全身不适减轻。病情急性加重者，应用糖皮质激素（如泼尼松）可使体温下降、结节消失，但减量或停药后部分患者症状可再发。氯喹或羟氯喹、硫唑嘌呤、沙利度胺、环磷酰胺、四环素（可能有抗脂肪酶活性）、肝素（能释放脂蛋白酯酶，且具有抗凝活性与抗炎特性）、环孢素与霉酚酸酯等亦有一定疗效，特别是重症患者可试用。以下是几种常用的治疗药物。

1. 非类固醇抗感染药（NSAID）

（1）阿司匹林：主要用于退热及减少血栓素 A_2 的产生。常用剂量 300 ~ 600mg，每日 4 ~ 6 次，不得超过每日 4g，餐时或餐后服用。3 ~ 5 日后才能明显见效。最大的抗感染作用一般在 2 ~ 4 周达到。有肝损害、低凝血酶原血症、维生素 K 缺乏症等不良反应，出血性疾病与哮喘者禁用，孕妇慎用。

（2）吲哚美辛：该药退热好，且价格低。在开始治疗的前几日可引起头痛，但如初使剂量减半，随后增加，有时可避免此不良反应。如与阿司匹林、丙磺舒或甲氨蝶呤合用，可增加其相关毒性；与肼苯达嗪、卡托普利及 β 受体阻滞药等降血压药合用，可降低其降血压作用；与呋塞米和噻嗪类利尿药合用可减弱其利尿作用。孕妇应用此药通常是安全的。

2. 糖皮质激素　在病情急性加重时可选用。糖皮质激素（如泼尼松），常用剂量为每日 40～60mg，可 1 次或分次服用，当症状缓解后 2 周逐渐减量。

3. 免疫抑制药　较常用的有硫唑嘌呤、羟氯喹或氯喹、沙利度胺、环磷酰胺、环孢素与霉酚酸酯等。

（1）硫唑嘌呤：常用剂量为每日 50～100mg，可 1 次或 2 次服用，为防止骨髓抑制，开始以 1mg/（kg·d）连用 6～8 周后加量，最大剂量不得超过 2.5mg/（kg·d）。如与血管紧张素转化酶抑制药合用可引起严重白细胞减少症。对肝、肾与血液学均有一定毒性，故应定期查血常规和肝肾功能。妊娠期不宜服用。

（2）氯喹或羟氯喹：氯喹常用剂量为每日 0.25g；羟氯喹为 200mg，每日 1～2 次，起效后改为每日 100～200mg，长期维持治疗。长期服用要警惕视网膜病变与视野改变，要每半年做 1 次眼科检查。

（3）环磷酰胺：常用剂量为 2.5～3mg/（kg·d），每日 1 次或分次口服；重症者可 500～1000mg/m² 体表面积，每 2～4 周静脉滴注 1 次。严重骨髓抑制者或孕妇禁用，使用期间要定期查血常规和肝肾功能并注意预防出血性膀胱炎等不良反应。

（4）环孢素：常用剂量为 2.5～4mg/（kg·d），分 2～3 次服用。难以控制的高血压禁用，孕妇慎用。

（5）沙利度胺（反应停）：常用剂量为每日 100～300mg，晚上或餐后至少 1 小时后服用，如体重 <50kg，要从小剂量开始。由于有致胎儿畸形作用，孕妇禁用。

4. 其他　有学者建议可用饱和碘化钾溶液，每日 3 次口服，每次 5 滴，逐日加量，每次加 1 滴，直至每日 3 次，每次 30 滴；可用透明质酸酶，每次 1500U，配合青霉素与链霉素肌内注射，每 3 日 1 次。

【病情观察】

观察患者治疗后发热是否缓解，乏力、食欲减退、关节肌肉酸痛等是否消失，皮疹是否消退等，以评估治疗效果，药物治疗期间，应注意有无药物不良反应发生。

【病历记录】

1. 门急诊病历 详细记录患者就诊时间及主要症状，记录发热的特点，是否反复出现，有无皮疹，应认真询问皮疹何时开始、单发还是多发、发生部位、持续时间及有无疼痛等，以往有无类似发作史，如有，记录其诊疗经过。体检记录皮下结节情况，应对全身各系统认真进行检查，特别注意有无肝大、脾大、黄疸、腹部包块等。辅助检查应记录血细胞计数、肝功能、肾功能、水电解质、病理检查、胃肠 X 线片、超声等检查结果。

2. 住院病历 详细记录患者门急诊或外院的诊疗经过，记录与硬红斑、结节性红斑等疾病的鉴别诊断要点，记录患者住院治疗后的病情变化、治疗效果。

【注意事项】

1. 医患沟通 医师告知患者及其家属有关本病的临床特点、治疗方法及注意事项，治疗中可能出现的并发症、需调整的治疗方案，应及时告知患者及其家属，以取得配合和同意。

2. 经验指导 多数学者倾向本病可能并非是一种独立的疾病，而是多种病因的一种表现。因此，在诊断本病时应十分慎重。根据发病诱因明显与否，本病可分为特发性与继发性两种，前者无明显诱因可寻，后者可继发于感染、外伤、药物过敏、化学或物理因素、过快停用或减少长期应用糖皮质激素后及胰腺疾病。

第十二节　混合性结缔组织病

混合性结缔组织病（mixed connective tissue disease, MC-TI）是 Sharp 于 1972 年提出的一种新的结缔组织疾病，该病的特征为具有系统性红斑狼疮（SLE）、多发性肌炎（PM）/皮肌炎（DM）、系统性硬化症（SSc）和类风湿关节炎（RA）的某些临床表现，但又不能独立诊断其中任何一种疾病，同时伴有血清学上特征性的高滴度抗核糖核蛋白抗体（抗 RNP）的一种自身免疫病。本病女性:男性约为 16:1，发病年龄大多在 20~30 岁。

目前该病的病因尚不明确，可能与遗传因素和环境因素有关。基于分子模拟作用学说，感染可能是 MCTD 最常见的环境诱发因素，可导致体内异常的免疫反应，从而使 MCTD 患者体内存在高丙球蛋白血症，以及高滴度的抗 U_1-RNP 抗体。多数研究提示 MCTD 患者体内 HLA-DR4 表达增高，合并肺间质纤维化的患者常和 HLA-DR3 相关。

【诊断】

（一）症状

患者可表现出组成本疾病中的各个结缔组织病（SLE、SSc、PM/DM 或 RA）的任何临床症状。然而 MCTD 具有的多种临床表现并非同时出现，重叠的特征可以相继出现，不同的患者表现亦不尽相同。典型的临床表现是多关节炎、雷诺现象、手指肿胀或硬化、肺部炎性改变、肌病和肌无力、食管功能障碍、淋巴结大、脱发、颧部皮疹及浆膜炎等。

1. 关节　几乎所有患者都有关节疼痛和发僵。60% 的患者有症状明显的关节炎，其临床特点与 RA 相似，但通常无屈指肌腱关节炎，天鹅颈样畸形和尺侧偏斜。常易受累的关节为掌指关节。放射学检查缺乏严重的骨侵蚀性病变，但有些患者也可见关节边缘侵蚀和关节破坏。50%~70%的患者类风湿因子（RF）阳性。

2. 皮肤黏膜 多数患者在病程中出现皮肤黏膜病变。雷诺现象伴手指肿胀、变粗、全手水肿有时是 MCTD 患者最常见和最早的表现。手指皮肤胀紧变厚，但不发生挛缩。有些患者的皮肤病变表现为狼疮样皮疹，尤其是颧部红斑和盘状红斑。约 25% 患者有脱发、指（趾）硬化、色素减退、光过敏、荨麻疹、面部和甲周毛细血管扩张。面部皮肤可有硬皮样改变，但真正硬皮病面容则少见。少数 MCTD 患者可有典型的皮肌炎皮肤改变，如紫红色眼睑，指、肘和膝关节处出现红斑。黏膜损害包括颊黏膜溃疡、干燥性复合性口（生殖器）溃疡和鼻中隔穿孔。前臂屈肌，手、足伸肌和跟腱可出现腱鞘周围及皮下结节。皮肤组织学无特征性改变，真皮层胶原成分增多，但很少有真正硬皮样改变。有些患者在表皮—真皮交界处有免疫球蛋白沉积。

3. 肌肉病变 肌痛是 MCTD 常见的症状，但大多数患者没有明确的肌无力、肌电图异常或肌酶的改变。有明确炎性肌病的 MCTD 患者，有时伴高热，其在临床和组织学方面与 PM 相同，如肌酶升高、肌电图为典型炎性肌病改变、肌活检有肌纤维退化性变、血管周围和间质有浆细胞和淋巴细胞浸润。

4. 心脏 20% 的患者心电图不正常，最常见的改变是心律失常、右心室肥厚、右心房增大和室间传导损害。10%~30% 的患者出现心包炎，是心脏受累最常见的临床表现，心包压塞少见。早期检测有无肺动脉高压有利于早期治疗。超声多普勒估测右心室收缩压能检测到亚临床的肺动脉高压，下列 6 项标准中如果具备 4 项或更多，则可诊断肺动脉高压：①劳累性呼吸困难；②胸骨左缘收缩期的搏动；③肺动脉区第二心音增强；④胸部 X 线片示肺动脉增宽；⑤心电图示右心室肥厚；⑥超声心动图示右心室增大。传导紊乱包括束支传导阻滞和全心传导阻滞。

5. 肺脏 85% 的 MCTD 患者有肺部受累的证据，但大多数患者无症状。早期肺功能障碍，若不详细检查，则不易发现。症状有呼吸困难、胸痛及咳嗽。胸部 X 线检查异常有间质性改变、胸膜渗出、肺浸润和胸膜增厚等。最具有鉴别意义的肺功能试验是一次呼吸一氧化碳（CO）的弥散功能。间质性肺部疾病通常呈进行性加重，有效容积和肺泡气体交换减少。肺出血也偶有报道。

6. 肾脏 25% 患者有肾脏损害。高滴度的抗 U_1-RNP 抗体对弥漫性肾小球肾炎的进展有相对保护作用。弥漫性肾小球肾炎和实质间质性病变很少发生，通常为膜性肾小球肾炎，有时也可引起肾病综合征，但大多数患者无症状。有些患者出现肾血管性高血压危象，与硬皮病肾危象类似。长期肾脏病变可引起淀粉样变和肾功能不全。

7. 胃肠道 胃肠道受累是有 SSc 表现的 MCTD 患者的主要特征。多数患者有食管功能障碍和食管压力改变，这与皮肤损伤的严重程度无关。主要表现为食管上部和下部括约肌压力降低，食管远端 2/3 蠕动减弱，出现进食后发噎和吞咽困难。MCTD 的腹痛可能是由于肠道蠕动减少、浆膜炎、肠系膜血管炎、结肠穿孔或胰腺炎所致。其他胃肠道损害还有低张力、假性囊状扩张、吸收不良等。

8. 神经系统 中枢神经系统病变并不是本病显著的临床特征。与 SSc 一样最常见的表现是三叉神经病。头痛是常见症状，多数可能是血管性头痛。有些患者头痛伴发热，有时伴肌痛，有些表现类似病毒感染后遗症。这些患者中有些出现脑膜刺激征，脑脊液检查显示无菌性脑膜炎。无菌性脑膜炎也可能是一种对非甾类抗感染药（尤其是舒林酸和布洛芬）的高敏反应。其他神经系统受累包括癫痫样发作、器质性精神综合征、多发性周围神经病变、脑栓塞和脑出血等。

9. 血管　中小血管内膜轻度增生和中层肥厚是本病特征性的血管病变，组织学改变与 SSc 所见相似。所有患者有 SSc 样的毛细血管显微镜下改变，73% 患者可见"灌木丛型"的形态。多数患者有甲皱毛细血管襻的改变，如毛细血管扩张，与 SSc 所见相同。甲皱毛细血管襻的 SSc 样改变是 MCTD 与 SLE 的特征性区别。抗内皮细胞抗体和血清Ⅷ因子相关抗原水平的升高支持 MCTD 存在血管内皮细胞损伤。血管造影发现 MCTD 患者中等大小血管闭塞发病率较高。

10. 血液系统　75% 的患者有贫血，60% 的患者 Coombs 试验阳性，但溶血性贫血并不常见。如在 SLE 所见，75% 的患者有白细胞减少，以淋巴细胞系为主，这与疾病活动有关。血小板减少、血栓性血小板减少性紫癜、红细胞发育不全相对少见。多数患者有高丙球蛋白血症，33% 的 IgG 分子有抗 U_1-RNP 特异性。

11. 其他　患者可有干燥综合征，慢性淋巴细胞性甲状腺炎（桥本甲状腺炎）和持久的声嘶。33% 患者有发热，全身淋巴结大，肝大、脾大。

（二）体征

本病可累及多系统，全面体格检查十分必要，注意体温、脉搏、血压，尤其注意皮肤、肌肉、关节、心肺及肝脾的检查。

1. 一般情况　33% 的患者有发热表现，为中等度发热或高热，可有全身浅表淋巴大、肝大，随着病情好转症状可逐步消失。

2. 皮肤、肌肉　可见手和手指的肿胀，呈腊肠样改变，有雷诺现象的患者可有指端缺血性坏死或溃疡，皮肤紧绷、变厚、发亮。面部可有蝶形红斑、盘状红斑、眼睑周围葡萄酒色皮疹或皮肤异色症。常有近端肌肉的酸痛无力，可有局部触痛。

3. 关节检查 多数患者关节有压痛和肿胀，伴或不伴关节畸形。

4. 心肺体检 因 MCTD 中 60% 左右的患者可出现心包炎、心包积液、心肌炎、心力衰竭、心脏增大、心律失常、胸膜炎、肺间质纤维化和肺动脉高压，因而心脏和肺部检查常可发现有意义的阳性体征。少量心包积液时可无明显体征，而大量心包积液时可闻及心音低钝，肺动脉高压可闻及肺动脉瓣区第二心音亢进及分裂等。伴肺部间质纤维化者可闻及干湿性啰音，尤以肺底部闻及吸气末支气管爆裂音为其特征。

5. 腹部体检 部分患者常可触及肝大、脾大。

(三) 检查

1. 自身抗体检查

(1) 抗核抗体 (ANAs)：ANAs 是指抗细胞核内各种成分的抗体，因细胞核由 DNA、RNA、组蛋白、非组蛋白和磷脂等成分组成，所以 ANAs 构成了一个复杂的抗体谱。通常采用间接免疫荧光法作为 ANAs 的筛选试验，荧光染色型别有均质型、斑点型、周边（核膜）型、核仁型和着丝点型。几乎100% MCTD 患者血清中能检测到高滴度的 ANA，斑点型居多，也可出现其他核型。

(2) 抗 U_1-RNP 抗体：又称抗核糖核蛋白抗体，nRNP 属细嫩 RNP 抗原—抗体系统，由于它位于细胞核内且它的抗原性可被核酸酶和蛋白酶溶解而得名。血清中具有特异性的自身抗体可与 nRNPs 的亚族之一 U_1-RNP 颗粒成分发生反应，称抗 U_1-RNP 抗体，该抗体几乎见于所有的 MCTD 患者，且滴度 >1000。在疾病早期即可出现该抗体，可贯穿于疾病的各个阶段，对判断病情严重程度和活动度无明显意义。MCTD 患者血清出现持续高滴度的 U_1-RNP 抗体同时 Sm 抗体阳性是该疾病的特征。

（3）其他自身抗体：50% 患者可出现类风湿因子（RF）阳性，可有一过性的抗 ds-DNA 抗体阳性及抗 SSA/SSB 抗体阳性。不同的自身抗体在不同的 MCTD 患者血清中存在，与该患者所具有的临床表现有一定的相关性。

2. 血清生化检查　伴有肌炎的患者可检测到血清中的肌酸磷酸激酶（CK）、乳酸脱氢酶（LDH）、α-羟丁酸酶（HB-DH）和谷草转氨酶（AST）的升高。患者血清中常检测到免疫复合物和多克隆的免疫球蛋白升高。外周血白细胞、红细胞及血小板计数正常或有不同程度减少，红细胞沉降率增快，血清电泳 γ-球蛋白常有增高。

3. 影像学检查　伴有关节炎的患者其关节 X 线检查可发现有类风湿关节炎样表现，关节局部的 CT 或 MRI 能发现更早期更细微的关节结构改变。对 MCTD 患者的肺部无论是否合并感染，都要进行常规 X 线或 CT 扫描，以期尽早发现肺部病变，如肺间质病变等，以便尽早进行免疫干预治疗及尽早对疾病进行预后判断。有消化道症状患者应进行食管钡剂透视或内镜检查，判断患者的吞咽肌群、食管及十二指肠、胃部是否有蠕动异常存在。

4. 肌电图检查　MCTD 伴有肌炎者，除了血清中的肌酶可检测到升高以外，少数患者的肌电图亦可出现典型的肌源性损害表现，可出现多相波、纤颤波及肌肉收缩时限变短、重度收缩呈现干扰相等改变。

5. 病理检查　虽然 MCTD 患者常出现皮疹、硬皮病样改变、肌肉疼痛无力及肌肉压痛，但皮肤肌肉的病理检查常无特征性改变。皮肤可表现有真皮胶原成分增多，肌活检有肌纤维变性，血管周围和间质有浆细胞和淋巴细胞浸润，均可见免疫球蛋白的沉积。

6. 超声检查　约20% 患者超声心动图有异常表现，可见右心室肥厚、右心房增大、二尖瓣前叶可出现疣状增厚、肺动脉收缩压力增高等表现。

7. 肺功能检查 当患者出现肺间质病变时，应及时进行肺功能检测。MCTD 合并肺间质病变患者，肺功能检查指标中最易出现一氧化碳（CO）弥散能力的下降，部分患者可出现潮气量的受损。

（四）诊断要点

现国内外大多采用美国的 Sharp 诊断标准，国内尚无公认之诊断标准。

1. Sharp 诊断标准（美国）

（1）主要标准

①重度肌炎。

②肺部受累，CO 弥散功能 < 正常的 70%；肺动脉高压；肺活检示增殖性血管损伤。

③雷诺现象或食管蠕动功能降低。

④肿胀手或手指硬化。

⑤抗 ENA 抗体阳性（> 1:10000）和抗 U1-RNP 阳性，而抗 Sm 抗体阴性。

（2）次要标准

①脱发。

②白细胞计数减少，< 4.0 × 10^9/L。

③贫血，血红蛋白女性 < 100g/L，男性 < 120g/L。

④胸膜炎。

⑤心包炎。

⑥关节炎。

⑦三叉神经病变。

⑧颊部红斑。

⑨血小板计数减少，< 100 × 10^9/L。

⑩轻度肌炎。

⑪有手背肿胀。

（3）判断标准

①确诊，4个主要标准加血清学抗RNP抗体（+），滴度>1:4000，抗Sm抗体（-）。

②可能诊断，3项主要标准或1、2、3项中任何2项及2项次要标准，伴抗RNP抗体（+），滴度>1:1000。

③可疑诊断，3项主要标准但抗RNP抗体（-）；或2个主要标准或1项主要标准和3项次要标准，伴抗RNP抗体滴度>1:100。

2. Alarcon-Segovia 诊断标准（墨西哥）

（1）血清学标准：抗U_1-RNP≥1:1600（血凝法）。

（2）临床标准

①手肿胀。

②滑膜炎。

③生物学或组织学证实的肌炎。

④雷诺现象。

⑤肢端硬化。

（3）确诊标准：血清学标准及至少3项临床标准，必须包括滑膜炎或肌炎。

3. Kasukawa 诊断标准（日本）

（1）常见症状

①雷诺现象。

②手指和手肿胀。

（2）抗nRNP抗体阳性。

（3）混合症状

①SLE样表现，多关节炎；淋巴结病变；面部红斑；心包炎或胸膜炎；白细胞计数或血小板计数减少。

②SSc样表现，指端硬化；肺纤维化，限制性通气障碍或弥散功能减低；食管蠕动减少或食管扩张。

③PM样表现，肌肉无力；血清肌酶水平升高（cPK）；

EMG 示肌源性损害。

（4）确诊标准：至少两项常见症状中的 1 项阳性，抗snRNP 抗体阳性及 3 种混合症状中，任何两项内各具有一项以上的症状。

4. Kahn 诊断标准（法国）

（1）血清学标准：存在高滴度抗 U_1-RNP 抗体，相应斑点型 ANA 滴度 ≥1:1200。

（2）临床标准：手指肿胀，滑膜炎，肌炎，雷诺现象。

（3）确诊标准：血清学标准阳性，雷诺现象；以下 3 项中至少包括 2 项，即滑膜炎，肌炎，手指肿胀。

（五）鉴别诊断

1. 系统性红斑狼疮（SLE） SLE 除有雷诺现象外常有较典型的面部蝶形红斑或盘状红斑，有脱发及复发性口腔溃疡，常有不伴侵蚀性改变的多关节炎，多浆膜腔积液多见，多器官受累以肾脏、血液系统、心肺和中枢神经系统多见。血清中有高滴度的均质型抗核抗体、ds-DNA 抗体和 Sm 抗体阳性，高球低补体血症明显。而 MCTD 的肿胀手、肌炎、食管运动功能障碍和肺部受累较 SLE 多见，严重肾损和中枢神经系统损害少见。

2. 系统性硬化症（SSc） 雷诺现象在 SSc 的发生率在所有弥漫性结缔组织病中居首位，可高达 95% 以上。SSc 的主要表现有面部和双手、肢端皮肤增厚发亮、皮纹减少、不易捏起、异色症，早期有明显皮肤瘙痒，后期皮肤逐渐变硬变薄并紧贴骨面，伴关节屈曲变形，易出现肺脏间质纤维化和肾脏硬化改变。血清学特征有高滴度核仁型抗核抗体阳性，少数患者可出现低滴度 ds-DNA 抗体，若出现 SCL-70 抗体阳性有特异性的诊断价值。而 MCTD 的多关节炎、肌炎、白细胞减少较 SSc 更常见。

3. 多发性肌炎/皮肌炎（PM/DM） PM/DM 以四肢近端肌肉进行性无力、疼痛、触痛、肌力明显下降、肌酶明显升高、肌电图出现肌源性损害为主要临床特点，皮肌炎患者常伴有典型的面部及眼睑部的葡萄酒色水肿性皮疹，可波及颈部和前胸部，脏器损害以肺间质纤维化最多见，肾脏损害少见。血清中肌酸磷酸激酶（CK）、乳酸脱氢酶（LDH）和天冬氨酸氨基转移酶（AST）活动期明显升高，随治疗后病情好转可逐渐恢复，可出现低滴度斑点型抗核抗体和 Jo-1 抗体阳性，免疫球蛋白可有多克隆升高，低补体血症不明显，血液系统受累少见。MCTD 的雷诺现象、手肿胀、关节炎、食管运动功能障碍较 PM/DM 多见。

4. 类风湿关节炎（RA） 40 岁后女性多发，表现有晨僵、对称性腕/掌指/近端指间关节肿痛，可侵犯肘、肩、膝、距小腿关节及颞颌关节，X 线或 MR 提示有侵蚀性骨破坏，血清和关节液中类风湿因子（RF）阳性率高，红细胞沉降率（ESR）、C 反应蛋白（CRP）和血小板计数明显升高，可出现高球蛋白血症，无低补体血症。晚期患者可出现肾脏、肺脏和血液系统受损表现。

5. 干燥综合征（pSS） 以慢性进行性口、眼干燥为主要临床表现，口干可导致吞咽干食困难、唾液减少、猖獗齿等表现，眼干可导致泪液减少、眼部异物感、角膜溃疡等表现，病程中可反复出现腮腺肿大，可伴有关节肌肉及黏膜症状，血液系统及肾小管功能受损常见。血清中可出现斑点型抗核抗体和 SSA/SSB 抗体阳性，RF 常阳性，高球蛋白血症明显。泪流量及角膜荧光染色可确诊眼干燥症的存在，唇腺活检出现有灶性淋巴细胞浸润可确诊 pSS。

【治疗】

本病是一种慢性进行性加重的弥漫性结缔组织疾病，雷诺现象可持续反复发作数年后才出现系统损害，治疗本病以 SLE、PM/DM、RA 和 SSc 的治疗原则为基础，同时进行个体化的综合治疗（表 1-11）。

表 1-11 MCTD 不同临床表现治疗方案

临床症状	治疗方案
疲劳、关节痛、肌痛	NSAIDs，有肌痛加小剂量泼尼松（每日＜10mg）
关节炎	NSAIDs，金制剂，MTX，TNF 抑制药
胸膜炎	吲哚美辛，短期使用泼尼松（每日 20mg）
菌性脑膜炎	停用 NSAIDs，短期使用大剂量泼尼松（每日 60mg）
肌炎	急性发病症状严重，泼尼松每日 60～100mg
	慢性发病症状轻微，泼尼松每日 10～30mg 可加用 MTX 和静脉用丙种球蛋白（IVID）
膜性肾小球肾炎	轻微者，临床观察，无须治疗
	进行性蛋白尿，血管紧张素转换酶抑制药，低剂量阿司匹林联合动脉扩张药
	严重者，泼尼松每日 15～60mg 联合 CTX 每个月冲击治疗或苯丁酸氮芥
肾病综合征	固醇类激素效果不佳，低剂量阿司匹林联合动脉扩张药可防止肾小球血栓
	泼尼松每日 15～60mg 联合 CTX 每个月冲击治疗或苯丁酸氮芥；可行透析或肾移植
雷诺现象	保暖，避免手指外伤，戒烟；硝苯地平每日 30mg
	严重者有肢端缺血坏死，使用动脉扩张药
急性发生的肢端坏疽	前列环素静脉使用，局部硝化甘油软膏使用，可试用内皮细胞受体拮抗药
心肌炎	固醇类激素联合 CTX 避免使用地高辛
不完全性心脏阻滞	避免使用抗疟药（如氯喹）
无症状性肺动脉高压	固醇类激素联合 CTX，低剂量阿司匹林和血管紧张素转换酶抑制药；试用内皮细胞受体拮抗药
症状性肺动脉高压	前列环素静脉使用，血管紧张素转换酶抑制药，抗凝药；内皮细胞受体拮抗药；心肺移植
血管性头痛	试用普萘洛尔或与每日 300mg 阿司匹林交替使用
	轻微者，无须治疗
吞咽困难	有反流者，质子泵抑制药；可行胃底折叠术
	严重者，钙通道阻断药单独使用或联合使用抗胆碱能药物
肠道运动功能紊乱	甲氧氯普胺、多潘立酮、大环内酯类抗生素；有小肠感染者使用四环素或红霉素

(一) 一般治疗

反复发作雷诺现象的患者需局部保暖，避免手指外伤和避免使用振动性工具，吸烟者须戒烟，可减少雷诺现象的发作。患者因长期面对疾病的困扰，以及治疗所带来的不良反应和经济负担等问题，常存在焦虑等情绪，医师应对患者进行一定的心理疏导和健康教育，给患者树立坚持治疗的信心，以获取患者的长期合作。告知患者注意休息，适当活动，饮食均衡，有皮疹者避免日光照射。

(二) 药物治疗

1. 雷诺现象 除注意保暖，避免双手接触低温环境，减少理化因素对手指的刺激外，可用抗血小板聚集药物，如阿司匹林每日 75 ~ 100mg，口服，给予扩血管药物如钙通道拮抗剂硝苯地平每日 30mg，口服，血管紧张素转化酶抑制药，如卡托普利每日 6.25 ~ 25mg，口服。丹参等活血化瘀中药对改善雷诺现象也有一定疗效。出现指端溃疡或坏死现象的患者，可静脉使用前列环素等扩动脉药物，临床观察疗效较佳。也可局部试用前列环素软膏。

2. 关节炎 以关节炎为主要表现者可应用 NSAIDs，如双氯氛酸钠每日 75mg 或美洛昔康每日 15mg 或塞来昔布每日 200mg，口服。对 NSAIDs 药主要观察胃肠道不良反应，监测白细胞及肝肾功能变化。关节症状严重者加用甲氨蝶呤（MTX）每周 10 ~ 15mg，口服；加抗疟药氯喹每日 0.25g 或羟基氯喹每日 0.2 ~ 0.4g 口服。使用 MTX 如出现皮肤黏膜溃疡时须立即停药，补充叶酸，也可常规给予叶酸口服以防止不良反应发生。外周血白细胞计数低于 3.0×10^9/L，也须停用 MTX 并给予升高白细胞药口服。使用氯喹或羟基氯喹者须定期检查眼底，有眼部疾病患者避免使用该类药物。

3. 皮肤硬化 以硬皮病为主要表现的患者对糖皮质激素效果较差，相反激素剂量过大，使用时间过长，急性肾危象的风险增加。原则上应积极选用有效免疫抑制药，如环磷酰胺每日 50～100mg 口服，甲氨蝶呤 7.5～15mg，每周 1 次口服，硫唑嘌呤每日 50～100mg 口服，青霉胺 0.125g，每日 2 次口服，逐渐加量 0.25g，每日 2 次口服，也可选用秋水仙碱每日 0.5～1mg。

4. 肌炎 以肌炎为主要表现者，首选糖皮质激素和免疫抑制药治疗。轻症和慢性病程者应用小剂量激素，如泼尼松 <0.5mg/（kg·d），重症和急性起病患者应用泼尼松 1～2mg/（kg·d），同时加用甲氨蝶呤，血管炎严重患者可先选用环磷酰胺（CTX）静脉使用，随病情控制后改用 MTX 或硫唑嘌呤口服。

5. 肺动脉高压 肺动脉高压是 MCTD 患者致死的主要原因，所以应积极争取早期诊断和早期治疗，及时给予中、大量糖皮质激素和免疫抑制药治疗。免疫抑制药首选环磷酰胺，也可根据病情选用甲氨蝶呤或硫唑嘌呤口服。同时给予阿司匹林、低分子肝素抗凝治疗，钙离子拮抗药、血管紧张素转化酶抑制药（ACEI）及静脉滴注前列腺素均有一定疗效。

6. 食管运动功能障碍 有报道，平均泼尼松每日 25mg 的治疗方案，可使食管下段括约肌运动功能障碍得到明显改善。一般主张应用每日 15～30mg 泼尼松口服，可改善因食管运动功能障碍导致的吞咽困难。

（三）其他治疗

1. 血浆置换和免疫吸附 两种方法均能选择性去除患者血浆中异常的免疫球蛋白、免疫复合物和自身抗体，临床证实可在短期内明显改善病情，可降低异常增高的免疫球蛋白、免疫复合物和特异性的自身抗体，可减少糖皮质激素用量及其不良反应，避免因存在激素使用禁忌证而延误治疗的情况发生，对危急重患者的抢救及孕妇的治疗有较好疗效。在血浆置换和免疫吸附治疗后应给予正规的免疫干预治疗，才能避免病情反跳或病情复发现象。

2. 大剂量丙种球蛋白静脉注射 大剂量静脉用丙种球蛋白（IVIG）因含有独特型抗体，可通过其 Fab 端中和或者结合自身抗体，抑制靶细胞结合补体，干扰 T 细胞与抗原递呈细胞间的信息交流等机制，目前较多用于自身免疫病的临床治疗。IVIG 在治疗自身免疫病时推荐剂量为大于 400mg/（kg·d），疗程 3~5 日，无明显不良反应但价格昂贵。不能替代糖皮质激素及免疫抑制药的常规使用。

3. 干细胞移植 有一定疗效但临床经验不多，需严格掌握适应证。价格昂贵，供体来源较困难。

4. 生物制剂 据报道有一定疗效。尤其对以类风湿关节炎为发病形式的患者，如果常规治疗效果不满意，可联合使用 TNF 等生物制剂。长期使用价格昂贵，且有诱发潜在感染加重的危险。

在临床治疗过程中，关节炎、肌炎、浆膜炎等对糖皮质激素反应好，而肾病综合征、雷诺现象、毁损型关节病变、指端硬化和外周神经病变对激素反应差。在正规使用糖皮质激素同时，应加用免疫抑制药，如环磷酰胺、甲氨蝶呤和抗疟药等。为减少激素不良反应，应定期监测血常规、尿常规、肝功能、肾功能，防止骨质疏松、高血压、糖尿病、电解质紊乱和继发感染。所有治疗方案的选择都要根据患者经济状况及效益风险来取舍，长期使用糖皮质激素治疗的患者需密切关注激素的不良反应。

【病情观察】

1. 观察患者治疗后症状和体征是否缓解，如关节疼痛程度是否减轻，指端颜色是否恢复，胸闷，气急等症状是否缓解，以了解治疗疗效；复查，随访血常规、尿常规、肝肾功能、血清学、自身抗体、红细胞沉降率等变化，以评估病情活动，决定继续治疗或调整治疗；同时应注意观察有无药物治疗本身的不良反应，以便及时减量或停药。

2. 诊断明确的，可根据患者的具体症状、体征给予相应的治疗，如以炎性肌病为主要表现，可用糖皮质激素或免疫抑制药治疗；如以关节疼痛为主，则可用非甾体类抗感染药及免疫抑制治疗。治疗过程中，注意观察、随访病情变化、治疗疗效，以便及时调整治疗方案；有药物不良反应的，应换用其他药物或停药。临床症状改善、血清中免疫指标好转，可认为治疗有效。

【病历记录】

1. 门急诊记录　详细记录患者的关节、肌肉表现及皮疹的部位，以往诊疗和用药的情况。体检记录受累关节局部表现，皮疹特点，有无肝大、脾大、淋巴结大等。辅助检查记录自身抗体检测情况、类风湿因子、血常规、蛋白电泳等检查结果。做食管造影、胸部 X 线片、肺功能测定时，其结果亦应记录。

2. 住院记录　记录患者的主诉、发病过程、门急诊或外院的诊疗经过、所用药物及效果如何。首次病程记录应提出本病的诊断依据、与其他疾病的鉴别诊断要点、初步的诊疗计划。重点记录有关实验室检查的结果分析、与临床症状的关系，详尽记录患者住院治疗的病情变化、治疗效果。

【注意事项】

1. 医患沟通　医师应主动与患者及其家属谈话，告知本病的临床特点及诊断、治疗方法等，以使患者及其家属能理解本病，提高对治疗的信心。同时，亦要告知患者及其家属随访、复诊的重要性，患者应定期复查、随访，以利于进一步的治疗。如病情有变化需换用其他治疗，医师应如实告知，由患者及其家属签名同意为据。

2. 经验指导

（1）由于本病是多种结缔组织病的症状同时出现，不能独立诊断为某一个结缔组织病，并且在患者血中可出现独特的抗体，因此独立于其他结缔组织病之外。但临床实践发现，MCTD 可能是某种结缔组织病的中间过程或亚型，现已发现，MCTD 可发展成硬皮病或类风湿关节炎或其他结缔组织病，因此要定期随访监测。

（2）在诊断标准中，严重的肌炎、抗 Sm 抗体阴性及肺弥散功能下降较为重要，而雷诺现象、手指肿胀、高滴度 RNP 抗体阳性虽发生率高，但 MCTD 的诊断可靠性较差。

（3）非甾体类抗感染药适用于轻型患者的治疗，包括病情限于雷诺现象、关节肌肉症状、皮疹、无明显脏器损害的。

（4）糖皮质激素是治疗本病的基本药物，适用于本病出现 SLE 样脏器损害、肌炎、食管受累、肺动脉高压或进行性肺部病变及有明显血管炎时，可根据受累脏器对全身影响的程度来决定激素的用量，从小剂量到冲击剂量均可选用。

（5）本病的表现多样，并且可有发展变化的特点，因此不同的表现可给予不同的方法治疗，不能急于求成。

第十三节　未分化结缔组织病

未分化结缔组织病（undifferentiated connective tissue disease, UCTD）是一类临床具有结缔组织病的常见表现，如关节炎、雷诺现象、肌炎、浆膜炎、肺部间质病变等，但又不符合目前已知的任何一种特定的结缔组织病诊断标准的疾病。UCTD 无特征性的临床表现和特异性的实验室指标，是否为一独立性疾病或是某种明确的结缔组织病的早期阶段或顿挫型，目前仍无定论。对于 UCTD 的诊断，目前主要依靠对患者的临床表现和实验室指标的综合分析判断而定。

UCTD 病因至今尚不明确，普遍认为发病机制比较复杂，可能是某些环境因素作用于易感个体，引起体内免疫紊乱所致,因而与体内 HLA 有一定的相关性。环境因素中化学物品的接触被认为较为重要。

【诊断】

(一)症状

1. 全身表现 不明原因的疲乏和低热常为 UCTD 的全身表现,同时伴有以下症状中的 1 项或 1 项以上的表现:多关节痛或多关节炎、面部红斑、口腔黏膜溃疡、浆膜腔积液、尿蛋白阳性等,亦有患者以光敏性皮炎及口干、眼干为首发表现。

2. 皮肤、黏膜表现 皮疹形式多样,以面部红斑多见,有报道,UCTD 的盘状红斑发生率高于系统性红斑狼疮患者。国人雷诺现象、光过敏发生率较高,国内报道,雷诺现象发生率可高达 30%,光过敏为 2% 左右。

3. 关节、肌肉表现 40%~50% 患者可出现大小关节疼痛,多关节炎的发生率较关节痛低,国人约为 23%。发生小关节肿痛者多见,可出现类风湿关节炎样发作,伴有不同程度晨僵,关节侵蚀性改变少见。肌肉疼痛及肌无力症状较轻,肌酶升高不明显,肌电图及肌活检检查无明显异常改变。

4. 血管病变 约有 50% UCTD 的患者以典型的雷诺现象为首发表现,症状严重者可以出现肢端坏死、软组织萎缩、肢端骨吸收等不良表现。雷诺现象的病理基础是小动脉的舒缩功能异常导致血管反复痉挛。认为有关节病变和雷诺现象的 UCTD 患者易发展为系统性红斑狼疮(SLE)。

5. 心、肺病变 心脏病变表现多种多样,临床可表现为胸闷、心悸等症状,浆膜炎出现频率较高,其次可出现心肌炎、心内膜炎等表现,心电图常见 ST-T 段的改变。肺部病变仍以浆膜炎为最多见,常为双侧胸腔积液,其他表现主要有肺间质纤维化。心肺病变程度视不同患者及不同病程而表现轻重不一。

6. 血液系统表现 约 20% 的 UCTD 患者出现血液系统受累,其中慢性病性贫血发生率最高,国内报道高达 17% 左右,其次为血小板减少（6%左右）和白细胞减少（2%左右）。

7. 肾脏及其他病变　肾脏病变少见，一旦出现多以蛋白尿、高血压、水肿等表现为主，国内报道以蛋白尿首发的UCTD患者约为1.4%。

（二）体征

1. 一般情况　UCTD患者常有乏力、易疲劳和发热表现，发热以低热多见，亦可出现中等度发热或高热，可伴有全身浅表淋巴结大及肝大、脾大，轻度贫血貌者常见。

2. 皮肤、黏膜　慢性贫血者常见，表现为面色苍白、唇舌色淡、疲乏无力。面部非特异性红斑和光敏性皮炎多见，也可出现典型的蝶形红斑和盘状红斑。有雷诺现象反复发作患者可有指垫变薄、指端缺血性坏死或溃疡，皮肤还可有紧绷、变厚、发亮等硬皮病样表现。约有2%的UCTD患者出现口腔溃疡，可有口腔黏膜干燥和眼干燥症表现。

3. 关节、四肢　大于40%的UCTD患者表现为多关节痛，23%的患者表现为多关节炎，双手掌指关节、近端指间关节易出现对称性肿痛，可波及膝、肘、肩等大关节，可伴有轻微晨僵，关节畸形者少见。部分患者有颜面部水肿及下肢可凹性水肿，对此类患者进行尿检常可发现蛋白尿的存在。极少数患者出现四肢肌肉的酸痛无力及局部触痛，但一般症状较轻微。

4. 呼吸、循环系统　因UCTD的患者可出现心包炎、心包积液、心肌炎、心律失常、胸膜炎、肺间质纤维化和肺动脉高压，因而心脏和肺部检查常可发现有意义的阳性体征。肺部可闻及干性及湿性啰音，肺底部闻及吸气末支气管爆裂音，对肺间质纤维化有一定的诊断意义。可闻及心率增快、心音低钝、肺动脉瓣区第二心音亢进、各瓣膜区杂音等。

（三）检查

1. 自身抗体检查

（1）抗核抗体（ANAs）：通常采用间接免疫荧光法作为

ANAs 的筛选试验，荧光染色型别分别有均质型、斑点型、周边（核膜）型、核仁型和着丝点型，不同的核型对诊断疾病有一定的指导意义。60% ~ 100% 的 UCTD 患者血清中能检测到 ANA，滴度可高可低，核型以斑点型居多，有时也可见到其他核型。

（2）抗 ENA 抗体（ENA）：指抗核抗体中的抗非组蛋白抗体并可被盐水提取的可溶性核抗原抗体。UCTD 患者常因 RNP、SSA、SSB 等抗体的出现而使抗 ENA 抗体呈阳性，其中 SSA 阳性率可达 30% 左右，其次是 RNP，阳性率为 12% ~ 28%。

（3）其他自身抗体：少数患者血清中可出现类风湿因子（RF）阳性，极少数患者可有低滴度的 ds-DNA 抗体阳性。

2. 血常规、血生化及免疫学检查 患者血清中可检测到免疫复合物和多克隆的球蛋白升高。外周血白细胞、红细胞及血小板计数正常或有不同程度减少，血清电泳 γ-球蛋白常有增高。尿常规可见蛋白尿及血尿，部分患者出现转氨酶的升高。红细胞沉降率常出现不同程度的增快。

3. 影像学检查 部分患者进行影像学检查时可发现心包积液和胸腔积液，以小到中等量为多。肺部病变，如肺间质纤维化、肺动脉高压者少见。胸腹部 CT 扫描常可发现多发性的淋巴结大。

4. 超声检查 超声检查以肝、脾、淋巴结大较常见，经过治疗可很快恢复。UCTD 患者的超声心动图常有异常表现，以少量心包积液最常见。

（四）诊断要点

目前尚无统一的 UCTD 诊断标准。较为公认的诊断原则：患者具有 1 项以上典型的风湿病症状或体征，伴有 1 项以上高滴度的自身抗体，病程持续 2 年以上，并排除其他明确的结缔组织疾病。表 1 - 12 摘录了近年国外报道的一些 UCTD 的诊断条件。

表1-12 国外报道的 UCTD 诊断条件

作者（年）	诊断标准
Alarcon（1991）	雷诺现象、干燥性角结膜炎、关节炎或其他 CTD 表现且病史≥1 年
Mosca（1998）	CTD 的症状和体征，至少一种非特异抗体，但不能满足任何 CTD 的诊断标准，病程 >3 年
Danieli（1998）	具有 CTD 的症状和体征，病程 >1 年
Danieli（1999）	具有可疑自身免疫病的症状和体征，但不符合任何 CTD 的诊断标准
Dijkstra（1999）	CTD 的症状和体征，ANA 阳性，但不符合任何 CTD 的诊断标准

（五）鉴别诊断

无论未分化结缔组织病（UCTD）是一种确定的结缔组织病的早期或顿挫型，抑或是一种独立的结缔组织病，在临床上均需和混合性结缔组织病（MCTD）、重叠综合征（UCTD）及任何一种已经有明确诊断标准的结缔组织病（CTD）相鉴别，诊断也需慎重，有时还需要和其他内科疾病相鉴别。

1. 与弥漫性结缔组织病的鉴别

（1）系统性红斑狼疮（SLE）：SLE 患者大多有典型的面部蝶形红斑或盘状红斑，有脱发及复发性口腔溃疡史，有多关节炎但不伴有骨侵蚀性改变，多浆膜腔积液多见，以肾脏、血液系统、心肺和中枢神经系统受累多见。几乎 100% 患者血清中可检测到高滴度的抗核抗体，抗核抗体核型以均质型最多见，50% 的患者血清中可出现 ds-DNA 抗体阳性，30% 的患者血清中出现 Sm 抗体阳性，高球蛋白血症和低补体血症常同时存在。

（2）系统性硬化症（SSc）：SSc 患者中雷诺现象最常见，发生率高达 90% 以上。有面部和双手肢端皮肤增厚发亮、皮纹减少、不易捏起、异色症，早期有明显皮肤瘙痒，易出现肺脏间质纤维化和肾脏硬化病变。血清学改变有高滴度核仁型抗核抗体阳性，少数患者可出现低滴度 ds-DNA 抗体，出现

SCl-70 抗体阳性对 SSc 有特异性的诊断价值。

（3）多发性肌炎/皮肌炎（PM/DM）：炎性肌病以四肢近端肌肉进行性无力、疼痛、触痛、肌力明显下降、肌酶明显升高、肌电图出现肌源性损害为主要临床特点，皮肌炎患者常伴有典型的面部及眼睑部的葡萄酒色水肿性皮疹，可波及颈部和前胸部，脏器损害以肺间质纤维化最多见，肾脏损害少见。可出现低滴度斑点型抗核抗体和 Jo-1 抗体阳性，免疫球蛋白可有多克隆升高，低补体血症不明显。外周血的白细胞及中性粒细胞常升高。

（4）类风湿关节炎（RA）：40 岁后女性多发，主要表现有晨僵 >30 分钟、对称性腕/掌指/近端指间关节肿痛，同时可侵犯肘、肩、膝、距小腿关节及颞颌关节，X 线或 MR 提示有侵蚀性骨破坏，血清和关节液中类风湿因子（RF）阳性率高达 70%，红细胞沉降率（ESR）、C 反应蛋白（CRP）和血小板计数在疾病活动期常明显升高，可出现多克隆的免疫球蛋白升高。

（5）干燥综合征（PSS）：PSS 以慢性进行性口干、眼干为主要临床表现，有吞咽干食困难、唾液分泌减少、猖獗齿、泪液减少、眼部异物感、角膜溃疡等表现，病程中部分患者出现反复腮腺肿大，可伴有关节肌肉及黏膜症状，血液系统及肾小管功能受损常见。血清中可出现斑点型抗核抗体和 SSA/SSB 抗体阳性，RF 常阳性，高球蛋白血症明显。泪流量和角膜荧光染色阳性及唇腺活检出现灶性淋巴细胞浸润可确诊 PSS。

2. 与混合性结缔组织病（MCTD）的鉴别 MCTD 是一种具有系统性红斑狼疮（SLE）、多发性肌炎（PM）/皮肌炎（DM）、系统性硬化症（SSc）和类风湿关节炎（RA）的某些临床表现，但又不能独立诊断其中任何一种疾病，同时伴有血清学上具有特征性的高滴度的抗核糖核蛋白抗体（抗 RNP）

的自身免疫病。肌炎、肺部受累、雷诺现象、食管蠕动功能降低、肿胀手或手指硬化、血清中抗 ENA 抗体 >1:10000，抗U1-RNP 抗体（+）及抗 Sm 抗体（-）均是诊断 MCTD 的重要依据。

3. 与重叠综合征（OCTD）的鉴别 OCTD 指患者同时或先后患有 2 种或 2 种以上明确诊断的结缔组织病，常常是系统性红斑狼疮（SLE）、多发性肌炎（PM）、类风湿关节炎（RA）、系统性硬化症（SSc）及干燥综合征（PSS）中的 2 种或 2 种以上疾病在同一患者身上出现。患者的临床表现因重叠疾病的不同而有差异，血清学检查也因重叠疾病的不同而出现相应的特征性抗体。治疗原则是重点治疗其中一种脏器损害较重的 CTD，同时兼顾其他疾病的综合治疗。

4. 与其他内科疾病相鉴别 当其他内科疾病患者有严重感染、血液系统疾病及肿瘤存在时，也会出现反复发热、皮疹、关节肌肉疼痛、水肿、肝肾功能受损、外周血三系减少、肝大、脾大、淋巴结大、低滴度抗核抗体及类风湿因子阳性、多克隆免疫球蛋白升高等表现，此时不能因免疫指标的异常而轻易诊断结缔组织病，特别不能轻易诊断未分化结缔组织病（UCTD），要仔细询问病史及体格检查，积极寻找病因，对病情进行足够时间的观察随访，并进行全面详尽的鉴别诊断。

【治疗】

（一）一般治疗

1. 休息及防护 以雷诺现象为主要起病表现的患者，需局部保暖并避免接触低温环境，吸烟者需戒烟。此阶段可给予扩张血管及活血化瘀药物治疗。以皮疹为主要起病表现的患者，需避免紫外线光照，给予氯喹或羟基氯喹口服。以关节肌肉症状为主要起病表现的患者，治疗方案可参照类风湿关节炎的相关章节。

2. 教育及营养　因 UCTD 至今无特征性的临床表现和特异性的实验室指标，是否为一独立性疾病或是某种明确的结缔组织病的早期阶段或是某一结缔组织病的顿挫型，目前尚无定论。因而需对患者进行适当的健康教育和心理疏导，树立长期面对疾病困扰及长期治疗的信心。适当限制患者活动，饮食均衡，起居规律。

（二）药物治疗

1. 对症治疗　有雷诺现象者首先需局部保暖，此措施可避免症状加重并减少发作。另外，要避免双手接触低温环境，减少理化因素对手指的刺激。可应用抗血小板聚集药物，如阿司匹林每日 75～100mg 口服，给予扩血管药物，如钙通道拮抗药硝苯地平每日 30mg 治疗雷诺现象。局部可试用前列环素软膏，出现指端溃疡或坏死现象的患者，可静脉使用前列环素等扩张动脉药物疗效较佳。以关节炎为主要表现者，可应用非甾体抗感染（NSAIDs）药物，如双氯芬酸钠每日 75mg 或美洛昔康每日 15mg 或塞来昔布每日 200mg 口服。关节症状严重者加用甲氨蝶呤（MTX）每周 10～15mg 口服或加用羟基氯喹每日 0.2～0.4 口服。据报道，有食管运动功能障碍者平均使用泼尼松每日 25mg，可使食管下段括约肌运动功能障碍得到明显改善。

2. 肾上腺皮质激素治疗　当 UCTD 患者出现器官受累，如出现血液系统的溶血性贫血、急剧进行性的血小板减少、严重的浆膜炎等表现时，应及时使用肾上腺皮质激素治疗。一般采用泼尼松 0.5mg/（kg·d）口服可使病情得到缓解，临床医师应根据病情尽快将皮质激素剂量减至最低有效维持量口服。大部分患者不需免疫抑制药的联合治疗。

3. 免疫抑制药治疗　一般 UCTD 患者无须免疫抑制药治疗即可使病情很快缓解，如果经常规的对症治疗和适当剂量的糖皮质激素治疗无效时，可以考虑使用免疫抑制药联合治疗。免疫抑制药的选择应根据患者临床表现和受损脏器的不同，参照不同的结缔组织病的治疗方案，临床常选用的甲氨蝶呤（MTX）或硫唑嘌呤（AZA）对控制病情有一定疗效。某些难治性 UCTD 患者或不能耐受。MTX/AZA 不良反应的患者，可选用新型免疫抑制药，如来氟米特、环孢素等治疗。

（三）其他治疗

血浆置换和免疫吸附因能选择性去除患者血浆中异常的免疫球蛋白、免疫复合物和自身抗体，临床证实可在短期内使病情得到明显改善，可降低异常增高的免疫球蛋白、免疫复合物和特异性的自身抗体，可减少糖皮质激素用量及其不良反应，对危急重症患者的抢救及孕妇的治疗有一定疗效。大剂量丙种球蛋白静脉注射无明显不良反应但价格昂贵，且不能替代糖皮质激素及免疫抑制药的常规使用。干细胞移植及生物制剂虽有一定疗效但临床经验不多，价格昂贵，需严格掌握适应证。

【病情观察】

观察患者治疗后症状和体征是否缓解，如多关节痛或多关节炎程度是否减轻，乏力、易疲劳、发热面部红斑、口腔黏膜溃疡、血液系统三系减少、浆膜腔积液、尿蛋白阳性等是否缓解，以了解治疗疗效；复查随访自身抗体检查、血常规、血生化及免疫学检查、红细胞沉降率等变化，以评估病情活动，决定继续治疗或调整治疗同时应注意观察有无药物本身的不良反应，以便及时减量或停药。

【病历记录】

1. 门急诊记录 详细记录患者的关节、肌肉表现及皮疹的部位，以往诊疗和用药的情况。体检记录受累关节局部表现，皮疹特点等。辅助检查记录自身抗体检测情况、血常规、蛋白电泳等检查结果。

2. 住院记录 记录患者的主诉、发病过程、门急诊或外院的诊疗经过、所用药物及效果如何。首次病程记录应提出本病的诊断依据、与其他疾病的鉴别诊断要点、初步的诊疗计划。重点记录有关实验室检查的结果分析与临床症状的关系，详尽记录患者住院治疗后的病情变化、治疗效果。

【注意事项】

1. 医患沟通 医师应主动与患者及其家属谈话，告知本病的临床特点及诊断、治疗方法等，以使患者及其家属能理解本病，提高对治疗的信心。如病情有变化需换用其他治疗，医师应如实告知，并由患者及其家属签名同意为据。

2. 经验指导

（1）关于 UCTD 的转归近年来国外有多篇报道，一般认为该疾病中的部分患者可能是某种 CTD 的早期阶段或顿挫型。患者虽然有一种或几种自身免疫病的临床表现，血清学检查亦有自身抗体的出现，但因大部分患者脏器损害少或损害程度较轻，极少有患者出现，如肾脏、肺间质纤维化、肺动脉高压、中枢神经系统等严重的器官损害，因而一般患者预后较好，长期随访有近 50% 患者可完全缓解或治愈。有研究报道，约 75% 的 UCTD 患者病情在 2 年内发生变化，出现更多的临床表现、阳性体征和异常的实验室指标，并符合某种结缔组织病的诊断条件。

（2）国内有学者认为，UCTD 可以是某些自身免疫病的初期表现，经过 2～5 年的时间发展为 SLE 等明确的结缔组织病，并发现不同特点的 UCTD 患者可发展为不同的 CTD。在疾病初期以雷诺现象为典型表现的患者多发展为系统性硬化症（SSc），以关节炎、关节痛为主要或首发症状者多发展为系统性红斑狼疮（SLE）或类风湿关节炎（RA），以颜面肿胀或皮疹为疾病主要或初发表现者多发展为多发性肌炎（PM）/皮肌炎（DM），以口干、眼干为疾病主要或初发表现者多发展为干燥综合征（pSS）。

第二章

脊柱关节病 ◆◆◆

第一节 强直性脊柱炎

强直性脊柱炎（ankylosing spondylitis，AS）是一种慢性进行性疾病，主要侵犯骶髂关节、脊柱骨突、脊柱旁软组织及外周关节，可伴发关节外表现。严重者可发生脊柱畸形和关节强直。AS 是脊柱关节病的原型或称原发性 AS；其他脊柱关节病并发的骶髂关节炎为继发性 AS。AS 的患病率在各国报道不一，日本本土人为 0.05% ~ 0.2%，我国患病率初步调查为 0.26%。以往认为，男性多见，男女之比为 10.6∶1；现报道，男女之比为 5∶1，只不过女性发病较缓慢及病情较轻。发病年龄通常在 13 ~ 31 岁，30 岁以后及 8 岁以前发病者少见。

【诊断】

（一）症状

1. 关节表现 隐袭起病的慢性腰痛是最具特征性的早期症状，初发部位在腰部者占 35% ~ 57%。发病年龄多在 16 ~ 20 岁，为定位不清的钝痛，常在臀部或骶髂区深部。开始可为单侧或间断性，数月内逐渐变成持续性、双侧受累，伴下腰区僵硬和疼痛。某些患者的早期症状可以是腰部痛，而不是典型的臀部痛；疼痛可以很严重，还可能在用力活动时加重，并引起急性腰背扭伤。

次常见的早期症状是背部发僵，以晨起为著，轻微活动或热水淋浴后可减轻。维持一种姿势过久可加重腰痛和僵硬感。患者常有早晨起床困难的经历，以致不得不翻滚到床边，试图不弯腰以减轻疼痛。有时患者会从沉睡中痛醒或者夜间醒来需要活动几分钟方能重新入睡。一些患者可无背部症状或症状很轻微。另一些患者可能会表现为腰背僵硬、短暂肌痛或肌肉、肌腱部位压痛，在湿冷环境中症状加重，易被误诊为纤维织炎。

以外周关节炎为首发症状者占 43%，整个病程中约 75% 的患者出现外周关节病变，国内报道可达 91%。受累关节以肩、髋关节居多，膝、踝关节受累也常见，肘和手、足小关节也可能累及，典型表现为不对称性下肢为主的关节炎和腊肠型指、趾。儿童或青少年起病患者，髋关节受累更多见，其发生率为 17%～36%，常为双侧隐袭起病，较其他关节受累更易致残。晚期常出现髋关节的屈曲挛缩，引起特征的固定步态；直立位时双膝关节被迫维持某种程度的屈曲。10% 的患者可发生颞颌关节疼痛和局部压痛。

部分患者可以出现轻度全身症状，如厌食、倦怠或低热，幼年发病者更易发生。早期体征可以很轻微，常在试图过伸、过度侧弯或旋转时发现腰椎活动受限。单靠指地试验不能用来评估脊柱的活动度，因为髋关节可以代偿腰椎的运动，而 Schober 试验就能较准确地反映腰椎前屈运动受限的程度。随着疾病的发展，腰椎前凸会逐渐丧失。

2. 关节外表现　强直性脊柱炎最常见的关节外表现是急性前色素膜炎（急性虹膜炎），见于 25%～30% 的患者。典型的发病方式为单侧急性发作，主要症状包括眼痛、畏光、流泪和视物模糊。体格检查可见角膜周围充血、虹膜水肿、病变侧虹膜色素较健侧变淡、瞳孔缩小或瞳孔形状呈不规则。

裂隙灯检查显示前房大量渗出和小的角质沉淀。一次色素膜炎发作持续 4~8 周，易复发。虽然许多其他疾病也可出现色素膜炎，如患者出现非肉芽肿性前色素膜炎就需怀疑强直性脊柱炎或其他脊柱关节病。

心血管系统受累少见，病变主要包括升主动脉炎、主动脉瓣关闭不全和传导障碍。其危险性随着年龄、病程和髋、肩以外的外周关节炎的出现而增加。主动脉炎可以表现为轻度纤维化造成的慢性血流动力学改变，也可以表现为主动脉瓣关闭不全，甚至二尖瓣关闭不全，导致进行性加重的心功能不全。有学者观察到主动脉瓣关闭不全在强直性脊柱炎发病 15 年时的发生率仅为 3.5%，而 30 年时发病率则升至 10%。心脏传导异常在 15 年的发生率是 2.7%，到 30 年时升至 8.5%。某些患者可因完全性心脏传导阻滞而出现阿-斯综合征，需要置入起搏器治疗。

肺实质病变是少见的晚期关节外表现，以缓慢进展的肺上段纤维化为特点，多在发病 20 年后出现。X 线检查见索条状或斑片状模糊影，逐渐出现囊性变。个别患者囊腔中继发曲霉菌生长而形成真菌病，可出现咳嗽、呼吸困难，偶尔有咯血。

神经系统病变的出现最常与脊柱骨折、脱位或马尾综合征相关。骨折常发生在颈椎，致高位截瘫，病死率很高。自发性寰枢关节向前半脱位的发生率为 2%，主要发生在晚期，有外周关节受累者更常见。表现为枕部疼痛，伴或不伴脊髓压迫。马尾综合征在强直性脊柱炎少见，但晚期患者可以出现明显症状，包括逐渐起病的尿失禁、便失禁、骶部疼痛、感觉丧失（鞍区感觉异常）、阳痿和偶有踝反射消失。

骨骼肌受累尚缺乏令人信服的证据。虽然在部分患者可观察到肌肉超微结构改变和肌酸激酶升高，明显的肌肉变细在部分进展期强直性脊柱炎患者中是由于失用性萎缩所致。

继发性淀粉样变较少见，如表现为蛋白尿和进行性加重的氮质血症应想到淀粉样累及了肾脏。IgA 肾病可引起血尿。

(二) 体征

骶髂关节和椎旁肌肉压痛为本病早期的阳性体征。随病情进展可见腰椎前凸变平，脊柱各个方向活动受限，胸廓扩展范围缩小及颈椎后突。以下几种方法可用于检查骶髂关节压痛或脊柱病变进展情况：①枕壁试验，正常人在立正姿势双足跟紧贴墙根时，后枕部应贴近墙壁而无间隙。而颈僵直和（或）胸椎段畸形后凸者该间隙增大至几厘米以上，致使枕部不能贴壁。②胸廓扩展，在第 4 肋间隙水平测量深吸气和深呼气时胸廓扩展范围，两者之差的正常值不小于 2.5cm，而有肋骨和脊椎广泛受累者则使胸廓扩张减少。③Schober 试验，于双髂后上棘连线中点上方垂直距离 10cm 及下方 5cm 处分别做出标记，然后嘱患者弯腰（保持双膝直立位）测量脊柱最大前屈度，正常移动增加距离在 5cm 以上，脊柱受累者则增加距离少于 4cm。④骨盆按压，患者侧卧，从另一侧按压骨盆可引起骶髂关节疼痛。⑤Patrick 试验（下肢 4 字试验），患者仰卧，一侧膝屈曲并将足跟放置到对侧伸直的膝上。检查者用一只手下压屈曲的膝（此时髋关节在屈曲、外展和外旋位），并用另一只手压对侧骨盆，可引出对侧骶髂关节疼痛则视为阳性。有膝或髋关节病变者也不能完成 4 字试验。

(三) 检查

1. 常规检查　强直性脊柱炎无诊断性的或特异性的检查。75% 以上的患者出现红细胞沉降率增快，C 反应蛋白升高、轻至中度 IgA 升高亦常见到，类风湿因子和抗核抗体阴性。与其他炎性关节病相比，其关节液亦无特别之处。15% 的患者可有轻度正细胞正色素性贫血。

2. 影像学检查　强直性脊柱炎的特征性放射学改变要经

历很多年后才出现。主要见于中轴关节，尤其是骶髂关节、椎间盘椎体连接、骨突关节、肋椎关节和肋横突关节。

（1）骶髂关节炎是最早和最持久的 X 线征象。通常一个简单的后前位 X 线片足以判断有无病变。病变为双侧对称性，表现为软骨下骨板模糊，关节面锯齿样破坏和邻近骨的硬化。病变最初在髂骨面更清楚。随着软骨下骨破坏的发展会形成骶髂关节间隙增宽的假象。继骨间桥和钙化出现后关节间隙渐变狭窄，数年后出现骶髂关节骨性强直，邻近骨硬化消失。1966 年制订的强直性脊柱炎纽约诊断标准对骶髂关节 X 线改变做了如下分期（表 2 −1）。

表 2 −1　骶髂关节 X 线分期

0 级：正常骶髂关节
Ⅰ 级：可疑或极轻微骶髂关节炎
Ⅱ 级：轻度骶髂关节炎，局限性的侵蚀、硬化，关节边缘模糊，但关节间隙无改变
Ⅲ 级：中度或进展性骶髂关节炎，伴有以下 1 项（或 1 项以上）变化：近关节区硬化、关节间隙变窄/增宽、骨质破坏或部分强直
Ⅳ 级：严重异常，骶髂关节强直、融合，伴或不伴硬化

（2）肌腱端炎表现为肌腱和韧带的骨附着处的骨质糜烂和骨炎，以坐骨结节、髂嵴、跟骨、股骨大转子和椎骨棘突最常见。

（3）脊柱的炎性损伤累及纤维环的表层，在其椎体角的附着部位引起反应性骨增生，在 X 线上表现为密度增高影和随后的骨吸收（破坏）。这导致椎体的方形变、纤维层逐渐钙化和椎体间骨桥（韧带骨赘）形成，这种变化常从胸椎和上腰椎开始出现。炎症同时可使骨突关节强直和脊柱韧带钙化，在病程长和病情严重的强直性脊柱炎患者最终导致脊柱完全融合（竹节样脊柱）。由于脊柱强直和活动减少，常出现脊柱骨质疏松。

（4）髋关节受累引起双侧对称性关节间隙狭窄、软骨下骨不规则硬化、髋臼和股骨头关节面外缘的骨赘形成，还可引起骨性强直。肩关节受累也引起对称性同心圆样关节间隙变窄，同时可伴有主要发生在肱骨头外上方的骨破坏。

典型的患者简单的后前位 X 线片检查通常已经足够。对于早期患者，X 线检查可能显示骶髂关节正常或可疑，CT 检查则可增加敏感性，特异性不减。因此，如果经济条件许可，对可疑患者提倡行 CT 检查以利于早期诊断。磁共振（MRI）可较好显示软骨，尤其对早期骶髂关节炎患者可以显示关节周围组织水肿、炎症，但空间分辨力并不如 CT，而且尚缺乏广泛认可的评价标准。有文献报道，MRI 对骶髂关节炎诊断敏感性和特异性不及 CT，目前多限于确诊早期骶髂关节炎及观察马尾综合征相关的后腰部骶蛛网膜膨大等。

3. 其他检查　单为诊断毋需行脊柱病变的活检，对可疑病例行外周关节穿刺活检术可能有助于强直性脊柱炎的诊断。其滑膜组织的浆细胞浸润可能比类风湿关节炎更明显，但这和轻度的炎性关节液改变一样，均属非特异性表现。

HLA-B27 检测偶尔对强直性脊柱炎的诊断有帮助，绝大部分患者通过病史、体征和 X 线检查即能做出诊断，而不需要检测 HLA-B27。该试验不作为常规检查，也不作为诊断和排除诊断的筛选试验，在按常规不能做出诊断者才有一定的临床意义。

（四）诊断要点

目前有不同标准，但现仍沿用 1966 年纽约诊断标准，或 1984 年修订的纽约诊断标准。但是，对一些暂时不符合上述标准者，可参考欧洲脊柱关节病初步诊断标准，符合者也可列入此类进行诊断和治疗，随访观察。

（1）纽约诊断标准（1966）：有 X 线片证实的双侧或单侧骶髂关节炎（按 0～Ⅳ级分级），分别附加以下临床表现的 1

项或 2 项：①腰椎在前屈、侧屈和后伸的 3 个方向运动均受限；②腰背痛史或现有症状；③第 4 肋间隙测量胸廓扩展范围小于 2.5cm。根据以上几项，诊断肯定的 AS 要求有 X 线片证实的Ⅲ~Ⅳ级双侧骶髂关节炎，附加上述临床表现中的至少 1 项；X 线证实的Ⅲ~Ⅳ级单侧骶髂关节炎或Ⅱ级双侧骶髂关节炎，并分别附加上述临床表现中的 1 项或 2 项。

（2）修订的纽约诊断标准（1984）：①下腰背痛的病程至少持续 3 个月，疼痛随活动改善，但休息不减轻；②腰椎在前、后和侧屈方向活动受限；③胸廓扩展范围小于同年龄和同性别的正常值；④双侧骶髂关节炎Ⅱ~Ⅳ级或单侧骶髂关节炎Ⅲ~Ⅳ级。如果患者具备④项并分别附加①~③项中的任何 1 项可确诊为 AS。

（3）欧洲脊柱关节病研究组标准：炎性脊柱痛或非对称性、以下肢关节为主的滑膜炎，附加以下项目中的任何一项：①阳性家族史；②银屑病；③炎性肠病；④关节炎前 1 个月内的尿道炎、宫颈炎或急性腹泻；⑤双侧臀部交替疼痛；⑥肌腱末端病；⑦骶髂关节炎。

（五）鉴别诊断

1. 类风湿关节炎（RA） AS 与 RA 的主要区别如下。

（1）AS 在男性多发，而 RA 女性居多。

（2）AS 无一例外有骶髂关节受累，RA 则很少有骶髂关节病变。

（3）AS 为全脊柱自下而上地受累，RA 只侵犯颈椎。

（4）外周关节炎在 AS 为少数关节、非对称性、以下肢关节为主；在 RA 则为多关节、对称性和四肢大小关节均可发病。

（5）AS 无 RA 可见的类风湿结节。

（6）AS 的 RF 阴性，而 RA 的阳性率占 60%~95%。

（7）AS 以 HLA-B27 阳性居多，而 RA 则与 HLA-DR4 相

关。AS 与 RA 发生在同一患者的概率为 1/10 万 ~ 1/20 万。

2. 椎间盘突出　椎间盘突出是引起炎性腰背痛的常见原因之一。该病限于脊柱，无疲劳感、消瘦、发热等全身表现，所有实验室检查，包括红细胞沉降率均正常。它和 AS 的主要区别可通过 CT、MRI 或椎管造影检查得到确诊。

3. 结核　对于单侧骶髂关节病变，要注意同结核或其他感染性关节炎相鉴别。

4. 弥漫性特发性骨肥厚综合征　该病发病多在 50 岁以上男性，患者也有脊椎痛、僵硬感及逐渐加重的脊柱运动受限。其临床表现和 X 线片所见常与 AS 相似。但是，该病 X 线片可见韧带钙化，常累及颈椎和低位胸椎，经常可见连接至少四节椎体前外侧的流注形钙化与骨化，而骶髂关节和脊椎骨突关节无侵蚀，晨起僵硬感不加重，红细胞沉降率正常及 HLA-B27 阴性。根据以上特点可将该病和 AS 区别开。

5. 髂骨致密性骨炎　本病多见于青年女性，其主要表现为慢性腰骶部疼痛和发僵。临床检查除腰部肌肉紧张外无其他异常。诊断主要依靠 X 线后前位平片，其典型表现为在髂骨沿骶髂关节之中下 2/3 部位有明显的骨硬化区，呈三角形者尖端向上，密度均匀，不侵犯骶髂关节面，无关节狭窄或糜烂，故不同于 AS。

6. 其他　AS 是血清阴性脊柱关节病的原型，在诊断时必须与骶髂关节炎相关的其他脊柱关节病，如银屑病关节炎、肠病性关节炎或赖特综合征等相鉴别。

【治疗】

AS 尚无根治方法。但是患者如能及时诊断及合理治疗，可以达到控制症状并改善预后。应通过非药物、药物和手术等综合治疗，缓解疼痛和发僵，控制或减轻炎症，保持良好的姿势，防止脊柱或关节变形，以及必要时矫正畸形关节，以达到改善和提高患者生命质量目的。

1. 非药物治疗

（1）对患者及其家属进行疾病知识的教育是整个治疗计划中不可缺少的一部分，有助于患者主动参与治疗并与医师的合作。长期计划还应包括患者的社会心理和康复的需要。

（2）劝导患者要谨慎而不间断地进行体育锻炼，以取得和维持脊柱关节的最好位置，增强椎旁肌肉和增加肺活量，其重要性不亚于药物治疗。

（3）站立时应尽量保持挺胸、收腹和双眼平视前方的姿势。坐位时也应保持胸部直立。应睡硬板床，多取仰卧位，避免促进屈曲畸形的体位。枕头要低矮，一旦出现上胸或颈椎受累应停用枕头。

（4）减少或避免引起持续性疼痛的体力活动。定期测量身高。保持身高记录是防止不易发现的早期脊柱弯曲的一个好措施。

（5）对疼痛或炎性关节或其他软组织选择必要的物理治疗。

2. 药物治疗

（1）非甾类抗感染药：这一类药物可迅速改善患者腰背部疼痛和发僵，减轻关节肿胀和疼痛及增加活动范围，无论早期或晚期 AS 患者的症状治疗都是首选的。抗感染药种类繁多，但对 AS 的疗效大致相当。吲哚美辛对 AS 的疗效尤为显著，但不良反应较多。如患者年轻，又无胃肠、肝、肾及其他器官疾病或其他禁忌证，吲哚美辛可作为首选药物。方法：吲哚美辛 25mg，每日 3 次，饭后即服。夜间痛或晨僵显著者，晚睡前用吲哚美辛栓剂 50mg 或 100mg，塞入肛门内，可获得明显改善。其他可选用的药物也用于治疗本病，如阿西美辛 90mg，每日 1 次；双氯芬酸通常每日总剂量为 75～150mg；萘丁美酮 1000mg，每晚 1 次；美洛昔康 15mg，每日 1 次；依托度酸 400mg，每日 1 次；塞来昔布 200mg，每日 2 次。

抗感染药的不良反应中较多的是胃肠不适，少数可引起溃疡；其他较少见的有头痛、头晕，肝、肾损伤，血细胞计数减少，水肿，高血压及变态反应等。医师应针对每例患者的具体情况选用一种抗感染药物。同时使用 2 种或 2 种以上的抗感染药不仅不会增加疗效，反而会增加药物不良反应，甚至带来严重后果。抗感染药物通常需要使用 2 个月左右，待症状完全控制后减少剂量，以最小有效量巩固一段时间，再考虑停药，过快停药容易引起症状反复。如一种药物治疗 2～4 周疗效不明显，应改用其他不同类别的抗感染药。在用药过程中应始终注意监测药物不良反应并及时调整。

（2）柳氮磺吡啶：本品可改善 AS 的关节疼痛、肿胀和发僵，可降低血清 IgA 水平及其他实验室活动性指标，特别适用于改善 AS 患者的外周关节炎，对本病并发的前色素膜炎有预防复发和减轻病变的作用。通常推荐用量为每日 2.0g，分 2～3 次口服。剂量增至每日 3.0g，疗效虽可增加，但不良反应也明显增多。本品起效较慢，通常在用药后 4～6 周。为了增加患者的耐受性，一般以 0.25g，每日 3 次开始，以后每周递增 0.25g，直至 1.0g，每日 2 次，根据病情及患者对治疗的反应调整剂量和疗程，维持 1～3 年。为了弥补柳氮磺吡啶起效较慢及抗感染作用欠强的缺点，通常选用一种起效快的抗感染药与其并用。本品的不良反应包括消化系症状、皮疹、血细胞减少、头痛、头晕，以及男性精子减少及形态异常（停药可恢复）。磺胺过敏者禁用。

（3）甲氨蝶呤：活动性 AS 患者经柳氮磺吡啶和非甾类抗感染药治疗无效时，可采用甲氨蝶呤。但经对比观察发现，本品仅对外周关节炎、腰背痛和发僵及虹膜炎等表现，以及对红细胞沉降率和 C 反应蛋白水平有改善作用，而对中轴关节的影像学改变无改善证据。通常以甲氨蝶呤 7.5～15mg，个别重症者可酌情增加剂量，口服或注射，每周 1 次，疗程

0.5~3年。同时，可并用1种抗感染药。尽管小剂量甲氨蝶呤有不良反应较少的优点，但其不良反应仍是治疗中必须注意的问题，包括胃肠不适、肝损伤、肺间质炎症和纤维化、血细胞计数减少、脱发、头痛及头晕等，故在用药前后应定期复查血常规、肝功能及其他有关项目。

（4）糖皮质激素：少数患者在使用大剂量抗感染药也不能控制症状时，采用甲泼尼龙15mg/（kg·d）冲击治疗，连续3日，可暂时缓解疼痛。对其他治疗不能控制的下背痛，在CT指导下行皮质类固醇骶髂关节注射，部分患者可改善症状，疗效可持续3个月左右。本病伴发的长期单关节（如膝）积液，可行长效皮质激素关节腔注射。重复注射应间隔3~4周，一般不超过2~3次。糖皮质激素口服治疗既不能阻止本病的发展，还会因长期治疗带来不良反应。

（5）其他药物：一些男性难治性AS患者应用沙利度胺（反应停）后，临床症状和红细胞沉降率及C反应蛋白均明显改善。初始剂量每日50mg，每10日递增50mg，至200mg/d维持，国外有用每日300mg维持。用量不足则疗效不佳，停药后症状易迅速复发。本品的不良反应有嗜睡、口渴、血细胞计数下降、肝酶增高、镜下血尿及指端麻刺感等。因此，对选用此种治疗者应做严密观察，在用药初期应每周查血、尿常规，每2~4周查肝肾功能。对长期用药者应定期做神经系统检查，以便及时发现可能出现的外周神经炎。

3. 生物制剂　国外已将抗肿瘤坏死因子-α（TNF-α）用于治疗活动性或对抗感染药治疗无效的AS，目前有infliximab和etanercept两种制剂。infliximab是抗肿瘤坏死因子的单克隆抗体，用法：3~5mg/kg体重，静脉滴注，间隔4周重复1次，通常使用3~6次，治疗后患者的外周关节炎、肌腱末端炎及脊柱症状，以及C反应蛋白均可得到明显改善。但其长期疗效及对中轴关节X线病变的影响如何，尚待继续研究。

本品的不良反应有感染、严重变态反应及狼疮样病变等。Etanercept 是一种重组的人可溶性肿瘤坏死因子受体融合蛋白，能可逆地与 TNF-α 结合，竞争性抑制 TNF-α 与 TNF 受体位点的结合。国外已用于治疗活动性 AS。以本品 25mg，皮下注射，每周 2 次，连用 4 个月，治疗中患者可继续原用剂量的抗风湿药物。80% 的患者病情可获改善，如晨僵、脊背痛及肌腱端炎缓解，扩胸度增加，红细胞沉降率减慢和（或）C 反应蛋白水平下降等。显示本品疗效快且疗效不随用药时间延续而降低。本品主要不良反应为感染。

4. 外科治疗　髋关节受累引起的关节间隙狭窄，强直和畸形，是本病致残的主要原因。为了改善患者的关节功能和生命质量，人工全髋关节置换术是最佳选择。置换术后绝大多数患者的关节痛得到控制，部分患者的功能恢复正常或接近正常，置入关节的寿命 90% 达 10 年以上。

【病情观察】

1. 主要观察治疗后患者症状是否缓解，如腰背疼痛、外周关节炎肿痛是否减轻，活动是否增强，以评估治疗效果，随访、监测患者的血常规、红细胞沉降率、C 反应蛋白、肝功能、自身抗体，以了解治疗后相关指标的变化，以了解病情程度，是进展或为缓解；注意观察有无治疗药物本身的不良反应，以便及时调整治疗用剂量。

2. 怀疑本病的患者须尽快行红细胞沉降率、C 反应蛋白、血 HLA-B27 及影像学检查，X 线变化具有确定诊断的意义。最早的变化发生在骶髂关节。诊断明确的，应进一步了解疾病的严重程度和活动情况，给予相应的治疗，治疗的目的是减轻症状。治疗中应注意随访病情变化，评估治疗疗效。出现药物不良反应的，应及时调整治疗用药。若症状缓解、相关指标恢复，则可逐渐停用非甾体类抗感染药，以慢作用药物维持治疗。有手术指征的，应请外科会诊，行手术治疗。

临床症状改善、免疫学指标明显下降，则为治疗好转。

【病历记录】

1. 门急诊病历 记录患者就诊时间、就诊时的主要症状，记录患者腰背痛特点、部位，是否反复发作，有无下肢大关节疼痛，有无足跟痛、胸痛、红眼、发热、消瘦等伴随症状。以往有类似发作史，如有，记录诊疗经过。体检记录有无骶髂关节压痛、脊柱垂直或水平活动受限、4 字试验是否阳性，准确测量指地距离、枕壁距离。辅助检查记录红细胞沉降率、C 反应蛋白、类风湿因子等检查结果，特别是血 HLA-B27、骶髂关节 CT、脊柱 X 线等检查结果。

2. 住院病历 详尽记录本病与类风湿性关节炎、银屑病关节炎、Reiter's 综合征、腰椎间盘突出症等疾病的鉴别诊断要点。记录患者入院治疗后的病情变化、治疗效果，尤其是有关检查结果。

【注意事项】

1. 医患沟通 医师应如实告知患者及其家属有关强直性脊柱炎的临床表现特点、治疗药物，以及需注意的卧、坐、行、立姿势，加强锻炼、睡硬板床、用低枕等的注意事项，以使患者及其家属对本病有足够的认识，配合医师的治疗。有关治疗的效果、治疗中可能出现的病情反复、治疗药物的不良反应、需调整的治疗方案等，应及时告知患者及其家属，以征得理解和同意。

2. 经验指导

（1）本病临床表现隐匿，腰背痛往往为最常见症状，疼痛位于骶髂关节处或臀部，有夜间痛、晨僵，活动后可明显减轻的特点。如女性患者以非对称性少关节或单节关肿痛为首发症状，应考虑本病的可能，如伴有红眼、足跟痛、胸痛等，更应注意本病的可能，须行相关检查以明确诊断。诊断本病时，应注意与肠病性关节炎、Reiter's 综合征、类风湿关节炎、银屑病关节炎等相鉴别。

（2）关节 CT 或 MRI、血 HLA-B27 检查结果对强直性脊柱炎的诊断有十分重要意义，若 CT 示骶髂关节呈双侧Ⅱ级或单侧Ⅲ-Ⅳ级改变，血 HLA-B27 阳性，则可诊断为强直性脊柱炎。

（3）强直性脊柱炎目前尚无根治方法，其治疗以非甾体类抗感染药、慢性用药物为基本。一般非甾体类抗感染药主要用于控制活动期炎性症状，连用时间不少于 6 个月。由于慢作用药物的起效时间约需 4 周，故在症状缓解后才能逐渐减量或停用非甾体抗感染药，而以慢作用药物维持治疗。

（4）病情较重时，可用 2 种或 3 种慢作用药物联合治疗，如 MTX 及 SASP、MTX 及 SASP 及雷公藤多苷片；治疗时应注意药物的不良反应，注意保护胃黏膜、预防肝功能损害。

第二节　银屑病关节炎

银屑病关节炎（psoriatic arthritis, PSA）是一种与银屑病相关的炎性关节炎。起初被认为是类风湿关节炎（RA）的一种变型，直到发现绝大多数 PSA 的患者血中查不到类风湿因子后才把该病从类风湿关节炎中区分出来，因其几乎可以侵犯所有外周关节及骶髂关节和脊柱，故被列入血清阴性脊柱关节病。多数 PSA 患者病程良性，有一小部分患者有严重的、难以控制的，有时甚至是残毁型的关节炎。PSA 的病因尚不清楚。遗传、免疫和环境因素在炎症过程的发展中起着重要作用。人口研究显示，银屑病与 HLA 抗原 B13、抗原 B16、抗原 B17、抗原 B27、抗原 B37、抗原 B38、抗原 CW6、抗原 DR4 和抗原 DR7 相关。银屑病患者同时具有 HLA-B7 和 HLA-B27 注定要发展成关节炎。银屑病关节炎的细胞因子谱表明 TH1 细胞因子（TNF-α、IL-1β、IL-10）的表达增高。在环境因素方面显示：某种病毒或细菌感染与银屑病或银屑病关节炎的发生或加重具有相关性。银屑病关节炎本质是炎性的，它与类风湿关节炎主要不同在于无性别差异，常累及远端指间关节，有非对称趋势，类风湿因子阴性，关节的表现与 HLA-B27 相关，具有与脊柱关节病相似的关节外表现。

【诊断】

（一）症状与体征

本病起病隐袭，约33%呈急性发作，起病前常无诱因。

1. 关节表现 关节症状多种多样，除四肢外周关节病变外，部分可累及脊柱。受累关节疼痛、压痛、肿胀、晨僵和功能障碍，依据临床特点分为5种类型，60%类型间可相互转化，合并存在。

（1）单关节炎或寡关节炎型：占70%，受累关节以膝、踝、髋等大关节为主，亦可同时累及一二个指（趾）间关节。因伴发远端和近端指（趾）间关节滑膜炎和腱鞘炎，受损指（趾）可呈现典型的腊肠指（趾），常伴有指（趾）甲病变。33%~50%此型患者可演变为多关节炎类型。

（2）远端指间关节型：占5%~10%，病变累及远端指间关节，为典型的PSA，通常与银屑病指（趾）甲病变相关。

（3）残毁性关节型：占5%，是PSA的严重类型，好发年龄为20~30岁，受累指、掌、跖骨可有骨溶解，指节为望远镜式的套叠状，关节可强直、畸形。常伴发热和骶髂关节炎，皮肤病变严重。

（4）对称性多关节炎型：占15%，病变以近端指（趾）间关节为主，可累及远端指（趾）间关节及大关节，如腕、肘、膝和踝关节等。

（5）脊柱关节病型：约5%，男性、年龄大者多见，以脊柱和骶髂关节病变为主，常为单侧，下背或胸壁痛等症状可缺如或很轻，脊柱炎表现为韧带骨赘形或，严重时可引起脊柱融合、骶髂关节模糊、关节间隙狭窄甚至融合。

2. 皮肤表现　皮肤银屑病变好发于头皮及四肢伸侧，尤其肘、膝部位，呈散在或泛发分布，要特别注意隐藏部位的皮损，如头发、会阴、臀、脐等；皮损表现为丘疹或斑块，圆形或不规则形，表面有丰富的银白色鳞屑，去除鳞屑后为发亮的薄膜，除去薄膜可见点状出血（Auspitz 征），该特征对银屑病具有诊断意义。存在银屑病是与其他炎性关节病的重要区别，皮肤病变严重性和关节炎症程度无直接关系，仅35%二者相关。

3. 指（趾）甲表现　约80% PSA 患者有指（趾）甲病变，而无关节炎的银屑病患者指（趾）甲病变为20%，因此指（趾）甲病变是 PSA 的特征。常见表现为顶针样凹陷，炎症远端指间关节的指甲有多发性凹陷是 PSA 的特征性变化，其他有甲板增厚、浑浊、色泽发乌或有白甲、表面高低不平，有横沟及纵嵴，常有甲下角质增生，重者可有甲剥离，有时形成匙形甲。

4. 其他表现

（1）全身症状：少数有发热，体重减轻和贫血等。

（2）系统性损害：7%～33%患者有眼部病变，如结膜炎、葡萄膜炎、虹膜炎和干燥性角膜炎等；<4%患者出现主动脉瓣关闭不全，常见于疾病晚期，另有心脏肥大和传导阻滞等；肺部可见上肺纤维化；胃肠道可有炎性肠病；罕见淀粉样变。

（3）附着点炎：特别在跟腱和跖腱膜附着部位。足跟痛是附着点炎的表现。

（二）检查

1. 常规检查　银屑病关节炎无诊断性的实验指标。有40%～60%的患者红细胞沉降率升高，特别是多关节炎型患者，也可以反映皮肤疾病的严重性。缺乏类风湿因子曾被认为是银屑病关节炎最有意义的实验室指标。然而研究表明，5%～16%的患者仍可检测到低滴度的类风湿因子，2%～16%的患者有抗核抗体。也可发现高球蛋白血症、高水平 IgA 和补体活性增强。有高尿酸的银屑病关节炎患者有急性单关节炎发作时易被误诊为痛风。因此，对于有急性炎性关节炎的银屑病关节炎患者寻找尿酸结晶是非常重要的，特别是有高尿酸血症者。

2. 放射学表现　银屑病关节炎特征的放射学表现有非对称分布、远端指间关节受累、骶髂关节炎、脊柱炎、伴有新骨形成的骨侵蚀、骨硬化、远端指间关节的骨吸收；外周关节的典型改变是"杯中铅笔"征，表现为近端指节远端的溶解和远端指节近侧端的重塑。颞颌关节、胸肋关节的受累在银屑病关节炎常见，然而检查这些关节的异常却需要特殊的影像技术，如 CT 骨刺或骨周反应也是银屑病关节炎肌腱端病的特征。在脊柱可以看到典型的边缘性骨赘和椎旁骨赘。后者可能难以与弥漫性特发性骨肥厚患者表现的粗糙的椎骨旁骨化区别开来。但银屑病关节炎的骨化厚而不连续，而弥漫性特发性骨肥厚患者主要是胸椎的连续性骨化，骶髂关节正常。

（三）诊断要点

银屑病关节炎无公认的诊断或分类标准。目前认为当患者有银屑病而又表现出炎性关节炎即可诊断。银屑病关节炎的诊断多参考 Moll 和 Wright 的 PSA 分类标准：①至少有 1 个关节炎并持续 3 个月以上。②至少有银屑病皮损和（或）1 个指（趾）甲上有 20 个以上顶针样凹陷的小坑或甲剥离。③血清 IgM 型 RF 阴性（滴度＜1∶80）。如果类风湿因子阳性则需排除银屑病和类风湿关节炎的合并存在。如患者仅表现为远端指间关节受累也可能使诊断干扰，因为银屑病也可和骨关节炎合并存在。在无银屑病的情况下做出银屑病关节炎的诊断十分困难，此时临床和放射学表现，如关节炎类型、受累关节的分布、存在脊柱关节病等可能有助于确诊。细致地询问病史和体格检查，寻找隐蔽的银屑病皮损，特别是在耳内、发际、脐周、肛周及指（趾）甲尤为重要。以下的特点常提示 PSA：①无原发性骨关节炎的远端指（趾）间关节（DIP）受累。②关节受累不对称。③无 RF 和皮下结节。④屈肌腱鞘炎和腊肠指（趾）。⑤银屑病家族史。⑥明显的指甲顶针样小坑。⑦中轴关节 X 线片有以下一个或更多表现，骶髂关节炎，韧带骨赘，椎旁骨赘。⑧外周关节 X 线片示无明显骨质疏松的侵蚀性关节炎，特别是 DIP 的侵蚀性破坏，表现为末端指节基底部的增宽和近端指节远端的溶解（形成特征性的"笔帽征"）。

（四）鉴别诊断

当银屑病关节炎患者有典型的银屑疹时，诊断并不困难，但忽略了皮疹的存在或皮疹隐蔽未被发现或尚未出现皮疹时诊断则相对困难，易被误诊，常需与下列关节炎性疾病相鉴别。

1. 骨关节炎　多见于老年人，以远端指间关节、近端指间关节和膝关节受累为多，常以疼痛为主，活动时重，休息可缓解，关节呈骨性隆起，可见 Heberden 结节和 Bouchard 结节，膝关节则有骨摩擦感，ESR、CRP 等炎性指标正常，X 线多为增生性改变，无侵蚀性破坏，无指（趾）甲病变。这些特点有助于与银屑病关节炎相鉴别。

2. 类风湿关节炎　这是一型最常见的炎性关节炎，女性多发，四肢大小关节的对称性肿胀、疼痛，伴有明显的晨僵；炎性指标，如 ESR、CRP 和血小板水平升高，可有皮下结节，70% 患者类风湿因子阳性，X 线片早期可见骨质疏松，中晚期可有囊性变、关节间隙狭窄或融合。对于多关节型的银屑病关节炎有时关节表现与典型的类风湿关节炎一样，较难鉴别，但银屑病关节炎多无晨僵、无皮下结节、可有远端指间关节受累、类风湿因子阴性、银屑病家族史、指（趾）甲病变、X线片无骨质疏松却有侵蚀性破坏等特点，有助于与类风湿关节炎的鉴别。

3. 强直性脊柱炎 多见于青年男性，以腰痛为突出表现，表现为夜间疼痛、休息疼痛、夜间翻身困难、晨起僵硬感、活动可缓解，部分患者可伴有外周关节表现，多以下肢为主，膝、髋受累最多，90% 以上的患者 HLA-B27 阳性，有影像学的骶髂关节炎的改变。部分患者可有肌腱端病和色素膜炎，而银屑病关节炎的寡关节炎型和脊柱炎型与之常难以鉴别，甚至当银屑病皮疹未出现或被忽略时，长期被误诊为强直性脊柱炎或某一种脊柱关节病。此时银屑病关节炎的多关节受累、远端关节受累、腊肠指（趾）、指（趾）甲病变、银屑病家族史、X线片单侧骶髂关节炎和跳跃性的椎体骨赘有助于银屑病关节炎的诊断。

【治疗】

PSA 治疗目的在于缓解疼痛和延缓关节破坏，应兼顾治疗关节炎和银屑病皮损，制订的治疗方案应因人而异。

（一）一般治疗

适当休息，避免过度疲劳和关节损伤，注意关节功能锻炼，忌烟、酒和刺激性食物。

（二）药物治疗

1. 非甾类抗感染药（NSAIDs） 适用于轻、中度活动性关节炎者，具有抗感染、镇痛、退热和消肿作用，但对皮损和关节破坏无效。治疗剂量应个体化；只有在一种 NSAIDs 足量使用 1～2 周无效后才更改为另一种；避免 2 种或 2 种以上 NSAIDs 同时服用，因疗效不叠加，而不良反应增多；老年人宜选用半衰期短的 NSAIDs 药物，对有溃疡病史的患者，宜服用选择性 COX-2 抑制药以减少胃肠道的不良反应。NSAIDs 的不良反应主要有胃肠道反应：恶心、呕吐、腹痛、腹胀、食欲不佳，严重者有消化道溃疡、出血、穿孔等；肾脏不良反应：肾灌注量减少，出现水钠潴留、高血钾、血尿、蛋白尿、间质性肾炎，严重者发生肾坏死致肾功能不全。NSAIDs 还可以引起外周血细胞减少、凝血障碍、再生障碍性贫血、肝功能损害，少数患者发生变态反应（皮疹、哮喘）及耳鸣、听力下降，无菌性脑膜炎等。常用 NSAIDs 见类风湿关节炎。

2. 慢作用抗风湿药（DMARDs） 防止病情恶化及延缓关节组织的破坏。如单用 1 种 DMARDs 无效时也可联合用药，以甲氨蝶呤作为联合治疗的基本药物，如甲氨蝶呤 + 柳氮磺吡啶。

（1）甲氨蝶呤（MTX）：对皮损和关节炎均有效，可作为首选药。可口服、肌内注射和静脉注射，开始 10mg 每周 1 次，如无不良反应、症状加重者可逐渐增加剂量至 15 ~ 25mg，每周 1 次，病情控制后逐渐减量，维持量 5 ~ 10mg，每周 1 次。常见不良反应有恶心、口炎、腹泻、脱发、皮疹，少数出现骨髓抑制、听力损害和肺间质变。也可引起流产、畸胎和影响生育力。服药期间应定期查血常规和肝功能。

（2）柳氮磺吡啶（SSZ）：对外周关节炎有效。从小剂量逐渐加量有助于减少不良反应。使用方法：每日 250 ~ 500mg 开始，之后每周增加 500mg，直至每日 2.0g，如疗效不明显可增至每日 3.0g，主要不良反应有恶心、厌食、消化不良、腹痛、腹泻、皮疹、无症状性转氨酶增高和可逆性精子减少，偶有白细胞、血小板计数减少，对磺胺过敏者禁用。服药期间应定期查血常规和肝功能。

（3）金诺芬：对四肢关节炎有效，初始剂量每日 3mg，2 周后增至每日 6mg。常见不良反应有腹泻、瘙痒、皮炎、舌炎和口腔炎，其他有肝、肾损伤，白细胞减少，嗜酸粒细胞增多，血小板减少，全血细胞减少和再生障碍性贫血。还可出现外周神经炎和脑病。为避免不良反应，应定期查血常规、尿常规及肝肾功能。妊娠期、哺乳期女性不宜使用。

(4) 青霉胺：每日 250～500mg，口服见效后可逐渐减至维持量每日 250mg。青霉胺不良反应较多，长期大剂量可出现肾损害（包括蛋白尿、血尿、肾病综合征）和骨髓抑制等，如及时停药多数能恢复。其他不良反应有恶心、呕吐、厌食、皮疹、口腔溃疡、嗅觉丧失、淋巴结大、关节痛、偶可引起自身免疫病，如重症肌无力、多发性肌炎、系统性红斑狼疮及天疱疮等。治疗期间应定期查血常规、尿常规和肝肾功能。

(5) 硫唑嘌呤（AZA）：对皮损也有效，常用剂量 1～2mg/(kg·d)，一般每日 100mg，维持量每日 50mg。不良反应有脱发、皮疹、骨髓抑制（包括白细胞减少、血小板减少、贫血）、胃肠反应有恶心、呕吐，可有肝损害、胰腺炎，对精子、卵子有一定损伤，出现致畸，长期应用致癌。服药期间应定期查血常规和肝功能等。

(6) 环孢素（Cs）：美国 FDA 已通过将其用于重症银屑病治疗，对皮肤和关节型银屑病有效，FDA 批准在 1 年内维持治疗，更长期的使用对银屑病是禁止的。常用量 3～5mg/(kg·d)，维持量是 2～3mg/(kg·d)。Cs 的主要不良反应有高血压、肝肾毒性、神经系统损害、继发感染、肿瘤及胃肠道反应、齿龈增生、多毛等。不良反应的严重程度、持续时间均与剂量和血药浓度有关。服药期间应查血常规，血肌酐和血压等。

(7) 来氟米特（LEF）：国外有报道对于中、重度患者可用来氟米特，每日 20mg，治疗方法同类风湿关节炎，主要不良反应有腹泻、瘙痒、高血压、肝酶增高、皮疹、脱发和一过性白细胞下降等。

(8) 抗疟药：抗疟药的应用有争议，有报道称 31% 使用抗疟药的银屑病突然复发，一般发生于用药 2～3 周后，羟氯喹的概率最小为 19%，较氯喹相对安全得多。但也有应用抗疟药治疗 PSA，认为有效。羟氯喹每日 200～400mg，本药有蓄积作用，易沉淀于视网膜的色素上皮细胞，引起视网膜变性而失明，服药 6 个月左右应查眼底。另外，为防止心脏损害，用药前后应查心电图，有窦房结功能不全、心率缓慢、传导阻滞等心脏病患者应禁用。其他不良反应有头晕、头痛、皮疹、瘙痒和耳鸣等。

3. 依曲替酯 属芳香维甲酸类。开始 0.75～1mg/（kg·d），病情缓解后逐渐减量，疗程 4～8 周，肝肾功能不正常及血脂过高、妊娠期和哺乳期女性禁用。用药期间注意肝功能及血脂等。长期使用可使脊柱韧带钙化，因此中轴病变应避免使用。

4. 糖皮质激素 用于病情严重，一般药物治疗不能控制时。因不良反应大，突然停用可诱发严重的银屑病类型，且停用后易复发，因此一般不选用，也不长期使用。但也有学者认为小剂量糖皮质激素可缓解患者症状，并在 DMARDs 起效前发挥"桥梁"作用。

5. 植物药制剂 雷公藤多甙，每日 30～60mg，分 3 次饭后服。主要不良反应是性腺抑制，导致精子生成减少，男性不育和女性闭经。还可引起食欲减退、恶心、呕吐、腹痛、腹泻等，可有骨髓抑制作用，出现贫血、白细胞和血小板减少，并有可逆性肝酶升高和血肌酐清除率下降，其他不良反应包括皮疹、色素沉着、口腔溃疡、指甲变软、脱发、口干、心悸、胸闷、头痛、失眠等。

6. 局部用药

（1）关节腔注射长效皮质激素类适用于急性单关节炎或少关节炎型患者，但不宜在同一关节 1 年内注射超过 3 次，同时应避开皮损处注射，过多的关节腔穿刺除了易并发感染外，还可发生类固醇晶体性关节炎。

（2）外用药物：局部治疗银屑病的外用药以还原剂、角质剥脱剂及细胞抑制药为主。根据皮损的类型、病情等进行选择。在疾病急性期，以及发生在皱褶处的皮损避免使用刺激性强的药物。稳定期可以使用作用较强的药物，如5%水杨酸软膏剂、焦油类油膏，0.1%~0.5%蒽林软膏等。稳定期皮损可以选用的药物还有钙泊三醇、维甲酸类药物tazarotene（他扎罗汀）等。稳定期病情顽固的局限性皮损可以配合外用皮质类固醇激素，可以在外涂药物后加封包以促进疗效，能够使皮损较快消退，但是应注意应用本药时须注意激素的局部不良反应，以及在应用范围较广时可能发生的全身吸收作用。

（三）物理疗法

1. 紫外线治疗　　主要为B波紫外线治疗，可以单独应用，也可以在服用光敏感药物及外涂焦油类制剂后照射B波紫外线，再加水疗（三联疗法）。

2. PUVA治疗　　即光化学疗法，包括口服光敏感药物（通常为8-甲氧补骨脂素，8-MOP），再用长波紫外线（UVA）照射。服用8-MOP期间注意避免日光照射引起光感性皮炎。有人认为长期使用PUVA可能增加发生皮肤鳞状细胞癌机会。

3. 水浴治疗　　包括温泉浴、糠浴、中药浴、死海盐泥浸浴治疗等，有助于湿润皮肤、祛除鳞屑，以及缓解干燥与瘙痒症状。

（四）外科治疗

对已出现关节畸形伴功能障碍的患者考虑外科手术治疗，如关节成形术等。

【病情观察】

1. 主要观察治疗后症状是否缓解，如关节肿痛、皮疹情况等，以评估治疗效果。用药期间定期检测血常规、肝功能等，观察有无不良反应；监测红细胞沉降率、免疫球蛋白，以及复查X线片等，以了解病情程度。

2. 诊断明确的，可根据患者的具体情况给予合适的治疗，治疗后一般 4 周随访、评估治疗疗效，了解症状是否缓解，是否继续治疗。若治疗无效或症状加重、关节肿痛明显、活动受限，伴发热、消瘦等症时，应复查有关指标，调整治疗药物；有手术指征的，可请外科会诊，给予手术治疗。临床症状明显改善或消失，免疫指标明显下降，即为治疗好转。

【病历记录】

1. 门急诊病历 记录患者就诊时间。记录患者关节肿痛的特点、部位，是否对称，有无银屑病皮疹，有无发热、消瘦等伴随症状。以往有无类似发作史，如有，应记录其诊疗经过。体检记录关节肿痛的部位，是否有典型的腊肠指（趾），是否有末节指骨溶解短缩，是否有指（趾）甲增厚，形成顶针样凹陷、匙形甲，是否伴有红眼、发热、消瘦等症状。辅助检查记录红细胞沉降率、血丙种球蛋白，特别是 X 线片等检查结果。

2. 住院病历 记录患者有无银屑病的病史。记录本病与类风湿关节炎等疾病的鉴别诊断要点。记录患者入院治疗后的病情变化、治疗效果，尤其是相关检查结果。

【注意事项】

1. 医患沟通 医师应如实告知患者及其家属有关银屑病关节炎的临床特点、治疗药物，以及需戒烟、戒酒、避免刺激性食物等注意事项，并明确告知，本病需长期随访、定期复查，以使患者及其家属配合治疗。患者拒绝治疗时，应告知病情、预后，并签名为证。

2. 经验指导

（1）本病部分患者起病时，先有关节炎，后有银屑病，因此对后者的诊断困难较大，须做较长时间的随访，才能诊断。诊断本病时应注意与类风湿关节炎、强直性脊柱炎、莱特尔综合征、痛风等相鉴别。

（2）体检时可见本病典型的腊肠指（趾），严重者可见末节指骨溶解、短缩畸形、指（趾）甲增厚、表面高低不平、形成顶针样凹陷、匙形甲等变化。有如此表现时，多能诊断本病。

（3）银屑病关节炎症状较轻者，可单独使用非甾体抗感染药治疗，疗程为1周左右；如出现多关节炎，症状较重，则须加用慢作用抗风湿药，如MTX、SASP等，中、重度关节炎或其他药物治疗不佳时，可考虑生物制剂，可根据患者的具体情况选用1种或多种药物联合治疗，症状缓解后可逐步减量至维持量治疗。

（4）若银屑病为脓疱型或红皮病型，则应及时请皮肤科协助治疗以控制银屑病。

第三节 炎性肠病性关节炎

炎性肠病性关节炎是指溃疡性结肠炎和克罗恩病（Crohn's disease）出现的关节和脊柱炎表现，包括外周关节炎和脊柱炎。肠病性关节炎的病因不清，已有的证据表明遗传因素、肠道通透性的改变在发病中起了重要的作用。

【诊断】

（一）症状与体征

1. 外周关节受累 在多数研究中10%～20%的患者发生外周关节炎，克罗恩病略多于溃疡性结肠炎。关节炎常常是非破坏性的和可逆性的，但也可发生侵蚀性破坏。关于组织病理学表现的资料非常有限，报道认为克罗恩病是肉芽肿表现，而溃疡性结肠炎是非特性的滑膜炎。在克罗恩病，有脓毒性骶髂关节的报道，表现为关节被迅速破坏，需要手术治疗。在溃疡性结肠炎，关节症状趋向与肠病活动一致，但在克罗恩病却不一定。50%溃疡性结肠炎患者全结肠切除与关炎的缓解相关，但是与之矛盾的是术后也有关节炎发生。这也许是一型肠道微生物学改变所致的肠短路性关节炎。外周关节病变被分为两型：一型是寡关节炎型或称 1 型（少于 5 个关节），另一型为多关节型或称 2 型（5 个关节以上）。最常受累的关节依次为足跖趾关节、近端趾间关节、膝和踝关节。肩关节受累在溃疡性结肠炎更常见，而关节的受累两者明显相似。重要的是多数 1 型患者呈急性发病，多在 6 周内缓解，而 2 型患者病情常持续。

2. 中轴关节受累　10% ~ 20% 的患者会出现脊柱受累。它可以无症状，也可以先于炎性肠病的发生或在其后出现。与强直性脊柱炎不同的是，它们并无性别差异。

3. 其他表现　如槌状指、色素膜炎和皮肤表现在炎性肠病均可见到，并且在克罗恩病发生率更高。这些损害的病理机制并不清楚，可能有免疫机制的参与。坏疽性脓皮病是一种痛性的溃疡性皮肤反应，常常与全身疾病相伴。结节性红斑最可能是机体对微生物感染的全身表现的反应。Orchard 的研究表明结节性红斑与寡关节炎相关。色素膜炎是脊柱关节病的一个常见的关节外表现，常见于强直性脊柱炎和反应性关节炎中，而在炎性肠病的患者，色素膜炎更多是双侧，较强直性脊柱炎和反应性关节炎呈慢性过程，而且对局部皮质激素的治疗反应亦较慢。与类风湿关节炎一样，炎性肠病患者淀粉样变的发生率是非常低的。

（二）检查

1. 一般检查　贫血程度与炎性肠病病情有关，病情越重贫血越明显。红细胞沉降率、CRP 升高是活动指标；大便检查在溃疡性结肠炎可表现为黏液脓血便，可见红细胞、脓细胞，急性发作时可见巨噬细胞；病原学检查阴性。

2. 结肠镜和 X 线钡剂灌肠　是诊断溃疡性结肠炎和克罗恩病的最主要手段。

（三）诊断要点

目前无统一的炎性肠病性关节炎的诊断标准，因为其所伴发的关节炎往往无特殊的诊断价值，因而只有在确诊有溃疡性结肠炎或克罗恩病以后，才能够根据其所伴有的脊柱炎症表现和（或）外周关节炎诊断为炎性肠病（相关性）关节炎。而对于关节炎或脊柱炎表现先于肠道炎症表现，炎性肠病未确诊以前是无法诊断炎性肠病关节炎的。值得注意的是，炎性肠病伴有的关节炎相对较轻，患者常常是因为肠道表现而就诊于消化科，而消化科医师往往只注意患者消化系统的问题，从而忽略关节病变，使得炎性肠病性关节炎长期不能得到诊断。因而对于有关节炎表现或关节炎患者出现肠道症状的炎性肠病患者，最好经消化专科和风湿病专科共同诊治，才能不误诊或漏诊。因此，风湿病的诊治常需多学科的共同协作。

（四）鉴别诊断

1. 腹泻为突出表现的疾病

（1）急性胃肠炎：往往有诱因，如进食生冷食物或不洁食物，有季节性，发病呈急性，恶心、呕吐更突出，腹泻继之出现，多呈水样，抗生素治疗有效，病程短而多无关节症状有助于与溃疡性结肠炎和克罗恩病的表现相鉴别。

（2）细菌性痢疾：夏季出现，突出的腹痛、腹泻、脓血便，大便可培养出致病菌，抗生素治疗有效，病程较短均有助于鉴别，但应该警惕继痢疾后出现的反应性关节炎。

2. 关节病变为突出表现的疾病

（1）强直性脊柱炎：多为年轻男性，以下腰痛为突出表现，表现为夜间疼痛、休息疼痛、夜间翻身困难、晨起僵硬感、活动可缓解，部分患者可伴有外周关节表现，多以下肢为主，膝、髋受累最多，90% 以上的患者 HLA-B27 阳性，影像学有骶髂关节炎的改变。部分患者可有肠道表现，如间断腹痛或腹泻，多较轻微，这类患者易被怀疑为肠病性关节炎，但纤维肠镜检查肠道多为较轻的非特异性炎症改变，这点最有助于鉴别。另外，有少数炎性肠病性关节炎患者可以出现典型的强直性脊柱炎表现，甚至一直被诊断为强直性脊柱炎，当出现肠道表现，行纤维肠镜检查后才确诊为溃疡性结肠炎或克罗恩病。

（2）反应性关节炎（包括赖特综合征）：多为年轻男性，在腹泻（痢疾）、泌尿生殖道或呼吸道感染后 3 天至 1 个月后，出现以下肢为主的关节炎，多累及膝、髋关节，可伴有结膜炎（虹膜炎）、足跟痛或腊肠指（趾），80% 左右的患者 HLA-B27 阳性，部分患者可以出现骶髂关节炎。在关节炎表现突出时，肠道、泌尿道症状多已消失。这些特点均有助于与溃疡性结肠炎和克罗恩病相鉴别。

（3）分类未定的脊柱关节病：分类未定脊柱关节病也常有腹痛或腹泻等肠道表现，并伴有腰背痛或下肢寡关节炎、色素膜炎、肌腱端炎、HLA-B27 阳性等其他脊柱关节病常见表现，有时与溃疡性结肠炎和克罗恩病的表现不易区别，但在这组疾病的肠道多为较轻的非特异性炎症改变，纤维肠镜可鉴别。

（4）贝赫切特综合征：贝赫切特综合征患者多有突出的口腔溃疡、外阴溃疡并伴有色素膜炎、针刺脓疱疹、关节痛/关节炎、静脉炎等表现，对于有贝赫切特综合征的典型表现者常常不难诊断和鉴别，但对于贝赫切特综合征患者以消化道表现为突出，突出的腹痛、腹泻、血便，而又无肯定的针刺反应时与克罗恩病或溃疡性结肠炎难以鉴别，因为溃疡性结肠炎和克罗恩病同样会出现与贝赫切特综合征一样的口腔溃疡、外阴溃疡、色素膜炎，但贝赫切特综合征的口腔溃疡和外阴溃疡疼痛剧烈，而溃疡性结肠炎和克罗恩病的溃疡疼痛较轻，最重要的区别是肠镜下改变和病理的不同，贝赫切特综合征的本质是血管炎；溃疡性结肠炎表现为黏膜广泛的炎症；克罗恩病是一种肉芽肿性改变。

【治疗】

(一) 一般治疗

炎性肠病性关节炎的一般治疗原则是控制炎症，消除肠道症状，保护关节功能。尽量选用既对肠道有好处，又对关节炎有帮助的药物。非甾体抗感染药对于炎性肠病所伴的关节炎和脊柱炎的治疗与强直性脊柱炎的治疗是完全一致的，但对于非甾体抗感染药的使用却很有争议，非甾体抗感染药能够很好地控制关节疼痛，但却因为它能够抑制结肠前列腺素的合成，而加重溃疡性结肠炎的症状。令人迷惑不解的是，非甾体抗感染药仍广泛用于临床中，并有很好的耐受。

(二) 药物治疗

1. 肠道病变的治疗

(1) 抗胆碱能药物：如苯乙哌啶（易蒙停）、阿片酊或可待因有助于缓解腹痛、腹泻症状。

(2) 广谱抗生素：对于克罗恩病患者，以及累及大肠或引起肛周脓肿或有瘘管、中毒性巨结肠时需要使用广谱抗生素，甲硝唑最为多用。

(3) 柳氮磺胺吡啶：该药在长期的治疗中已经证实了其价值，是一种既对肠道有好处，又对关节炎有帮助的药物。该药显示出可抑制 NF-κB 的功能，因此能极好地影响促炎性因子的表达。针对肠道炎症的使用剂量为柳氮磺胺吡啶每日 3~6g，分 3 次服用，而用于关节炎的治疗剂量相对较小，每日 2~3g，分 2 次服用。与之相似的药物有 5-氨基水杨酸。

(4) 糖皮质激素：对于中重度炎性肠病患者为控制肠道病变时才全身使用。其中泼尼松最为常用，1~2mg/（kg·d），病情控制后逐渐减量。

(5) 免疫抑制药：能减少皮质激素的用量和控制病情，

硫唑嘌呤和甲氨蝶呤被广泛应用，然而环孢素的使用经验却十分有限。不过，有关这些药物对控制关节症状的作用所进行的对照试验非常少，主要因为它们可改善肠道病变，这常是其主要适应证。使用剂量为硫唑嘌呤 50mg，每日 1~2 次；甲氨蝶呤 7.5~15mg，每周 1 次。

2. 关节病变的治疗　许多治疗关节炎药物的临床应用主要来自类风湿关节炎的治疗经验，这些药物在控制关节炎的治疗中是有效的，而对于肠道病变的影响却未见研究。

（1）柳氮磺胺吡啶：能够控制肠道病变，又可以抑制关节炎的发展，是本组疾病首选药物。

（2）金制剂：如金诺芬（瑞得），可抑制滑膜的炎症，减少或预防关节的破坏。金诺芬 3mg，每日 2 次。

（3）青霉胺：0.25g，每日 1 次。

（4）抗疟药：氯喹 0.25g，每日 1 次；羟氯喹 0.2g，每日 2 次。

（5）小剂量皮质激素：也成功用于关节内注射或口服治疗，使用皮质激素可以控制外周滑膜炎，但对于中轴关节受累无效。

（三）其他治疗

肠道的外科手术不是治疗炎性肠病的风湿样表现的适应证，因为手术仅对外周关节有影响。

【病情观察】

主要观察治疗后症状是否缓解，如外周关节受累情况、脊柱受累情况等，以评估治疗效果。用药期间定期监测患者的血常规、尿常规、血自身抗体、红细胞沉降率等，以了解病情是否活动，决定是否调整治疗药物。注意观察治疗后的毒性、不良反应，以便及时减量或停药。

【病历记录】

1. 门诊记录　详细记录患者关节肿痛的时间、性质、部位，有无压痛，有无关节畸形，以往是否诊疗过，如有，应记录患者以往的诊疗过程、所用药物及治疗效果。体格检查中主要记录关节是否有红肿畸形、关节压痛等。辅助检查记录血常规、血清学检查、自身抗体、X线片、尿常规等检查结果。

2. 住院记录　详细记录患者发病过程、门急诊或外院的诊疗过程。病历记录应详细记录患者入院后的有关实验室检查结果、病情变化、治疗效果等。记录患者应用药物的名称、剂量，尤其是有无不良反应。如病情恶化，治疗效果不佳须调整治疗方案的，均须记录与患者及其家属的谈话过程，以签名同意为据。

【注意事项】

1. 医患沟通　应向患者及其家属告知疾病的诊断、目前的病情程度及有无并发症，尤其是医师将采取的检查方法、治疗手段等，以使患者及其家属能正确认识。注意做适当的心理疏导，打消患者对本病的恐惧的心理，要将目前对此病的治疗进展等情况告知患者及其家属，以利于患者能配合治疗，尽快控制病情。

2. 经验指导　炎性肠病性关节炎的一般治疗原则是控制炎症，消除肠道症状，保护关节功能。尽量选用既对肠道有好处，又对关节炎有帮助的药物。非类固醇抗感染药对于炎性肠病所致的关节炎和脊柱炎的治疗与强直性脊柱炎的治疗是完全一致的，但却因为它能够抑制结肠前列腺素的合成，应注意胃肠道不良反应。

第三章

骨与软骨病

第一节　骨关节炎

骨关节炎（osteoarthritis，OA）为最常见的关节疾病之一，是进行性的关节软骨消失及关节边缘和软骨下骨质反应性改变，表现为发展缓慢的关节痛、僵硬、骨性肥大伴活动受限为特征的一种风湿病。OA 常伴发继发性的滑膜炎。此病多见于老年人，尤其 65 岁以上的人几乎普遍存在。女性发病率高出男性 10 倍。本病的发病机制并非与一种因素有关，年龄、关节软骨基质的原发改变、软骨代谢异常、软骨代谢调控的改变、创伤、关节炎性病变、肥胖等多种因素均可以诱发关节软骨的变性。胶原、蛋白多糖、软骨细胞、软骨下骨和滑膜等关节构成成分的改变可能是本病最初发生的病理变化。

【诊断】

（一）症状

1. 关节症状

（1）手：远端指间关节的背侧及内面形成的骨性增生，称作赫伯登（Heberden）结节，近端指间关节相应部位的结节称为布夏尔（Bouchard）结节。远端指骨屈侧或外侧偏移常见。赫伯登结节多经过数月或数年缓慢生长，少数生长迅速并伴有中度炎症改变。较多患者主诉晨起手指僵硬或欠灵活，甚至不能系扣子，但多于活动后数分钟至半小时缓解。在赫伯登结节出现之前可先出现类似腱鞘囊肿的胶质性囊肿，一般多无疼痛，少数伴炎症的患者可疼痛。指间关节外侧偏移可使手指呈"蛇样"变形，多角骨、舟骨关节常受侵犯。第一掌腕关节受累可致第一掌骨基底部压痛，使手部呈方形外观（Shelf 征），关节活动受限，伴疼痛，这些症状可与指间关节受累并存或单独存在。

（2）膝：膝部关节表现具有 OA 的典型症状和体征。常在关节的不同部位有局限性压痛，活动时关节疼痛，休息时缓解，长期休息后关节僵硬。主动或被动可诱发关节压痛，常有骨擦音及继发性失用性肌萎缩。触诊可感知骨节粗大或硬性骨赘。膝关节内侧或外侧间隔中软骨不均衡的丧失可致继发性膝内翻或膝外翻。膝关节常发生一过性滑膜炎和关节肿胀、关节腔积液，使得主动活动和被动活动受限。青壮年患者疼痛常局限在膝关节周围，爬山或上楼时加重，可能与半月板撕裂、运动过强、髌骨位置异常等造成的关节生物机械学改变而发生软骨退行性变性有关。

（3）髋：骨关节先在髋部表现为隐袭性的疼痛，伴跛行。疼痛多局限于腹股沟或沿大腿内侧疼痛，亦有放射至臀部或沿坐骨神经区域分布或沿闭孔神经分布而致坐骨区域或膝部痛者。有的甚或以膝部痛明显而忽略了髋关节疼痛的存在。常在晨起或关节久不活动后伴僵硬感。体检常见髋部运动受限或丧失，初起在内旋或伸展时最明显。

（4）足：第一跖趾关节的骨关节炎因穿着紧鞋而加重，触诊可感知关节外形不规则，有压痛，以关节内侧覆盖滑囊继发炎症时更为明显。

（5）脊柱：脊柱骨关节炎可由于椎间盘、椎体或后骨突关节等处受侵犯所致，腰第3、第4椎体受累最常见，局部常有典型的疼痛和僵硬。因邻近神经根受压可致根性疼痛，有的可表现为马尾综合征，如括约肌功能失常。颈椎前方的骨赘可致呼吸道症状和吞咽困难。脊髓受压可产生各种各样的病变，如因椎基底动脉供血不足而致头晕、眩晕、头痛、视物模糊、复视和视野缺损。

2. 特殊类型的骨关节炎

（1）原发性全身性骨关节炎：以远端指间关节、近端指间关节和第一腕掌关节为好发部位。膝、髋、跖趾关节和脊柱也可受累。症状呈发作性，可有受累关节积液、红肿等表现。可根据临床和流行病学特点将其分为两类：①结节型以远端指间关节受累为主，女性多见，有家族聚集现象。②非结节型以近端指间关节受累为主，性别和家族聚集特点不明显，但常反复出现外周关节炎。重症患者可有红细胞沉降率增快及C反应蛋白增高等。

（2）侵蚀性炎性骨关节炎：常见于绝经后的女性，主要累及远端及近端指间关节和腕掌关节。有家族倾向性及反复急性发作的特点。受累的关节出现疼痛和触痛，可最终导致关节的畸形和强直。患者的滑膜检查可见明显的增生性滑膜炎，可见免疫复合物的沉积和血管翳的生成。X线片可见明显的骨赘生成和软骨下骨硬化，晚期可见明显的骨侵蚀和关节骨性强直。

（3）弥漫性特发性骨质增生症（DISH）：好发于中老年男性。病变累及整个脊柱，呈弥漫性骨质增生，脊柱韧带广泛增生骨化伴邻近骨皮质增生。但是，椎小关节和椎间盘保持完整。一般无明显症状，少数患者可有肩背痛、发僵、手指麻木或腰痛等症状，病变严重时会出现椎管狭窄的相应表现。X线片可见特征性椎体前纵及后纵韧带的钙化，以下胸段为著，一般连续4个或4个以上椎体，可伴广泛骨质增生。

(二）体征

1. 疼痛 骨关节炎的疼痛常较深在，难以定位，伴滑膜炎时，定位较分散。无压痛时，可以被动活动关节引发疼痛而作为主要特征。

2. 骨擦音 体检时可以触诊发现或听到骨擦音，骨擦音一般是关节软骨磨损或关节表面不规则所致。

3. 关节粗大 视诊和触诊常可发现关节的粗大，因骨赘形成的骨与软骨增生性改变所致。

4. 关节积液 继发滑膜炎时有的可触及关节积液感，如膝关节浮髌试验阳性可能与晶体沉积致假性痛风有关。

5. 关节活动受限 关节活动受限与关节表面不平整、肌肉痉挛和挛缩、关节囊挛缩、骨赘、游离体有关。晚期可见因软骨丢失、骨质塌陷、囊肿形成和骨质增生而致的关节畸形和半脱位。由于关节功能的影响可致相邻部位肢体肌肉萎缩，关节纤维性强直和骨性强直可致关节活动完全受限。

6. 骨性结节 在双手的远端指间关节和近端指间关节分别可以看到和触到硬性的结节，有或无压痛，分别称为赫伯登（Heberden）结节和布夏（Bouchard）结节。

7. 变形 双手远端指间关节的屈曲和外偏可形成"蛇样"变形，第一腕掌关节受累可使关节呈方形外观（Shelf 征）。

(三）检查

1. 常规检查

（1）血液检查：①血常规、尿常规、C 反应蛋白常无异常改变；偶尔急性发作时有白细胞计数增高。②红细胞沉降率，大多数患者红细胞沉降率正常，有侵蚀性炎症或全身型的疾病略高。ESR 明显升高（每小时 >50mm）应高度怀疑非相关的炎症或者肿瘤并存。

（2）生化检查：①血糖，由于糖尿病可以加速骨关节炎的病程，故对于发病年龄较早或与年龄不一致的严重关节疾病，应将血糖检测列为过筛试验。②血钙、磷和碱性磷酸酶，由原发性甲状旁腺功能亢进所致的二水焦磷酸钙晶体沉积相关的骨关节炎有血清钙升高，磷降低，高氯性酸中毒，甲状旁腺激素升高。③在畸形骨炎（Paget 病）中，血清碱性磷酸酶明显升高。④铁代谢，原发性骨关节炎血清铁是正常的，在由 NSAIDs 诱发的糜烂性胃炎或消化道溃疡所致的慢性失血者可有血清铁水平降低。骨关节炎与各种相关疾病的实验室检查鉴别见表 3-1。

表 3-1　骨关节炎相关疾病的实验室检查

疾病	实验室检查
焦磷酸盐晶体沉积病甲状旁腺功能亢进引起的 CPPD	滑液：折射阳性，菱形晶体；X 线：软骨钙化　血钙↑，碱性磷酸酶 AP↑，血磷↓；甲状旁腺激素↑
肢端肥大症	血清磷和血糖↑；禁食后血浆生长激素↑
血色病	血糖↑，血清铁 > 150μg；铁结合能力饱和度 > 75%组织（滑膜和肝脏）；金属离子沉积
褐黄病	站立位尿色加深，滑液中色素碎片段；血清和尿黑酸↑
Wilson 病	血清铜 < 80μg/dl；血浆铜蓝蛋白 < 20mg/dl；尿铜 > 100μg/mg 干重

2. 滑液检查　很少异常，一般黏度正常，细胞计数略高，关节液内可见焦磷酸钙与磷灰石结晶。X 线片上轻度的软骨磨损，有时可产生大量渗液，而 X 线片上严重的软骨磨损者关节积液量很少或基本无积液。

3. X 线检查病理变化较轻者可见正常，进行性的变化其特征性的表现为关节腔变窄，软骨下骨质硬化，边缘性骨赘形成，囊肿形成。有炎症型骨侵蚀性疾病的患者可见关节强直。胫骨与股骨关节间隙的狭窄可能是关节软骨变薄的另一种 X 线片表现，但在无出现骨性改变（如软骨下硬化或囊性变，骨赘）的患者中，仅有关节间隙狭窄并不能准确地反映关节软骨的状况。相似的情况是当仅有骨赘形成而无 OA 的其他 X 线片表现时，更可能是由老年本身而非 OA 引起。骨质疏松不属于退行性变的组成部分。OA 在影像学上的严重性与临床症状轻重和关节功能并不平行，在 40 岁以上人群中有超过 90% 者在负重关节出现 OA 的 X 线片改变，其中仅 30% 有临床症状。

膝和髋 OA 的 X 线片分级见表 3 - 2。OA 放射线与病理的关系见表 3 - 3。

表 3-2　膝和髋骨关节炎的 X 线片分级

疾病（分级）	X 线片表现
膝骨关节炎	
Ⅰ	可疑的关节间隙狭窄和唇样骨赘
Ⅱ	有肯定的骨赘和可疑关节间隙狭窄
Ⅲ	中度多发性骨赘、肯定的关节间隙狭窄及骨端轻度硬化和可疑畸形
Ⅳ	大的骨赘、明显的关节狭窄，骨端严重硬化及肯定的畸形
髋骨关节	
Ⅰ	可疑关节间隙狭窄和股骨头周围可疑骨赘
Ⅱ	有肯定的骨赘、肯定的关节间隙狭窄和轻微硬化
Ⅲ	轻度骨赘，明显关节间隙狭窄，轻度硬化和囊变，及股骨头和髋臼畸形
Ⅳ	关节间隙丧失，伴硬化及明显股骨头和髋臼畸形和大的骨赘

表 3 - 3　骨关节炎放射线与病理的关系

放射线	病理
关节间隙变窄和丧失	关节软骨溃疡和纤维化
骨性突出	软骨下骨细胞和血管增生
软骨下囊性变	滑液浸润和骨的长入
骨赘	软骨和骨增生
骨塌陷	脆弱和畸形的骨小梁受压（软骨下微骨折）
畸形和移位	关节囊和韧带的破裂及脱位

4. 其他检查　4 小时^{99m}Tc 骨显影术检查，显示 OA 有关的异常表现。闪烁照相所见异常出现在放射线变化之前，所显示

的关节异常在随访观察中可表现出本病的大部分病情发展。

(四) 诊断要点

根据患者的临床表现、体征和影像学等辅助检查，骨关节炎的诊断并不困难。目前，国内多采用美国风湿病学学会的诊断标准 （表 3 –4 ~ 表 3 –6）。

表 3 –4 手骨关节炎的分类标准 （1990）

1. 近 1 个月大多数时间有手关节疼痛，发酸，发僵
2. 10 个指间关节中，骨性膨大关节≥2 个
3. 掌指关节肿胀≤2 个
4. 远端指间关节骨性膨大 >2 个
5. 10 个指间关节中，畸形关节≥1 个
（满足 1 项 +2 项 +3 项 +4 项或 1 项 +2 项 +3 项 +5 项可诊断手骨关节炎）

注：10 个指间关节为双侧第二、三远端及近端指间关节，双侧第一腕掌关节

表 3 –5 膝骨关节炎分类标准 （1986）

临床标准

1. 近 1 个月大多数时间有膝关节疼痛
2. 有骨摩擦音
3. 晨僵≤30 分钟
4. 年龄≥38 岁
5. 有骨性膨大
（满足 1 项 +2 项 +3 项 +4 项或 1 项 +2 项 +5 项或 1 项 +4 项 +5 项者可诊断膝骨关节炎）

临床 + 放射学标准

1. 近 1 个月大多数时间有膝痛
2. X 线片示骨赘形成
3. 关节液检查符合骨关节炎
4. 年龄≥40 岁
5. 晨僵≤30 分钟
6. 有骨摩擦音
（满足 1 项 +2 项或 1 项 +3 项 +5 项 +6 项或 1 项 +4 项 +5 项 +6 项者可诊断膝骨关节炎）

表 3 - 6 髋骨关节炎分类标准 (1991)

临床 + 放射学标准

1. 近 1 个月大多数时间髋痛
2. 红细胞沉降率每小时≤20mm
3. X 线片示骨赘形成
4. X 线片髋关节间隙狭窄

(满足 1 项 + 2 项 + 3 项或 1 项 + 2 项 + 4 项或 1 项 + 3 项 + 4 项者可诊断髋骨关节炎)

(五) 鉴别诊断

由于骨关节炎是老年患者十分常见的关节疾病,可表现为各种类型,故应根据关节受累特点与下列其他关节病鉴别。

1. 强直性脊柱炎 AS 发病年龄在 15 ~ 30 岁,男性多于女性,主要侵犯脊柱关节和骶髂关节,易致关节骨性强直、椎间韧带钙化,X 线片见脊柱竹节样改变。手足小关节极少受累,多见非对称性下肢大关节,如膝关节、距小腿关节、足跟等部位受累,RF 阴性,HLA-B27 阳性。

2. 类风湿关节炎 RA 发病年龄多在 30 ~ 50 岁,男女比例约为 1:2,主要表现为对称的关节疼痛、肿胀、晨僵,好发于双手近端指间关节、掌指关节、腕关节等靶关节,易致关节变形、残毁、功能丧失。脊柱关节及髋关节较少受累。RF 阳性,HLA-27 阴性。

3. 银屑病性关节炎 表现有远端指间关节受累,应与手 OA 相鉴别。该病有银屑皮疹及指 (趾) 甲改变可资鉴别。

4. 风湿关节炎 青少年好发,发病前有链球菌感染史,起病较急,表现为游走性的大关节疼痛,无晨僵及关节硬化、心脏等主要器官受累,血清抗链球菌溶血素 “O” 阳性,RF 阴性,水杨酸类药物治疗效果好。

5. 与焦磷酸钙盐沉积有关的 OA 软骨退变过程会很迅

速，具有炎性特征。膝、腕、肩多病灶受累，临床和 X 线片表现介于原发性 OA 和 RA 之间。

6. 炎症后 OA　有局部关节慢性、多发性炎症，但临床特点及 X 线片表现不如原发性骨关节炎典型，而有其他炎性疾病的特征。

7. 与代谢性疾病有关的骨关节炎　如骨质疏松、骨代谢和 Paget 病，症状的出现来源于与年龄相关的改变，需进行综合推断来判断。

8. 伴有神经症的脊柱关节炎　椎体压缩性骨折、多发性骨髓病和肿瘤所致的颈椎、腰骶椎骨关节炎常伴有神经根受压症状，常有上肢放射痛和下肢坐骨神经痛。

【治疗】

OA 治疗目的包括减轻疼痛，保持或改善关节功能，阻止或延缓疾病进展，校正畸形。

（一）一般治疗

1. 患者教育　使患者了解本病的治疗原则、锻炼方法，以及药物的用法和不良反应。

2. 消除或减少不利因素　告诫肥胖患者减轻体重。

3. 避免机械损伤及减轻关节负重　可利用手杖、步行器等协助活动。

4. 正确的康复练习　自身康复练习简单易行，适当锻炼增加肌力和肌肉的协调运动，对治疗十分重要，同时要使患者懂得避免一些不必要的活动，如膝或髋关节受累患者应避免长久站立位、跪位和蹲位。

5. 物理治疗　治疗手段包括热疗、冰疗、超声疗法和电刺激、牵引、按摩、肌力检查等。

（二）药物治疗

OA 的治疗药物主要可分为控制症状的药物、改善病情的药物及软骨保护药（表 3 - 7）。

表 3-7 骨关节炎的药物治疗

口服
对乙酰氨基酚
软骨保护药：硫酸氨基葡萄糖
非甾体抗感染药
COX-2 特异性抑制药：塞来昔布
非选择性 NSAIDs 加上米索前列醇或一种质子泵抑制药
其他镇痛药：盐酸曲马朵
IL-1 受体拮抗药
关节内注射
糖皮质激素
透明质酸钠
局部外用药物
双氯芬酸钠乳胶剂、依托芬那酯霜、辣椒素膏

1. 控制症状药

（1）解热镇痛药：对乙酰氨基酚是治疗 OA 的首选药物。它无明显的抗感染作用，不是通过抑制局部前列腺素合成的途径，可以取得如同应用 NSAIDs 一样的效果而减少 NSAIDs 所致的不良反应，有明显炎症的 OA 则效果不如布洛芬，在缓解休息痛与运动痛方面亦不如 NSAIDs。每日剂量最多不超过 2000mg。其不良反应有其可延长华法林的半衰期，与华法林同用的患者要监测凝血酶原（PT）时间。

（2）NSAIDs：对乙酰氨基酚无效或症状重者须改用 NSAIDs，对于老年患者改药前必须对患者的胃肠道进行评估，特别是上消化道出血的危险因子是否存在。有上消化道危险因素的骨关节炎选用 NSAIDs 时应首选 COX-2 特异性抑制药，塞来昔布，每日 200mg；使用传统 NSAIDs 加胃黏膜保护药如米索前列醇：每日 $600\sim800\mu g$、H_2 受体拮抗药、质子泵抑制药等。上消化道的危险因素：①年龄 ≥65 岁；②正在口服肾上腺皮质激素；③有消化道溃疡病史；④正在用抗凝药；⑤吸烟或酗酒史等。

（3）其他镇痛药：人工合成阿片类药物曲马朵，适用于中重度疼痛患者，对选择性或非选择性 NSAIDs 有禁忌者。剂量为每日 200～300mg，分 4 次口服。

（4）局部外用药物：对口服药物治疗效果不佳者可配以局部外用镇痛，如双氯芬酸钠乳剂和辣椒素膏等。

2. 改善病情药物及软骨保护药

（1）硫酸氨基葡萄糖：硫酸氨基葡萄糖是一种氨基多糖，关节软骨的天然成分，能刺激人软骨细胞蛋白多糖的合成，抑制破坏关节软骨的酶，抑制氧自由基产生，阻断 OA 的病理过程，被认为是第一个改善骨关节炎病情的药物，也被称为软骨保护药。剂量每日 750～1500mg，连续使用 4～12 周可明显改善关节疼痛症状及改善关节活动能力，无明显不良反应，有较好的安全性及耐受性，在美国被作为大众食品添加剂。使用硫酸氨基葡萄糖治疗膝关节骨关节炎可以减少下肢关节手术的需要，明显减慢关节结构的破坏。

（2）双醋瑞因：可抑制 IL-1β 和 IL-1α 的合成和活性，同时具有抑制 IL-6 和其他活化因子，如 TNF-α 的作用，可改善症状，保护软骨，延缓病程。国内已用于临床。

3. 关节腔内给药

（1）糖皮质激素关节腔注射：糖皮质激素关节腔内给药对合并有滑膜炎的肿胀关节，即"湿"性 OA，局部注射糖皮质激素类药物可以迅速缓解关节肿痛症状，临床常用 Diprospan（每支含有二丙酸倍他米松 5mg 和倍他米松磷酸钠 2mg）和 Limethason（每支含地塞米松棕榈酰盐 4mg），注射 1 次疗效可维持 2～4 周，同一关节重复使用每年不得超过 3 次，每次间隔时间不得短于 2 个月。

（2）透明质酸钠关节腔注射：对于无关节腔积液的"干"性 OA，腔内注射透明质酸可润滑，改善关节疼痛。透明质酸钠是关节软骨基质和滑膜表层的主要成分，可以改善滑液黏弹性，调节细胞活性，刺激滑膜细胞产生 HA，诱导蛋白聚糖聚集和合成，维持关节软骨基质结构和功能。常用的制剂：施沛特（SOFAsT）相对分子质量为 150 万～250 万，每周 1 次，5 次为 1 个疗程；阿尔治（ARTZ）相对分子质量为 60 万～120 万，海兰（synvisc）相对分子质量为 600 万，3 次为 1 个疗程，每周注射 1 次，连用 3 次。需要强调的是，关节穿刺和抽吸应采用无菌技术，关节液应送验细胞计数，疑有感染者做革兰染色和细菌培养。

4. 其他药物 维生素 C、维生素 D、维生素 E 可能主要通过其抗氧化机制而有益于 OA 的治疗。四环素及其合成制剂能抑制金属蛋白酶（MMP）及一氧化氮合酶（iNOS），对 OA 可能有治疗作用。

（三）外科治疗

对严重的 OA，内科保守治疗无效，日常活动进行性受限的患者，须接受骨科手术治疗。

1. 关节腔清洗和软骨成形术 应用关节镜进行关节腔灌洗清理术和软骨成形术可去除炎性递质、纤维素、变性软骨和半月板碎片，改善患者的关节症状。

2. 人工关节置换术 在髋膝骨 OA 后期的治疗中，髋膝关节置换术已成为常规手术。人工关节材料、关节设计、手术设计是治疗成功的关键。

3. 移植包括软组织移植和软骨移植。

（1）软组织移植：软组织移植治疗骨关节炎通常包括做关节的清理术后用筋膜、肌肉、肌腱或骨膜、软骨膜移植于清理或切除的关节表面。软组织移植的成功不仅依赖于关节畸形的严重程度，移植组织的类别，同时也需要术后进行功能锻炼。这种手术常用于上肢，许多患者术后疼痛有效减轻并保留部分功能。

（2）软骨移植：与软组织移植相比，软骨移植有明显的优点，如具有软骨相同的结构和性能。临床已用自体关节软骨移植治疗损伤的关节面，但由于其来源有限，临床大多用异体骨软骨。

【病情观察】

1. 主要观察治疗后症状是否缓解，如关节肿痛是否减轻，行走、特别是上下楼时关节疼痛情况是否有所缓解，关节活动功能是否改善，以评估治疗效果。

2. 门诊治疗一般 1~2 周随访、评估治疗效果，治疗无效、症状加重者，应注意复查关节 X 线片检查，做血 RF、红细胞沉降率、血 ANA、ENA 等检查，以排除类风湿关节炎、强直性脊柱炎等。如经治疗关节肿痛缓解，则根据患者具体情况，逐渐停用镇痛药、非甾体抗感染药，而以软骨保护剂如硫酸葡萄糖胺等维持治疗。骨性关节炎关节肿痛明显、活动障碍者，一般应住院治疗。上述有手术指征者应请外科会诊，给予手术治疗。

【病历记录】

1. 门急诊病历　记录患者就诊时间及主要症状特点，如关节肿痛的部位、特点，有无规律性，有无诱发因素。以往有无类似发作史，如有，记录诊疗经过。体检记录关节肿痛部位，有无骨性增生、畸形及骨膨大等。有无关节摩擦音等。辅助记录关节 X 线、红细胞沉降率、C 反应蛋白等检查结果。

2. 住院病历　详尽记录患者门急诊或外院的诊疗经过。记录住院患者治疗后的病情变化、治疗效果。尤其是关节 X 线片、红细胞沉降率、C 反应蛋白等检查结果。需手术治疗的，患者及其家属应签署知情同意书。

【注意事项】

1. 医患沟通　医师应告知患者及其家属有关骨性关节炎的临床特点、治疗药物、疗程，以及需注意劳逸结合、防止肥胖等事项。应告知治疗 4 周须复查关节 X 线检查，以使患者及其家属能配合治疗。有关治疗效果、需调整治疗方案或需手术治疗的，应及时告知患者及其家属，以征得同意。

2. 经验指导

（1）本病多见于中老年人，为非对称性关节痛，以负重和易磨损关节（如手、膝等）受累为主，休息后缓解，呈间歇性发作。若骨性关节炎关节肿痛呈对称性，以近端指间关节为主者，应注意与类风湿关节炎等鉴别。

（2）骨性关节炎的诊断一般依据临床表现、关节 X 线片检查结果。若关节肿胀明显有关节积液，则应抽取关节液做常规、培养等检查，与感染性关节炎等鉴别；若治疗无效或原有症状加重，则应行 CT、MRT 等检查，以排除骨肿瘤。

（3）骨性关节炎的治疗，应依据患者为急性期或慢性期选择治疗方案。急性期关节肿痛明显者，应避免关节活动，给予镇痛药或非甾体抗感染药，尤其是可用 COX-2 特异性抑制药。关节肿瘤缓解者可适当活动逐渐停用镇痛药。

（4）关节腔内注射透明质酸钠，一般每周 1 次，连续 5 周为 1 个疗程；关节腔积液较多者，应抽尽关节积液，同时注射氢化可的松，有助于关节液吸收。注射先用 2% 利多卡因 10ml 局部麻醉，抽尽肿胀关节液，再用 2% 氢化可的松 1ml 注射，然后用施沛特，注意局部消毒，规范操作，避免关节腔感染；如关节腔内有软骨碎片，应请骨科行关节镜检查、治疗。

第二节 复发性多软骨炎

复发性多软骨炎（RP）是一种较少见的炎性破坏性疾病，其特点是软骨组织复发性退化性炎症，表现为耳、鼻、喉、气管、眼、关节、心脏瓣膜等器官及血管等结缔组织受累。复发性多软骨炎的病因及发病机制目前仍不清楚。软骨基质受外伤、炎症、过敏等因素的影响暴露出抗原性，导致机体对软骨局部或有共同基质成分的组织（如巩膜、葡萄膜、玻璃体、视神经内膜及神经束膜、主动脉中层和内层的结缔组织、心瓣膜、心肌肌纤维膜、气管黏膜下基底膜、关节滑膜和肾小球及肾小管基底膜等）的免疫反应。复发性多软骨炎可与类风湿关节炎、系统性血管炎、系统性红斑狼疮及其他结缔组织病并发。各年龄阶段均可发病，好发年龄为 30 ～ 60 岁，发病无性别倾向。病初常为急性炎症，经数周至数月好转，以后呈慢性反复发作。晚期因起支撑作用的软骨组织遭破坏，出现松软耳、鞍鼻，以及嗅觉、视觉、听觉和前庭功能障碍。

【诊断】

（一）症状与体征

RP 临床过程差异很大，可隐匿起病，也可暴发，突然出现 1 处或 2 处软骨炎症，病情可在多次反复后突然加重。因受累软骨部位不同，临床表现各异。据统计受累部位中，外耳 90%，内耳 50%，鼻 60%，眼 50%，关节 76%，喉、气管、支气管 70%，心脏 24%，皮肤 35%，发热 80%，还可累及肝、肾、脑等部位。病情的多样性使患者不能得到早期正确诊断，误诊率高。

1. 全身症状 发热、肌肉疼痛、疲乏无力、贫血、体重减轻、食欲减退及肝功能损伤等。

2. 耳软骨炎 单侧或双侧耳郭受累，先后或同时发生。病变侵犯耳郭软骨部分，无软骨耳垂不受累，表现为突发红、肿、热、痛，有时有红斑结节，病情长期或反复发作可导致软骨破坏，耳郭松软、塌陷、下垂、畸形、局部色素沉着。病变累及外耳道可导致狭窄，也可因中耳炎及咽鼓管软骨受到侵犯引起传导性耳聋或鼓室积液。内耳及前庭功能受损则出现耳鸣、耳聋、眩晕。病变累及迷路可导致旋转性头晕、眼球震颤、共济失调、恶心及呕吐等。

3. 鼻软骨炎 多突然发病，急性期表现为外鼻组织红肿、压痛。反复发作可导致鼻软骨局限性塌陷形成"鞍鼻"畸形。发病较急者 1~2 日出现鼻梁下陷。患者常伴鼻塞、溢液、鼻出血、鼻黏膜糜烂及鼻硬结。

4. 眼炎性病变 眼部受累被认为多是由于抗 II 型胶原和眼部抗原的交叉反应所致。可出现结膜炎、角膜炎、巩膜炎、虹膜炎、玻璃体炎、视网膜炎、脉络膜炎或视神经炎。眼底检查常发现视网膜脱落、视盘水肿、眼底出血、小动脉瘤等。可导致眼球突出，甚至导致失明。

5. 关节病变 RP 有 70% 累及关节。可呈暂时性、对称性、单发或多发性，常呈游走性，少数可关节肿胀。大小关节均可受累，累及部位以手关节、膝关节、肋软骨连接最多，其次为肘、肩、足、踝关节等。关节炎常突然发作，多发作数日至数周，可自行缓解或经抗炎治疗后好转。关节无畸形，关节 X 线检查少有阳性发现。可有关节压痛、肿胀，关节液为非炎性。有破坏性关节病变者常伴有成年人银屑病关节炎、斯蒂尔病、瑞特综合征、干燥综合征、强直性脊柱炎等。

6. 呼吸系统病变 RP 以呼吸道受累为首发表现者占 RP 患者的 14%，病程中累及呼吸道者 50%。呼吸道受累可表现为喉气管-支气管狭窄、支气管扩张、肺炎、肺膨胀不全等，其中以呼吸道软骨破坏导致气道狭窄最多见。临床表现为慢性咳嗽、咯痰、憋气、声嘶、喘息、胸闷、呼吸困难、鼾症等。通常初期时软骨炎症导致气管支气管脆性增加，出现声嘶、呼吸困难、喘鸣等；疾病进展时，呼吸道狭窄、软骨破坏并纤维化，导致吸气时气管塌陷（胸廓入口以上）和呼气时塌陷（胸廓入口以下）、呼吸困难、急性呼吸衰竭，甚至死亡。呼吸道塌陷引起排痰困难、无效咳嗽所导致继发肺感染也是死亡的一个常见原因。但呼吸道症状有时不能完全反映呼吸道病变的严重程度。

目前认为引起大呼吸道狭窄的主要病理基础：①活动期呼吸道软骨和黏膜下组织高度炎症水肿引起呼吸道狭窄。②炎症使呼吸道黏膜纤毛清除功能受损，咳嗽功能下降，致使大量稠厚分泌物潴留，加重呼吸道梗阻。③晚期可因呼吸道瘢痕挛缩形成纤维组织结节引起呼吸道狭窄或气管支气管软骨环溶解、破坏造成呼吸道软化塌陷。

7. 心血管病变　发病率30%可致死亡。男性易发生主动脉功能不全，二尖瓣及三尖瓣功能不全少见。瓣膜病变在疾病早期至病后若干年均可发生。也有发生升主动脉瘤，胸、腹主动脉及锁骨下动脉瘤的报道。心包炎、心肌炎、心内膜炎、心肌梗死及心脏传导系统紊乱均有报道。发生于中等血管的血管炎，如锁骨下、腔内、肝、肠系膜血管的动脉炎，伴发结节性多动脉炎、韦格纳肉芽肿、过敏性肉芽肿及大动脉炎等有报道。

8. 皮肤病变　25%患者伴有皮肤病变，皮损无特异性，形态多样，如紫癜、网状红斑、结节红斑、多形红斑、血管水肿性荨麻疹、皮肤角化、溢脓、色素沉着等，部分发生口腔及生殖器溃疡。病理结果常呈白细胞碎裂性血管炎。

9. 神经系统病变　神经系统症状常继发于血管炎。如白细胞破碎性血管炎、结节性多动脉炎等但神经系统并发症的临床表现多样，一般呈急性或亚急性起病，其症状的出现可能先于其他系统损害的临床表现。其中脑神经受累最为常见，最常受累的脑神经为第Ⅱ对，其次依次为第Ⅵ、Ⅶ、Ⅷ对脑神经，其他神经系统损害包括小脑功能不良、脑动脉瘤、多发性神经炎、脊髓炎、无菌性脑膜炎或脑膜脑炎。神经系统的临床表现也多种多样，有复视、偏瘫、癫痫发作、偏身感觉减退、步态障碍、小脑症状和痴呆。

10. 肾脏病变　约25%患者尿检异常，血肌酐增高约

10%，肾活检示节段性增生性肾小球肾炎，有新月体及 IgG 或 IgM、补体 C3 沉积。

11. RP 可与多种疾病并存 如合并有系统性血管炎（韦格纳肉芽肿、结节性多动脉炎、显微镜下多血管炎、贝赫切特综合征）、结缔组织病（RA、Reiter 综合征、SLE、pSS、SSc 等）、血液系统疾病（MDS、淋巴瘤、急性白血病等）及其他疾病（甲状腺功能减退、亚急性甲状腺炎、甲状腺功能亢进、原发性胆汁性肝硬化、溃疡性结肠炎等）。

（二）检查

1. 常规检查

（1）血常规主要表现为正细胞正色素性贫血，白细胞计数明显升高，血小板计数升高，嗜酸粒细胞增高。

（2）红细胞沉降率增快，其中红细胞沉降率及白细胞计数增高与疾病的活动性相关。

（3）血生化检查有低蛋白血症，高丙球蛋白血症。

（4）50% 患者免疫球蛋白 IgA、IgG 急性期升高，免疫复合物也常阳性。总补体 C3、C4 偶有升高或降低。蛋白电泳显示白蛋白减少，α、γ 球蛋白增高。

（5）自身抗体检查偶有类风湿因子（RF）及抗核抗体（ANA）低滴度阳性，常出现在合并有类风湿关节炎或系统性红斑狼疮的患者。梅毒血清学反应假阳性，抗中性粒细胞质抗体（胞质型及核周型）可阳性。间接荧光免疫法显示抗软骨抗体及抗天然 II 型胶原抗体在活动期均阳性。

（6）尿酸性黏多糖含量增加，尿酸性黏多糖阳性，在疾病发作期可大于正常值 4.21 倍，可提示软骨破坏的程度。

2. 影像学检查

（1）X 线检查：胸部 X 线片显示有肺不张及肺炎，可见气管、支气管普遍狭窄，尤其两臂后伸挺胸侧位相能更好显示气管局限塌陷。同时也能显示主动脉弓进行性扩大，升主动脉和降主动脉、耳郭、鼻、气管和喉有钙化。周围关节 X 线检查显示关节旁骨密度降低，偶有关节腔狭窄，但没有侵蚀性破坏。脊柱一般正常，少数报道，可发生腰椎和椎间盘侵蚀及融合，耻骨和骶髂关节部分闭塞及不规则侵蚀。

（2）CT：可见呼吸道狭窄、气管壁厚、气管变形及肿大的纵隔淋巴结。呼气末 CT 扫描可观察呼吸道的塌陷程度。高分辨 CT 可显示亚段支气管和肺小叶的炎症。

3. 支气管镜检查 可直接观察到呼吸道狭窄、左（右）主支气管狭窄、呼吸道塌陷、软骨环消失，黏膜可见红斑、水肿、肉芽肿样改变及萎缩。软骨环破坏者可见呼气时相呼吸道塌陷。

4. 肺功能检查 肺功能检查是继影像学、内镜之后的又一项有助于复发性多软骨炎诊断和疗效判断的检查手段。呼吸道受累的 RP 患者的肺通气功能试验显示 FEV_1、FEV_1/FVC、PEF、FEF50/FIF50、MMEF25~75 均明显下降，显示阻塞性通气功能障碍。

5. 病理检查 可取鼻软骨、耳郭软骨及呼吸道软骨做病理检查。镜下所见病变特点早期软骨膜及软骨呈急性、慢性炎症细胞浸润，软骨组织分隔成小岛，软骨的破坏由外周向中心发展，出现裂隙样破坏，及软骨细胞的丢失，退化的软骨由肉芽组织取代，之后出现纤维化并在局部出现钙化，可出现小范围的软骨再生。免疫荧光检查发现病变处免疫球蛋白和免疫复合物沉积。

（三）诊断要点

1976 年，McAdom 等提出的诊断标准被同行视为公认标准，即 McAdom 征：①双侧耳郭复发性软骨炎。②非侵蚀性、血清阴性、炎性多关节炎。③鼻软骨炎。④眼部炎症（结膜炎、角膜炎、巩膜炎、巩膜外层炎、葡萄膜炎）。⑤呼吸道软骨炎（喉）和（或）气管软骨。⑥耳蜗或前庭损害，出现耳鸣、耳聋及眩晕。具备 3 项或 3 项以上标准，无须组织病理证实亦可确诊。基于早期诊断、早期治疗控制病程进展的目的，1979 年，Damiani 提出了扩大的 McAdom 诊断标准，只要有下述中任何 1 项即可诊断：①1 项以上的 McAdom 征，加上组织病理证实；②病变累及 2 项或 2 项以上的解剖部位，对激素或氨苯砜治疗有效。

凡有以下特征者均应怀疑本病：①原因不明的外耳软骨炎、畸形；②原因不明的鞍鼻，排除韦格纳肉芽肿（血清抗中性粒细胞抗体阳性）；③反复发作的巩膜炎症；④原因不明的渐进性呼吸困难，断层示气管、支气管狭窄，纤维支气管镜示软骨显示不清，呼吸道萎缩；⑤不明原因的发热、贫血、心肌炎、主动脉瓣闭锁不全；⑥发作期尿酸性黏多糖增高，Ⅱ型胶原抗体（＋）、软骨抗体（＋）、红细胞沉降率明显增快；⑦实验性激素、氨苯砜治疗有效；⑧排除其他软骨病、肉芽肿性疾病，应高度怀疑本病，有病理结果可确诊。

（四）鉴别诊断

当病变累及耳、鼻、喉、眼、气管软骨时，应与临床表现相类似的其他疾病相鉴别。

1. 耳郭病变及外耳炎　应与局部外伤、冻疮、丹毒、慢性感染、系统性红斑狼疮、痛风、真菌性疾病、梅毒、麻风病鉴别，系统性血管炎或其他结缔组织病也可引起耳软骨炎，但双侧耳软骨炎者不多见。

2. 鼻软骨炎需要与韦格纳肉芽肿、淋巴样肉芽肿、致死性中线肉芽肿、先天性梅毒、麻风、淋巴瘤、结核等引起的肉芽肿及癌肿和淋巴肉瘤相鉴别。反复多次活检、病原菌的培养及血清学检查可有助于鉴别。

3. 眼炎　应注意与韦格纳肉芽肿、结节性多动脉炎、Cogan 综合征、贝赫切特综合征、原发性或继发性干燥综合征、血清阴性脊柱关节病等累及眼的全身性疾病相鉴别。根据这些疾病的全身表现和实验室检查特征不难与之区别。

4. 气管支气管狭窄变形　应与感染性疾病、结节病、非感染性肉芽肿病、肿瘤、慢性阻塞性肺疾病、淀粉样变性等疾病鉴别，一般上述疾病经活组织检查明确诊断。复发性多软骨炎患者同时还有耳、鼻等软骨病变，可与之鉴别。

5. 主动脉炎和主动脉病变　应与梅毒、马方综合征、Ehlersr-Danlos综合征、特发性纵隔囊肿坏死、血清阴性脊柱关节病并发的主动脉病变相鉴别。

6. 肋软骨炎需与良性胸廓综合征（如特发性、外伤性肋软骨炎、Tietze综合征、肋胸软骨炎、剑突软骨综合征等）鉴别，这些疾病均无系统性临床表现，可与本病鉴别。

【治疗】

（一）一般治疗

急性发作期应卧床休息，视病情给予流食或半流食，以免引起会厌和喉部疼痛。注意保持呼吸道通畅，预防窒息。烦躁不安者可适当用镇静药，以保持充足的睡眠。

（二）药物治疗

目前该病无特效治疗，也无统一的治疗方案。

1. 糖皮质激素　是治疗RP的首选药物，糖皮质激素不能改变自然病程，但可控制急性期症状、减少复发次数和程度。泼尼松用药剂量因人而异，差别很大。中等程度发作时，泼尼松0.5~1mg/（kg·d）；急性重症患者，特别是呼吸道严重受累，糖皮质激素的剂量可酌情增加每日50~200mg，甚至行静脉甲泼尼龙1g冲击治疗。临床症状好转后，可逐渐减量，以最小维持剂量维持1~2年或更长时间。

2. 氨苯砜　氨苯砜的治疗作用已得到临床证实，其作用机制为抑制补体的激活和淋巴细胞转化，也能抑制溶菌酶参与的软骨退行性变，剂量每日25~200mg，小剂量开始，逐渐加量，因有蓄积作用每周用药5日，每3个月停用15日。主要不良反应有嗜睡、溶血性贫血、药物性肝损害、恶心、白细胞计数下降等。

3. 免疫抑制药 当患者病情严重，如巩膜炎；出现危及生命的并发症，如气管、支气管软骨炎、肾小球肾炎、心瓣膜累及（主动脉瓣和二尖瓣增厚或反流）时，用糖皮质激素加免疫抑制药治疗。常用药物有甲氨蝶呤、环磷酰胺、硫唑嘌呤及 6-巯基嘌呤等。也有人用抗 CD4 单克隆抗体治疗 RP。

4. 其他治疗药物 对轻症患者可用非甾体抗感染药加氨苯砜治疗。也有学者认为用秋水仙碱治疗有一定疗效。

（三）其他治疗

1. 手术 有严重呼吸困难时宜行：①气管切开术，但是如果狭窄的部位在气管下段或气管，气管切开则无明显疗效。②气管支气管外固定术，将塌陷的呼吸道悬吊缝合在主动脉外膜、心包膜、硬脊膜或移植物上，使呼吸道开放。适用于广泛呼吸道软化患者。③喉气管成形术，适用于气管或声门下局限狭窄。④气管袖状切除术，适于局限呼吸道狭窄，术后仍需长期药物治疗和置入 T 形管。⑤气管或心肺移植，期望治疗晚期广泛呼吸道狭窄，迄今无临床报道。

2. 机械通气治疗 RP 致气管软化后，支撑作用消失，患者呼气时气管陷陷，造成气体陷闭，呼气困难严重。持续呼吸道内正压通气（CPAP）可以防止软化的呼吸道塌陷，减轻气体陷闭。故 CPAP 可用于 RP 引起的呼吸道狭窄的各个时期。但是，对于管腔增厚所致的呼吸道严重狭窄的患者，疗效仍不好。

3. 气管内支架置入术 对多处或广泛气管或支气管狭窄，支气管镜下或 X 线引导下行金属支架置入术。气管、支气管记忆合金支架较金属支架有更大优势。

【病情观察】

主要观察治疗后发热、肌肉疼痛、疲乏无力、贫血、体重减轻、食欲减退等症状是否缓解，关节肿痛是否减轻，关节活动功能是否改善，呼吸系统症状，如慢性咳嗽、咳痰、憋气、声嘶、喘息、胸闷、呼吸困难、鼾症、声嘶等是否改善以评估治疗效果。应注意复查关节 X 线检查，做红细胞沉降率、血 RF、ENA 抗体等检查。如经治疗关节肿痛缓解，则根据患者具体情况，逐渐停用镇痛药、非类固醇抗感染药，而以软骨保护药，如硫酸葡糖胺等维持治疗，有手术指征者应请外科会诊，给予手术治疗。

【病历记录】

1. 门急诊病历　记录患者就诊时间及主要症状特点，如关节肿痛的部位、特点，呼吸系统的主要症状与体征等。以往有无类似发作史，如有，记录诊疗经过。辅助检查记录胸部 X 线片、红细胞沉降率、C 反应蛋白等检查结果。

2. 住院病历　详尽记录患者门急诊或外院的诊疗经过。记录入院患者治疗后的病情变化、治疗效果，尤其是胸部 X 线片、红细胞沉降率、自身抗体等检查结果。

【注意事项】

1. 医患沟通　医师应告知患者及其家属有本病的临床特点、治疗药物、疗程。有关治疗效果、需调整的治疗方案或需手术治疗的，应及时告知患者及其家属，以征得同意。

2. 经验指导

（1）本病尚无根治方法，治疗反应和病程的早晚、受累脏器的部位及多少等因素有关。RP 是潜在致死性疾病，肺不张、肺部感染、系统性血管炎、气管塌陷、喉头水肿、肾衰竭是主要致死原因。本病 5 年生存率 73%，10 年生存率 55%。

（2）RP 患者症状分散，耳、鼻软骨以外部位受累时容易被误诊，与临床医师对此病的认识不足有关。尤其呼吸道受累比例高、预后差，应提高认识，掌握这些部位受累时的临床和辅助检查特点，争取软骨活检、早期诊治、改善预后。

第三节 斯蒂尔病

斯蒂尔病（juvenile rheumatoid arthritis，JRA）是由于某种感染及环境因素影响，使遗传易感性个体发生自身免疫反应而导致的全身结缔组织疾病。主要表现为发热及关节肿痛，常伴皮疹、肝大、脾大、淋巴结大，若反复发作可致关节畸形。年龄越小，全身症状越重，年长患儿以关节受累为主。根据本病临床表现分为4型：①全身型，又称Still病；②多关节型，又分为类风湿因子（RF）阴性多关节型（多关节Ⅰ型）与RF阳性多关节型（多关节Ⅱ型）；③少关节型，根据发病年龄、性别、抗核抗体（ANA）、临床表现分为少关节Ⅰ型与少关节Ⅱ型，后者可为幼年强直性脊柱炎（JAS）早期表现；④伴肌腱附着处炎症关节炎型。

【诊断】

（一）临床表现

可发生于任何年龄段，但集中于2~3岁和9~12岁，形成两个发病高峰。按起病形式、临床经过和预后不同，可分为3型。

1. 全身型 可发生于任何年龄段，以幼热者为多，无性别差异，约占斯蒂尔病的20%。弛张型高热是此型的特征，体温每日在36~40℃，患儿发热时呈重病容，热退后玩耍如常。发热持续数周至数月。

约95%的患儿出现皮疹，呈淡红色斑点或环形红斑，见于身体任何部位，可有瘙痒。皮疹于高热时出现，热退后消失，不留痕迹。局部取暖或外伤也可诱发皮疹。

急性期常因全身症状而忽视了关节痛或一过性关节炎的临床表现。等到数月或数年后关节症状才成为主诉。约25%的患儿最终发展为慢性多关节炎。

约85%有肝大、脾大、淋巴结大，肝功能轻度损害。伴心包炎和胸膜炎者，其病变轻微，一般不需处理，少有发生心内膜炎者。

腹痛可能是肠系膜淋巴结大所致。偶有中枢神经系统症状，表现为惊厥、行为异常和脑电图异常。长期疾病反复发作可致发育延迟。全身型斯蒂尔病复发的间隔时间难以预测，多在青春期后不再复发。

2. 多关节炎型 5个或5个以上关节受累，女性多见，先累及大关节，如踝、膝、腕和肘，常为对称性。表现为关节肿、痛，而不发红。早晨起床时关节僵硬（晨僵）。随病情进展逐渐累及小关节：波及指（趾）关节时呈典型梭形肿胀；累及颞关节表现为张口困难，幼儿可诉耳痛，病程长者，可影响局部发育出现小颌畸形；累及喉杓（环状软骨-杓状软骨）可致声嘶、喉喘鸣和饮食困难；累及颈椎可致颈部疼痛和活动受限；髋关节受累者可致股骨坏死，可发生永久性跛行。疾病晚期受累关节最终发生强直变形，关节附近肌肉萎缩，运动功能遭受损坏。

本型可有全身症状，但不及全身型严重，如低热、全身不适、生长迟缓、轻度贫血。体格检查可发现轻度肝大、脾大、淋巴结大。

根据血清类风湿因子是否阳性，可分为两个亚型。

（1）类风湿因子阳性：占斯蒂尔病的5%～10%，起病于年长患儿，类风湿结节常见（表现类似于风湿皮下小结）。关节症状较重为其特点，50%以上患者出现关节强直变形。约75%患者抗核抗体阳性。

（2）类风湿因子阴性：占斯蒂尔病的25%～30%。起病于任何年龄段，类风湿结节少见。关节症状较轻，仅10%～15%发生关节强直变形。约15%患者抗核抗体阳性。

3. 少关节炎型 受累关节4个月者，称为少关节炎型。

踝、膝等下肢大关节为好发部位，常呈不对称分布。若病程已逾 6 个月，少关节炎型不可能再转为多关节炎型。按临床表现和预后，可分为 2 个亚型。

（1）少关节炎 I 型：占幼年类风湿性关节炎的 25% ~ 30%。以幼年女孩多见，虽有反复慢性关节炎，但不严重，较少致残。一般不发生骶髂关节炎。约 50% 发生单侧或双侧慢性虹膜睫状体炎，早期用裂隙灯检查才能诊断。后期可因虹膜后位粘连，继发性白内障和青光眼而致永久性视物障碍，甚至失明。此型全身症状轻微。

（2）少关节炎 II 型：占斯蒂尔病的 15%，男孩居多，年龄常大于 8 岁，累及膝、踝等下肢大关节。早期不影响骶髂关节，但部分患者于后期可致骶髂关节炎和肌腱附着处病变。患者发生自限性虹膜睫状体炎，少有永久性视力损害。少有全身症状。

（二）辅助检查

1. 实验室检查 血常规可表现为贫血，白细胞数总数及中性粒细胞比例常增高；C 反应蛋白常增高，红细胞沉降率常增快；活动期 IgG、IgA、IgM 升高。抗 T 淋巴细胞抗体可阳性。关节液分析白细胞增多，中性粒细胞比例常增高，蛋白升高，糖降低。全身型的类风湿因子（RF）、抗核抗体（ANA）均阴性；多关节 I 型的 RF 阴性，25% 的 ANA 阳性；多关节 II 型 RF 阳性，75% 的 ANA 阳性；少关节 I 型的 RF 阴性，50% 的 ANA 阳性；少关节 II 型的 RF 与 ANA 均阴性，HLA-B27 阳性。

2. 特殊检查 疾病早期关节 X 线片仅显示关节骨质疏松，周围软组织肿胀，关节附近呈现骨膜炎。晚期见到关节骨破坏。全身型 JRA 胸部 X 线片可见胸膜炎或因心包炎而显示心影扩大或风湿性肺病变；超声波可发现儿童关节炎时关节腔渗出和滑膜增厚；MRI 能比普通 X 线检查更敏感地发现较轻的软骨破坏，早期骶髂关节炎和骨侵蚀；骨核素扫描有助于鉴别感染或恶性肿瘤。

（三）诊断要点

1. 起病年龄≤16 岁。

2. 有 1 个或多个关节炎。关节炎定义应如下。

（1）关节肿胀或关节腔积液。

（2）具有 2 项或 2 项以上以下症状：①活动受限；②活动时疼痛或关节触痛；③关节局部发热。

3. 关节炎症持续≥6 周。

具有上述第 1～3 项，排除其他结缔组织病及症状相似的疾病，可诊断为 JRA。

（四）鉴别诊断

1. 败血症　往往有感染中毒症状，血培养阳性，皮疹刺破处查菌可阳性，抗感染治疗有效。

2. 风湿热　以游走性大关节受累为主，非对称性，无晨僵，X 线片不见髓质损害，不累及指（趾）脊柱和颞颌等处小关节，常伴有心肌和心瓣膜炎体征，发病前有链球菌感染史，ASO 滴度增高。

3. 系统性红斑狼疮（SLE）　虽有发热、关节炎，大小关节均可受累，但不发生关节畸形，有典型的面部蝶形红斑及其他系统受累，尤其是肾脏累及率高，抗核抗体（ANA）、抗 ENA 及抗 ds-DNA 抗体等检查可资鉴别。

4. 结核性关节炎　有结核病史或其他部位结核病变和结核中毒症状，常为单关节病变，X 线检查以骨质破坏为主，有时可出现冷肠疡。

5. 化脓性关节炎　常为败血症的迁延病灶。单个关节发炎，局部红、肿、热、痛明显且伴全身中毒症状，白细胞总数及中性粒细胞高，关节腔液做细菌涂片或培养可资鉴别。

【治疗】

采取综合措施，控制关节炎症，维持关节功能，预防关节畸形。

（一）一般治疗常规

应尽早采取综合疗法。急性发作期宜卧床休息，必要时加用夹板或支架固定炎症关节，以减少肌肉挛缩，防止关节变形。体育疗法和物理疗法在整个治疗过程中都很重要，特别是对因病情活动，关节疼痛而被迫卧床的患儿。

（二）用药常规

1. 非甾体类抗感染药

（1）阿司匹林：每日 80mg/kg，但对年长儿及体重较重的患儿，总量不超过每日 3.6g。保持血浓度在 200～300μg/ml。待病情缓解后逐渐减量，以最低有效量长期维持，可持续数年。治疗过程中应注意有无阿司匹林的毒性反应，如胃肠道刺激症状、耳鸣、出汗、易激惹和换气过度等，严重者可出现呼吸性碱中毒和代谢性酸中毒。还有支气管痉挛、荨麻疹及肝功能异常等。因此，用药过程中应定期复查肝功能，长期用药者还应监测尿常规，注意有无肾脏功能损害。

（2）萘普生：每日 15～20mg/kg，分 2 次使用。

（3）布洛芬：每日 30～40mg/kg，分 4 次口服。对全身型患儿需要选用较大剂量，每日 40mg/kg 才能控制发热。对 JRA 安全有效，小儿易耐受。

（4）灭痛定：每日 25～30mg/kg，分 3 次口服。

（5）双氯芬酸钠（扶他林）：每日 0.5～3mg/kg，分 3～4 次口服。

（6）吲哚美辛：每日 1～3mg/kg，分 3～4 次口服。对全身型控制发热有效。但不良反应较大，不宜在小儿长期使用。

2. 缓解病情抗风湿药物 本类药物作用缓慢，常需数周至数月方能见效，毒性较大，故适用于长期病情未能得到控制，已有关节骨质疏松破坏者。

（1）口服金制剂（瑞得）：每日 0.1～0.2mg/kg，1 次顿服。最大剂量不超过每日 9mg。不良反应为皮疹、口腔溃疡、腹痛和腹泻，偶见白细胞及血小板减少、蛋白尿及血尿等。故用药期间应定期查血、尿常规及肾功能。

（2）青霉胺：每日 10mg/kg，最大量不超过每日 750mg，分 2 次口服，不良反应为发热、皮疹、白细胞减少和蛋白尿。

（3）羟氯喹：每日 5 ~ 6mg/kg，最大量不超过每日 200mg，1 次顿服。长期用药应监测视力及定期查血象，注意有无白细胞减少。

（4）柳氮磺胺吡啶：每日 50mg/kg，最大量不超过每日 2g。开始时为避免变态反应宜从小剂量每日 10mg/kg 起始，在 1 ~ 2 周内加至足量。不良反应包括头痛、皮疹、恶心、呕吐、溶血及抑制骨髓等。故用药过程中应定期查血象。

3. 肾上腺皮质激素

（1）多关节型：对非甾体抗感染药物和缓解抗风湿药物未能控制的严重患儿，加用小剂量泼尼松，每日 0.1 ~ 0.2mg，隔日顿服，可使原来不能起床或被迫坐轮椅者症状减轻，恢复基本正常的生活。

（2）全身型：若发热和关节炎未能为足量非甾体类抗感染药物所控制时，可加服泼尼松每日 0.5 ~ 1mg/kg（每日 ≤ 40mg）1 次顿服或分次服用。一旦体温得到控制时即逐渐减量至停药。合并心包炎者，则需大剂量泼尼松治疗，剂量为每日 2mg/kg，分 3 ~ 4 次口服，待控制后逐渐减量至停药，用甲基泼尼松龙冲击，每次 10 ~ 30mg/kg，每日 1 次，连续 3 日或隔日 1 次，连用 3 次，效果较好。

（3）少关节型：一般不主张用激素全身治疗，对单个关节，如膝关节大量积液的患儿，除用其他药物全身治疗外，可在关节腔内抽液后，注入醋酸氢化可的松或地塞米松，以解除疼痛，防止再渗液，有利于恢复关节功能。

（4）虹膜睫状体炎：轻者可用扩瞳药及肾上腺皮质激素

类眼药水滴眼。对严重影响视力患者，除局部注射激素外，须加用泼尼松每日口服，继以隔日顿服。虹膜睫状体炎一般对泼尼松很敏感，无须服用大剂量，一些患儿服用每日 2 ~ 4mg 即可见效。

4. 免疫抑制药

（1）甲氨蝶呤：每周 $10mg/m^2$ 体表面积，口服，如口服效果不好或出现恶心、呕吐及转氨酶增高，可改为皮下注射。对治疗多关节型安全有效。

（2）环孢素：每日 3 ~ 5mg/kg，分 2 次服用。

（3）其他免疫抑制药可选用环磷酰胺和硫唑嘌呤。

应用上述药物时应定期查血常规和肝功能。

（三）其他治疗

1. 生物学制剂　近年应用可溶性 TNF-α 受体 p75 融合蛋白及 TNF-α 单克隆抗体用于治疗多关节型 JRA 取得较好疗效。

2. 自体干细胞移植　对一些严重的自身免疫疾病对常规治疗效果不好者，可试用骨髓移植。

3. 中药　可应用尪痹冲剂和青藤碱制剂，如正清风痛宁、雷公藤多苷对本病的效果尚待进一步探讨，毒性大应慎用。

4. 矫正手术　为减少粘连性腱鞘炎和腕背肌腱破裂的危险，可进行腱鞘切除术。滑膜肥厚、关节疼痛而致关节活动受限者可行滑膜切除术，以改善关节活动功能。对严重髋和膝关节受累的患儿，至青春后期，骨骼生长发育停止后，可行关节置换术。

【病情观察】

1. 治疗中注意体温、关节肿痛、肝大、脾大、贫血、虹膜睫状体炎等变化。红细胞沉降率、CRP 为疾病活动指标，治疗后注意复查红细胞沉降率、CRP、类风湿因子、肝功能、血清蛋白电泳。

2. 治疗有效者用药后体温逐渐降低至正常，关节疼痛缓解，肿胀减轻甚至消失后可考虑出院，继续服药，整个疗程至少1年。全身型JRA可反复发作，大部分在急性热退后关节症状迅速消退，少部分可转化为多关节炎的临床经过，最后遗留个别关节畸形和功能障碍。全身型有重要脏器受累者未经及时和适当的治疗，可有生命危险。少关节型和多关节型JRA临床经过可互相转化，关节炎持续活动1～2年有发生侵蚀性关节炎的危险。7%～48%遗留有明显的关节功能障碍，少关节型可发生虹膜睫状体炎，导致失明。

3. 治疗中所有药物均有一定的不良反应，本病用药时间又长，因此一些根据病情选用药物，而且在使用中要摸索出能起到治疗作用，又不会产生不良反应的最小剂量。

4. 稳定后可在门诊定期复查。在复查与随访过程中除注意药物的作用与不良反应外，应密切注意病情有无转化及其他并发症存在。

【病历记录】

在现病史与体格检查中记录能排除其他发热性疾病、关节炎的描述，家族史中记录有无结缔组织病的家庭史。在出院小结中记录确诊依据、治疗内容与近期疗效观察，记录出院后的药物治疗方案与家长应注意的被动关节运动与按摩等内容，记录门诊随访的时间与复查内容。

【注意事项】

1. 医患沟通

（1）向家长交代斯蒂尔病的知识，说明长期坚持治疗的必要性。在选用药物时，应事先交代其药理作用及可能出现的毒性、不良反应。当药物减轻了疼痛后，指导家长帮助患儿每天进行被动关节运动与按摩，保持关节的功能位置。恢复期适当运动，保持关节与肌肉的功能。注意保护眼睛。出院后门诊定期随访，以了解药物疗效与不良反应，复查关节X

线片，调整治疗方法。

（2）本病在 10～20 年随访中，25% 的患儿有关节功能障碍。当病情反复时应向家长解释清楚本病的特点及预后，明确告知本病有一定致残率。

2. 经验指导

（1）本病至今尚缺乏特异性实验室诊断依据，主要依靠临床表现和体征，结合 X 线片和类风湿因子、ANA 检查结果，在排除其他疾病的基础上做出诊断。患者出现长期原因不明反复发热，高热时精神状态好，热退后如正常儿童，如未注意在发热同时有一过性皮疹，加上发热时不正规应用退热药物或糖皮质激素，易导致漏诊与误诊。对长期发热的患者，应密切注意在发热同时有无皮疹及关节症状，进行抗核抗体及类风湿因子等有关实验室检查，排除感染、恶性病变等病因后应首先考虑本病可能。可按照诊断标准、分型标准进行诊断。目前，国内外在成年人类风湿关节炎的诊断中，已将血清角质蛋白抗体、抗核周因子和抗 RA33/RA36 抗体作为早期实验诊断指标，为解决 JRA 的早期特异性诊断带来了希望。

（2）国内多年来一直沿袭美国风湿病学会的 JRA 诊断标准与分型方法，将 JRA 分为 3 型。本病的国内 JRA 诊断标准是参照美国风湿病学会的诊断标准，于 1998 年第五届全国儿科免疫学术会议制订的标准，将 JRA 分为 4 型。2001 年国际风湿病学联盟儿科常委专家组将儿童时期不明原因的关节肿胀持续 6 周以上的关节炎统一起来，定名为幼年特发性关节炎（JIA），制订了诊断标准，将 JIA 分为 7 型，即全身型、多关节型（RF 阴性）、多关节型（RF 阳性）、少关节型、银屑病性 JIA、与附着点炎症相关的 JIA、未定类的 JIA。从目前来看，此分类标准将逐步取代美国风湿病学会的 JRA 诊断标准与欧洲风湿病联盟的幼年慢性关节炎（JCA）诊断标准。

（3）本病虽然主要是关节炎病变，但可累及全身多个系统及脏器，尤其是累及肺脏、心脏，尸检资料中 JRA 的肺脏、心脏损害分别为 47%、40%，这在临床上常被忽视。发热伴肺脏受累者可被误诊为肺炎、胸膜炎而应用抗生素长期治疗。对诊断为 JRA 的患者尤其是全身型，应进行心电图、超声心动图、心肌酶谱等检查，以明确其心脏损害。

（4）目前使用"降阶治疗"方案，在发病早期联用各线药物（同类药各用 1 种，MTX 不与柳氮磺胺吡啶联用），以尽快控制严重者病情，然后再逐渐减少药物品种与剂量。近年来认为 MTX 可作为 JRA 早期联合治疗的首选药物。一般可采用 NSAID + DMARD + MTX，NSAID + 糖皮质激素 + MTX。撤药顺序为先撤糖皮质激素与 NSAID，而将 DMARD 或 MTX 作为长期维持治疗药物。当然，对轻症患儿单用 NSAID 足以控制病情，不必盲目应用联合治疗。

（5）NSAID 中毒性由小到大的排位是萘普酮、双水杨酯、舒林酸、双氯芬酸、布洛芬、阿司匹林、萘普生、托美汀、氟比洛芬、吡罗昔康（炎痛喜康）、苯氧布洛芬、吲哚美辛、氯甲灭酸。治疗传统 NSAID 药物可首选阿司匹林，如患儿在治疗过程中不能耐受其不良反应，可选择其他非甾体类抗感染药。这类药物为花生四烯酸环氧化酶（COX）的抑制药，COX 有 2 种，即 COX-1 与 COX-2。COX-1 是结构酶，在胃肠、肾脏、血小板等合成前列腺素，在生理环境下保护胃肠黏膜，平衡肾脏血流量。COX-2 诱导酶，在炎症时由炎性因子诱导而产生，使炎症加剧。传统的 NSAID 同时抑制 COX-1、COX-2，从而引起胃肠黏膜损害、肾脏血流量减少或血小板功能降低。目前已开发出选择性 COX-2 抑制药，将全部替代传统的 NSAID。已上市的选择性 COX-2 抑制药有尼美舒利、罗非昔布（rofecoxib，万络）、塞来昔布（celecoxib，西乐葆）、依托度酸（etodotac，罗丁）、美洛昔康等。一项大规模、国际化、多中心、随机双盲化、前瞻性研究表明，选择性 COX-2 抑制药的胃肠道、肾脏不良反应极少，对血小板功能无明显影响，将替代传统的 NSAID。如有条件，选择性 COX-2 抑制药可作为 JRA 患儿早期联合治疗的首选药物而取代阿司匹林。

第四节　骨质疏松症

骨质疏松症是由于人体代谢异常所致的骨矿物含量减少、骨骼微细结构破坏、骨脆性增加、易发生骨折的一种全身性疾病。骨质疏松症临床可分为原发性骨质疏松、继发性骨质疏松和特发性骨质疏松三类。原发性骨质疏松是指随着年龄的增长和人体内分泌代谢的异常，骨骼退行性改变的病理性加速所导致的骨矿物含量减少、骨微细结构破坏，它包括绝经后骨质疏松老年性骨质疏松。绝经后骨质疏松又称Ⅰ型骨质疏松，是女性由于更年期后卵巢功能衰退，体内雌激素的水平急剧下降，新生的骨组织明显减少，丢失的骨组织增加，引起骨代谢异常，出现明显的负平衡。这种高转换型的骨量丢失以松质骨破坏为主，骨折部位以椎体压缩性骨折和桡骨远端骨折为主。老年性骨质疏松又称Ⅱ型骨质疏松，对象为 65 岁以上老年人，不分性别，其发病是由于年龄的增长、肠钙吸收减少、继发性甲状旁腺功能亢进、破骨细胞功能增强、成骨细胞功能衰退，从而导致皮质骨和松质骨均出现破坏的骨质疏松，骨折部位以髋部骨折和椎体多发性骨折为主。继发性骨质疏松则指那些包括由药物、疾病、创伤等各种明确原因所诱发的骨质疏松。而特发性骨质疏松是指发生于青少年不明原因的骨质疏松，这种骨质疏松多半有明显的家族遗传史；糖皮质激素引起的骨质疏松症属于继发性骨质疏松。

糖皮质激素性骨质疏松症的发病机制目前尚不清楚，其对骨骼的作用有以下几个方面：①对骨细胞的作用。糖皮质激素可抑制成骨细胞的增殖与分化，促进成骨细胞和骨细胞的凋亡，降低成骨细胞的功能，使骨形成延迟和减少。目前没有明确的证据表明糖皮质激素导致破骨性骨吸收的增加。因此，糖皮质激素性骨质疏松症与原发性骨质疏松症不同的是以骨形成缺陷为主。②对钙磷代谢的作用。糖皮质激素可造成肠道钙吸收的降低和肾脏钙排泄的增加，导致负钙平衡，这些因素导致继发性甲状旁腺功能亢进。③甲状旁腺激素分泌过多，而维生素 D 在发病中的作用相对较弱。④糖皮质激素性骨质疏松症由于骨形成减少，骨吸收增加，机体对骨微损伤的修复能力下降，使骨的脆性增加，容易发生病理性骨折，尤其易发生骨坏死。⑤降低性腺功能，抑制性激素和胰岛素样生长激素的骨形成作用。⑥肠吸收和肾小管重吸收钙减少，负钙平衡促使继发性甲状旁腺功能亢进的进一步恶化。因此，糖皮质激素是通过影响各种骨组织细胞功能、细胞因子活性、内分泌系统、钙离子代谢等多方面的途径导致骨量丢失。

【诊断】

（一）症状

　　原发性与继发性骨质疏松临床表现基本相似。但骨质疏松早期的临床、症状不明显，其发生和发展是在"无声无息"中进行的，而最终可导致骨折、残疾，甚至死亡，严重威胁患者的健康。因此，早期诊断、及时治疗显得尤为重要。骨质疏松的临床症状通常是骨质疏松患者临床诊断的重要内容，主要的症状是疼痛、四肢乏力、下肢肌肉痉挛。糖皮质激素性骨质疏松症患者除有上述症状外还可有 Cushing 综合征所特有的体征，如满月脸、紫纹、多血质、痤疮等。主要体征包括身高缩短、驼背、骨折、指（趾）甲变软和易裂等。

1. 疼痛 骨质疏松患者机体内分泌代谢异常、骨骼的骨量减少、骨微细结构受损、骨生物力学性能下降，是以骨骼内部质和量的病变为表现的全身性骨病。骨质疏松症患者最常见的症状是局部疼痛。以腰背痛多见，据统计约占患者的57%，背痛占15%，腰背痛＋下肢酸痛占18%，四肢无力占10%。一般骨量丢失12%以上时即可出现骨痛。其疼痛的主要原因：①破骨细胞溶骨所致，以夜间疼痛为主要表现。②机械应力造成的微骨折，以劳累后疼痛为主要表现；③骨骼畸形所致的肌肉韧带受力异常。④严重的低骨量衰竭，长期卧床、制动所致。骨质疏松的骨痛在发病早期不一定出现，疼痛较明显时往往骨量丢失已＞25%。这种疼痛主要表现在腰背部和腰骶部或骨干区域，通常发生在劳累或夜间，与负重的时间和程度有关。骨质疏松骨痛与平时患者的负重活动量及气候、温度变化亦相关。骨质疏松较重的患者还会出现前胸、两肋、腹部及腹股沟的放射痛，这是因脊柱椎体骨折畸形所致。当出现急性疼痛发作时，通常提示局部有新骨质疏松骨折发生，此时可能会有局部肿痛等症状出现。

2. 驼背、身长缩短 椎体结构95%由松质骨组成，骨质疏松时，椎体内部骨小梁变细、断裂，数量减少，其结构和强度明显减弱，椎体边缘皮质骨也变薄，受体重的影响逐渐变形或在负重、受到轻微的外力作用时导致椎体鱼椎样或楔形改变，甚至压缩。由于多个椎体的楔形改变，导致脊柱前屈度增加，后凸加重而出现驼背畸形，每个椎体高度都有不同程度的减少加上驼背畸形，从而导致身长缩短。研究认为，身长缩短是骨质疏松发生椎体骨折的信号。驼背可致胸腔体积减少，压迫胸部，造成心肺功能减弱，呼吸困难、胸闷、缺氧等不适症状。

3. 骨折 糖皮质激素治疗使骨量大量丢失导致在使用这类药物5～10年的长期治疗的患者中有30%～50%发生骨折。

器官移植和风湿病患者因为前期疾病和一些免疫抑制药的应用对骨骼的影响，因此具有更高的骨折发生率。骨质疏松骨折也是部分骨质疏松患者的首发症状和就诊原因。骨质疏松骨折的主要特点：①在身体变换体位、持物等动作时，即使无明显的外力作用即发生骨折，而且身体多处反复发生骨折。②骨质疏松骨折好发部位为骨小梁较为丰富的部位，如患者常常可见胸腰椎压缩性骨折、髋部骨折和桡骨远端骨折。脊椎压缩性骨折是骨质疏松骨折中最常见的，此种骨折多在骨质疏松的病理基础上由轻微外力或负重引起，如乘车时的颠簸、拎重物、跌倒时臀部着地，甚至打喷嚏、剧烈咳嗽等均可引起。骨折好发部位为胸腰段，T_{12} 最常见，其次为 L_1 和 T_{11}。可为单一椎体骨折，也可为多个椎体骨折。髋部骨折是骨质疏松骨折中治疗最难、预后最差的。这种骨折的患者无论是否手术均需要长期卧床，不仅加重了骨质疏松的病情，而且极易出现全身各系统的并发症，如肺炎、压疮、泌尿系统感染、下肢静脉血栓等，导致患者残废，甚至死亡。桡骨远端骨折大多数是由于患者不慎滑倒，手掌撑地引起。它常会引起局部的剧烈疼痛和明显的腕关节畸形，关节功能部分或完全丧失。这种骨折的发生主要是因为桡骨远端以松质骨为主，明显地受骨质疏松病情的影响。桡骨远端骨折最严重的危害在于影响今后的日常生活功能，所以治疗时必须准确地复位，良好地固定，早期地活动，以防各种手部的并发症产生，而导致今后的病残。

（二）体征

1. 姿势 正常人在保持矢状面静态姿势时，脊椎、腰椎稍向前弯，胸椎稍向后弯，重心线通过股骨。骨质疏松时，椎体内部骨小梁变细、断裂，数量减少，其结构和强度明显减弱，椎体边缘皮质骨也变薄，受体重的影响逐渐变形或在负重、受到轻微的外力作用时导致椎体鱼椎样或楔形改变，甚至压缩。由于多个椎体的楔形改变，导致脊柱前屈度增加，后凸加重而出现驼背畸形。由于椎体楔形变或回转变形等，还会引起脊柱侧弯。

2. 压痛 骨质疏松引起的压缩性骨折，骨折处棘突有压痛，主诉类似肋间神经痛，腰背部疼痛，也有肋间痛，有些患者还有沿坐骨神经的压痛。骨质疏松患者在进行躯干活动时，腰背肌需超常活动，使肌肉内血循环量减少，导致肌肉疲劳，肌痉挛，从而产生肌肉及肌膜性腰背疼痛，以及局限性棘突压缩和叩击痛。

3. 叩痛 新鲜的脊柱压缩性骨折，当叩打脊柱时有叩击痛，从中下部胸椎向腰椎延伸。局限于上位胸椎和下部腰椎的叩击痛，多为转移性骨肿瘤、多发性骨髓病等。骨质疏松症所引起椎体多发性鱼尾状或楔形变，即使没有新鲜压迫骨折也有广泛的叩击痛。

4. 脊柱运动性检查 让患者前屈、后屈、侧屈、回旋转体，观察运动后有无放射痛。脊柱压缩性骨折腰背部普遍有运动痛和运动受限。如有高度的运动受限的表现，应考虑强直性骨脊椎增生症，强直性脊柱炎等。

5. 神经系统检查 怀疑患者有脊椎压缩性骨折时，应进行知觉、运动功能、反射功能的检查，检查该部位是否有麻痹症状。患者主诉下肢痛或下肢麻木时采取背卧位检查坐骨神经或股神经是否有刺激症状，坐骨神经痛应检查患者下肢直腿抬高试验。股神经痛应采取腹卧位，让膝关节90°弯曲，做股神经牵拉试验。

（三）检查

1. 血液检查

（1）血钙、血磷：血钙由三种形式组成，即46%为离子钙，40%是与蛋白结合的钙，14%钙与自由扩散的复合物结合。血钙在一个很狭窄的范围内波动，非常稳定，这是由于血钙受活性维生素 D、甲状旁腺激素及降钙素这三种钙调节激素的精密调节所致。血磷主要有两种形式，一种是有机磷，主要是磷脂，含量均为 8mg/dl；另一种是无机磷，为 3~4mg/dl，无机磷进入血循环的主要途径是肠磷吸收，骨磷释放入血，软组织释放磷和肾小管重吸收磷，维持血清中磷的平衡。糖皮质激素性骨质疏松症患者血钙、血磷基本正常。

（2）血清总碱性磷酸酶（ALP）和骨碱性磷酸酶（BALP）：ALP 和 BALP 是临床上最常用的评价骨形成和骨转换的指标。血清中有 50% 来源于骨。骨 ALP 是由成骨细胞分泌。糖皮质激素治疗后 ALP 无明显变化，但 BALP 明显升高。

（3）骨钙素（BGP）：BGP 是由成骨细胞合成的非胶原蛋白，其主要的生理功能是维持骨的正常矿化速率，抑制异常的羟磷灰石结晶的形成，抑制软骨的矿化速率。长期糖皮质激素治疗的患者 BGP 浓度降低。每日 2.5mg 的泼尼松可抑制 BGP 的水平。

2. 尿液检查

（1）尿钙：尿钙是指尿排出的钙的含量。尿钙测定是研究代谢性骨病、钙磷代谢等有关疾病的重要手段。临床上常用的检测尿钙的手段是测定 24 小时尿钙。测定尿钙浓度有助于判断人体钙的平衡状况及对继发性高甲状旁腺激素的敏感性和选择适当的治疗方法。尿钙升高见于甲状腺功能亢进、多发性骨髓瘤、长期卧床、低磷饮食和服用药理剂量的糖皮质激素等。当使用糖皮质激素后 24 小时尿钙水平增高，尿钙的排泄在开始使用糖皮质激素后迅速升高，然后速度减慢。尿钙降低见于手足搐搦、黏液水肿、骨软化症、慢性肾功能不全、慢性腹泻和应用噻嗪类利尿药促进肾小管对钙的重吸收等。

（2）其他：尿羟脯氨酸、吡啶啉、脱氧吡啶啉等。除这些指标外，还有空腹 2 小时的尿钙/肌酐比值、尿 I 型胶原 C

端肽（U-CTX）和 N 端肽（U-NTX）等均是反映骨吸收的良好指标，在绝经后骨质疏松及糖皮质激素性骨质疏松症的患者中，尿中排量增多，反映骨吸收增强。

3. X 线检查 X 线片可以观察骨骼的细微结构，皮质骨的厚薄和密度，骨小梁的数量、粗细和分布，必要时可进行 X 线放大摄影，观察骨小梁结构的变化及皮质骨内吸收的改变。糖皮质激素性骨质疏松 X 线片上的表现与其他类型骨质疏松症表现相似，表现为骨皮质变薄，哈氏管扩大和骨小梁减少。在长骨可见骨皮质出现分层和变薄现象；在脊椎表现为骨松质中骨小梁变细、减少、间隙增宽，椎体内结构呈纵形条纹，周围骨皮质变薄，严重时，椎体内结构消失。严重的骨质疏松可导致病理性骨折，主要出现在脊椎、骨盆及肋骨，一般长骨较少出现，但在肱骨和股骨可呈现骨质疏松性改变。糖皮质激素性骨质疏松与其他类型骨质疏松区别在前者以脊柱、肋骨、骨盆及颅骨骨量减少明显，只有重症患者在肱骨、股骨 X 线片上才有改变；严重的骨质疏松导致的病理性骨折亦表现在脊柱、肋骨和骨盆。骨小梁的形态方面，绝经后骨质疏松横向骨小梁的吸收程度比纵向骨小梁要大，形成纵形条纹。而在糖皮质激素性骨质疏松中，纵向和横向骨小梁都比较细，呈均匀的半透明状椎骨形态。在塌陷的椎骨或肋骨等易骨折的部位有大量骨痂形成，这是糖皮质激素性骨质疏松症的标志。主要是成骨细胞活性的下降和大量高度矿化的无定形软骨骨痂生成。

4. 骨密度检查 骨密度检查是指用同位素或 X 线对人体骨矿物含量进行定量测量，包括单光子吸收法（SPA）、双能 X 线吸收法（DXA）、定量 CT（QCT）、定量超声（QUS）等。目前最常用，也是最准确的方法是双能 X 线吸收法。

（四）诊断要点

1. 病史 根据患者的年龄、性别、月经史、绝经年龄、生活习惯等，有无需用糖皮质激素治疗的原发病，如类风湿关节炎、系统性红斑狼疮等，有无糖皮质激素使用史，确定骨质疏松症的类型。

2. 生化检查 患者 BALK 升高，BGP 下降，24 小时尿钙水平增高，尿羟脯氨酸、吡啶啉、脱氧吡啶啉等反映骨吸收的指标升高。

3. 骨密度检查 骨密度检查是诊断骨质疏松的重要指标。主要介绍 DXA 检查。DXA 诊断骨质疏松以骨密度峰值骨作为正常参考值。由于骨密度随种族、性别、部位而不同，所以峰值骨量应为本地区 20~40 岁正常人的骨密度值，均值为 M。骨密度值低于同性别、同种族健康成年人的骨峰值不足 1 个标准差属正常；降低 1~1.5 个标准差为骨量减少；降低程度等于和大于 2.5 个标准差为骨质疏松；骨密度降低符合骨质疏松标准同时伴 1 处或多处骨折为严重骨质疏松。

【治疗】

对于骨质疏松的防治、预防骨折发生的措施包括基础预防措施和药物治疗。基础预防措施中包括改变不良的生活习惯和钙剂、维生素 D 的补充，平衡饮食，多晒阳光、增加运动，以及乐观的情绪等多方面的因素。

（一）预防

当需要给患有免疫性疾病的患者服用糖皮质激素时，内科医师应考虑到激素给患者所带来的不良反应，在积极治疗原发性疾病的同时尽量把激素降至最小有效剂量，并强调预防骨质疏松症的发生、发展。在接受糖皮质激素治疗之前最好检测骨密度，拍摄胸腰椎侧位 X 线片，了解此时患者的骨量状况，在治疗过程中定期监测骨密度和胸腰椎侧位 X 线片以作为随后临床评估骨密度和有无椎体骨折的指标。

良好的生活方式有益于预防骨质疏松，在日常生活中应养成良好的饮食习惯，多关注食物的营养价值，强调合理配餐，在日常膳食中应注意以下几个方面：①多摄入天然富钙食物，如奶制品、豆制品、芝麻及深绿色蔬菜等。患者在开始或刚进行（3个月以内）糖皮质激素治疗时每日从饮食或补钙方式所获取的总钙摄取量应达到1500mg。②在补充钙的同时强调维生素D摄入的重要性，年龄<65岁的患者剂量为每日400～500U，对年龄>65岁的患者剂量为每日800～1000U。③避免高盐饮食，食盐摄入量平均应低于每日5g。④保证必需的微量元素铜、锌、锰的适量摄入，防止盲目补充引起中毒。总之，要科学的安排日常膳食，以获得全面均衡的营养。戒烟、不酗酒、避免过量饮用咖啡及碳酸饮料。参加适量的体育活动和锻炼，包括姿势训练和腰背肌锻炼，减少骨折发生。对绝经后女性，可征求患者意见，在无雌激素使用禁忌证的情况下使用雌激素替代治疗。对超过3个月糖皮质激素治疗的患者，可使用二磷酸盐类药物增加骨密度，降低骨转换，作为预防和治疗骨质疏松的有效手段。

（二）药物治疗

1. 钙剂 钙剂是治疗骨质疏松的基础用药。临床上钙剂的应用强调目的性，切忌滥用。钙盐在酸性下较容易溶解而被机体吸收，钙的吸收主要在肠道，故钙剂的补充以口服效果较佳。服用钙剂最好能分次进行，尤其是临睡前服用意义更大，因为引起骨分解的过程主要发生在晚间空腹时。钙剂种类繁多，国内常见化学合成钙剂、天然钙剂等无机钙，如葡萄糖酸钙、枸橼酸钙等，但这类钙剂体内吸收仅30%左右，现常用的碳酸钙，体内吸收也只有40%。因此，钙剂补充应坚持高效和持之以恒的原则，选择吸收较好、价格低廉的品种。

常用钙剂分无机钙和有机钙两类：无机钙含钙高，作用快，但对胃刺激性大。有机钙含量低，吸收较好，刺激性小。

（1）无机钙：①氯化钙（含钙27%）每日400～800mg，

饭后服。②碳酸钙（含钙50%）每次 0.5 ~ 1.0g，每日 2 ~ 3 次。该药在口服钙制剂中作为首选，含钙量高，吸收率好，与牛奶中钙吸收率相同，价廉，服用方便。

（2）有机钙：①葡萄糖酸钙（含钙11%），0.4 ~ 2.0g 静脉注射；口服每次 1.5g，每日 3 次。②乳酸钙（含钙13%），每次服 1.5g，每日 3 次。③钙与维生素 D 复合剂，钙的吸收率较高，每日服 1 ~ 2 片，即可满足人体对钙的需求。

2. 维生素 D　维生素 D 是人体内分泌代谢中的一种重要物质，它的活性代谢产物 $1, 25 (OH)_2D_3$（又称骨化三醇）不仅是循环在体内的一种钙调节激素，而且也是一种旁分泌因子。维生素 D 对小肠的作用主要表现为促进钙吸收率的增加。维生素 D 在骨的吸收和形成代谢过程中起着双方向作用（促进成骨或加速溶骨），这种双方向作用的侧重取决于其剂量。

（1）钙三醇：本品是活性维生素 D $[1, 25 (OH)_2D_3]$；无须经肝、肾羟化，直接参与骨矿代谢。每日 0.25 ~ 0.5μg 口服。

（2）阿法骨化醇经肝（无须经肾羟化，所以肾功能不全者亦可应用）羟化为 $1, 25 (OH)_2D_3$ 参与骨矿代谢，每日 0.5 ~ 1.0μg，长期服用（3 个月以上）。

3. 雌激素替代疗法（HRT）　HRT 治疗骨质疏松的机制是抑制骨吸收，预防骨丢失和骨折的发生，同时可减轻绝经后女性的围绝经期症状。有研究表明 HRT 可预防和治疗绝经后女性糖皮质激素性骨质疏松的作用，使用糖皮质激素的女性接受 HRT 者较未接受者骨量明显增加。但由于 HRT 是一个长期的、循序渐进的过程，所以必须在专业医师指导下，有监测地进行。雌激素治疗的适应证：绝经后骨质疏松症患者（包括糖皮质激素性骨质疏松症患者），有骨质疏松危险的围绝经期女性，围绝经期综合征和卵巢子宫切除者。禁忌证分为绝对禁忌证和相对禁忌证两种：绝对禁忌证有雌激素依赖性疾病，严重肝肾疾病，半年内有血栓性疾病，心肌梗死及不明原因的阴道出血。相对禁忌的疾病有子宫肌瘤、子宫内膜异位、乳腺疾病、高血压、糖尿病及血栓性疾病史等。常用雌激素制剂及用法如下。

（1）雌、孕激素合用：①连续序贯法，结合雌激素每日 0.625mg，后 10~14 日加用安宫黄体酮每日 5mg；②周期序贯法，结合雌激素每日 0.625mg，后 10~14 日加用孕激素，每个月使用 25 日。

（2）尼尔雌醇每 15 日 2mg，3 个月后加服甲羟孕酮每日 10mg，共 7 日。如无出血，可延至 6 个月加服甲羟孕酮 1 个疗程。

（3）含雌、孕、雄激素活性的制剂：利维爱含 7-甲异炔诺酮，它既有雌激素活性使骨量增加，又有孕激素活性，防止增加子宫内膜癌的危险；每日 0.25mg，口服，连服 2 年。10% 患者可有轻度子宫内膜增生。

4. 二磷酸盐　二磷酸盐类药物都与焦磷酸盐结构类似，能够与磷酸钙结合，从而以高浓度覆盖于羟磷灰石表面，呈剂量依赖的方式抑制羟磷灰石结晶的生长和溶解。二磷酸盐类药物对骨骼的主要作用是抑制破骨细胞介导的骨吸收，以及抑制骨和软骨的矿化，是骨吸收的强抑制药。尽管原发性骨质疏松症和糖皮质激素性骨质疏松症的病理机制不同，但两者都表现出骨吸收的增强。因此，二磷酸盐类药物临床主要用于各种类型骨质疏松症的治疗（包括慢性糖皮质激素引起的骨质疏松），也适用于异位骨化、尿路结石、高血钙症和恶性骨肿瘤疼痛等疾病的治疗。

二磷酸盐的长效剂型：阿仑膦酸钠 70mg，每周服用 1 次。

二磷酸盐类药物口服生物利用度很低，所以强调空腹，单独用药，用药后 1 小时左右再食用其他食品，服药后患者应保持半小时以上时间的坐位或立位，这主要是因为二磷酸盐对食管有较强的刺激作用，对那些已有食管炎或消化性溃疡的患者应避免选用二磷酸盐。虽然二磷酸盐类药物被人体吸收利用度较低，但它能长期停留在骨骼中，不断地发挥其生物效能。临床上它可用于各种原因所致的骨质疏松的治疗，国外的大量临床研究表明，二磷酸盐不仅能增加骨量，还可降低骨质疏松骨折的发生率。故临床前景十分看好。

5. 降钙素　降钙素是由甲状腺"C"细胞分泌的一种含32 个氨基酸的多肽激素。降钙素是一种破骨细胞的强抑制药，降钙素治疗骨质疏松的作用主要表现抑制破骨细胞的活性，降低骨转换。降钙素不仅可特异性地作用于破骨细胞，减少它的活力和数量，还可激活阿片类受体，抑制疼痛递质及增加 β 内啡肽的释放，阻断疼痛感觉的传导和对下丘脑的直接作用，因此降钙素用于骨质疏松症的治疗，既有明显的镇痛，改善活动功能，维持正钙平衡的作用，又能有效的预防骨量丢失，提高骨密度，而最具临床意义的是降钙素可提高骨骼的强度，显著降低腰椎和髋部骨质疏松骨折的发生率。

（1）依降钙素，eleatonin（益钙宁）：为合成鳗鱼降钙素，20U 肌内注射，每周 1 次，3 ~ 6 个月为 1 个疗程。

（2）合成鲑鱼降钙素 miacalcic（密钙息）：一般用量为50U，肌内注射，每日 1 次，连用 1 周；第 2 周 50U，肌内注射，隔日 1 次；第 3 ~ 12 周时 50U，肌内注射，每周 1 次，12周为 1 个周期，1 ~ 2 个周期为 1 个疗程。现有鼻喷剂，每日200 ~ 400U，分多次鼻吸，吸收率 20% ~ 30%，使用方便。

6. 甲状旁腺激素（PTH）　PTH 是甲状旁腺分泌的一种单链多肽激素，其生理作用是调节血钙浓度，保持血钙浓度相对稳定，引导骨内衬细胞变成成骨细胞而不需要刺激前体细胞的增殖及阻止成骨细胞凋亡，通过增加成骨细胞数目和活性促进骨形成，提高骨量，增加骨力学强度。小剂量 PTH1-34 每日注射可刺激骨形成和骨胶原合成。两年治疗结果显示可明显升高 BMD，升高骨形成和骨吸收的生化标志。

【病情观察】

观察患者治疗后肿胀是否缓解，以评估治疗效果。骨质疏松患者合并骨畸形及骨折者，应观察治疗后的恢复情况；定期复查血钙、血清骨源性碱性磷酸酶、骨密度及 X 线片等，以了解病情发展程度及治疗效果。

【病历记录】

1. 门急诊病历　记录患者骨痛发生的部位、程度，有无自发性骨折的发生。检查骨压痛的部位，辅助检查记录血钙、磷及骨密度测定结果，记录 X 线片的检查结果等特征性改变。

2. 住院病历　记录患者的发病过程、门急诊或外院的诊疗经过，记录与骨质软化症、类风湿关节炎、强直性脊柱炎等需要鉴别的要点，记录患者住院治疗后的病情变化，尤其是治疗后症状、体征及辅助检查的改善情况。

【注意事项】

1. 医患沟通　应告知患者及其家属有关骨质疏松常见的临床特点、治疗药物及疗程，以及运动可增加和保持骨量，并可以增强老年人的应变能力，减少骨折的意外发生，建议患者有规律而积极地锻炼，避免过度吸烟、饮酒，生活方式干预及长期补钙可改善骨痛及骨折的发生率。接受治疗过程中，应建议患者定期行血钙、血清骨源性碱性磷酸酶、骨密度的测定，以评估疗效。

2. 经验指导

（1）2～4 周后应随访、评估疗效，观察症状是否改善，从而决定下一步的治疗方案；若症状加重应调整治疗方案；骨质疏松患者合并骨畸形及骨折者，应在积极补充钙剂等药物治疗的基础上，给予局部固定、矫形、牵引、复位或手术治疗，同时辅以物理疗法和康复治疗。

（2）雌激素的不良反应有白带增多，乳房肿胀、子宫不规则出血，发生率约为 10%；有报道，雌激素可以提高乳腺癌、子宫内膜癌的发生率。因此，至少应每半年进行 1 次有关检查。

（3）原发性骨质疏松患者的血清钙、磷、血清蛋白电泳和红细胞沉降率正常，血清碱性磷酸酶一般正常，但在骨折时轻度升高。

（4）单及又光束吸收光度计（DXA）和定量 CT 可用以测定腰椎的骨密度，故可用于诊断和追踪观察治疗效果。世界卫生组织（WHO）用 DXA 结果定义骨质疏松；与 35 岁性别、种族配对的对照组平均值相比，＞1 个标准差为骨质减少，提示骨质疏松；＞2.5 个标准差可诊断为骨质疏松。DXA 检查通常取脊柱，但髋部更好，因为它可同时显示皮质骨和小梁骨，但检查脊柱更简单更迅速。

（5）治疗目的在于预防骨折、减轻疼痛及维持功能。治疗可分为药物治疗和非药物治疗，前者用于减少进一步的骨丢失，后者则降低骨折风险，包括保持合适体重、多散步和增加耐力练习。

第四章

系统性血管炎

第一节　风湿性多肌痛

风湿性多肌痛（polymyalgia rheumatica，PMR）多发于老年人，以近端肌群（肩胛带肌、骨盆带肌）、颈肌疼痛和僵硬为主要特征，伴红细胞沉降率显著增快和非特异性全身症状。本病病因不明。一般为良性过程且与年龄密切相关，随年龄增长发病渐增多，50 岁之前患本病者甚少。女性较男性多 2～3 倍。有家族聚集发病现象。我国 PMR 并不少见。

【诊断】

（一）症状与体征

1. 一般症状　发病前一般状况良好，可突然起病，晨间醒来出现肩背或全身酸痛、不适、低热、乏力等症状；亦可隐袭起病，历时数周或数月，且多伴有体重减轻。

2. 典型症状　颈肌及髋部肌肉僵痛，可单侧或双侧，亦可局限于某一肌群。严重者不能起床，上肢抬举受限，下肢不能抬举，不能下蹲，上下楼梯困难等。但这些症状与多发性肌炎不同，活动困难并非真正肌肉无力，而是肌肉酸痛所致。有些病变也可累及肢带肌肌腱附着部，有些也可出现腕及指间关节疼痛和水肿，甚至出现胸锁、肩、膝或髋关节的一过性滑膜炎。

（二）检查

1. 可有轻至中度正细胞正色素性贫血。

2. 红细胞沉降率显著增快（每小时 >50mm 魏氏法）；C反应蛋白增高，且与病情活动性相一致。

3. 肝酶可轻度升高，但反映横纹肌炎症的血清肌酶多在正常范围内。

4. 肌电图和肌活检无炎性肌病的依据。

5. 核抗体和其他自身抗体及类风湿因子通常均为阴性。

6. 肩、膝或髋关节可有少量滑膜腔积液，为非特异性炎症性反应。

（三）诊断要点

老年人有不明原因发热，红细胞沉降率增快和不能解释的中度贫血，伴举臂、穿衣、下蹲及起立困难，在排除肿瘤等其他疾病后要考虑风湿性多肌痛。

可根据下述 6 项临床特征做出诊断。

（1）发病年龄≥50 岁。

（2）颈部、肩胛部及骨盆部肌肉僵痛，至少两处，伴晨僵，持续 4 周或 4 周以上。

（3）红细胞沉降率每小时≥50mm（魏氏法）。

（4）抗核抗体及类风湿因子阴性。

（5）小剂量糖皮质激素（泼尼松每日 10 ~ 15mg）治疗有效。

（6）须除外继发性多肌痛症。

（四）鉴别诊断

1. 巨细胞动脉炎（GCA） 风湿性多肌痛与巨细胞动脉炎关系密切，在风湿性多肌痛中若出现下列情况应注意除外合并巨细胞动脉炎：小剂量糖皮质激素治疗反应不佳；颞动脉怒张、搏动增强或减弱并伴有触痛；伴有头皮痛、头痛或视觉异常等，均须进一步做颞动脉超声、血管造影或颞动脉活检等。

2. 类风湿关节炎　持续性对称性小关节炎为主要表现，常有类风湿因子阳性。而风湿性多肌痛虽可有关节肿胀，但无持续性小关节滑膜炎，无关节破坏性病变和无类风湿结节，通常类风湿因子阴性。

3. 多发性肌炎　该病肌无力更为突出，伴肌萎缩、血清肌酶活性升高、肌电图示肌源性损害、肌肉活检为肌炎表现，而风湿性多肌痛患者肌酶、肌电图和肌活检正常，肌痛甚于肌无力。

4. 纤维肌痛综合征　该综合征躯体疼痛有固定的敏感压痛点，如颈肌枕部附着点、斜方肌上缘中部、冈上肌起始部、肩胛棘上方近内侧缘、第二肋骨与软骨交界处外侧上缘、肱骨外上髁下 2cm 处、臀部外上象限臀肌皱褶处、大转子后 2cm 处、膝关节内侧鹅状滑囊区等 9 处，共 18 个压痛点。伴有睡眠障碍、紧张性头痛、激惹性肠炎、激惹性膀胱炎、红细胞沉降率正常、类风湿因子阴性；糖皮质激素治疗反应不佳。

5. 排除其他疾病　如结核等感染性疾病；排除多发性骨髓瘤和淋巴瘤或其他肿瘤；注意同其他风湿性疾病，如干燥综合征、系统性血管炎相区别。

【治疗】

1. 一般治疗　做好解释工作，解除顾虑，遵循医嘱，合理用药，防止病情复发。进行适当的肢体运动，防止肌肉萎缩。

2. 药物治疗

（1）非甾类抗感染药：对初发或较轻病例可试用非甾类抗感染药，如吲哚美辛、双氯芬酸等。10%～20% 风湿性多肌痛患者单用非甾类抗感染药可以控制症状，但难以防止并发症发生。

（2）糖皮质激素：一般患者首选泼尼松每日 10～15mg，口服。若诊断无误，1 周内症状应明显改善，红细胞沉降率开始下降。对病情较重，发热、肌痛、活动明显受限者，给予泼尼松每日 15~30mg，随着症状好转，红细胞沉降率接近正常，然后逐渐减量，维持量每日 5~10mg，维持时间不应少于6~12个月。减量过早、过快或停药过早，可导致病情复发，大多数患者在 2 年内可停用激素，少数患者需小量维持多年。

（3）免疫抑制药：对使用糖皮质激素有禁忌证或效果不佳或减量困难或不良反应严重者，可联合使用免疫抑制药甲氨蝶呤每周 7.5~15mg，或其他免疫抑制药，如硫唑嘌呤、环磷酰胺等。

【病情观察】

观察病情有无好转；肩背或全身酸痛、不适、低热、乏力等症状是否缓解，颈肌及髋部肌肉僵痛是否减轻；接受免疫抑制药治疗者应定期检测血常规，及时调整药物剂量。

【病历记录】

1. 门急诊病历 记录患者就诊时间及就诊的主要症状，有无关节肿痛、水肿等，体检记录肌肉僵痛部位，严重者不能起床，上肢抬举受限，上肢不能抬举，不能下蹲，上下楼梯困难等。注意记录患者家族中是否有此类病患者。辅助检查记录血常规、肌电图和肌活检等检查结果。

2. 住院病历 应详细记录患者门急诊及外院的诊断经过、所用药物及效果如何。首次病程记录应提出相应诊断，与相应疾病的诊断要点、详尽的诊疗计划，病程记录应记录患者入院治疗后的病情变化、治疗效果。

【注意事项】

1. 医患沟通 明确诊断者，应告知患者及其家属本病的特点、治疗方案及预后。告知患者药物治疗可能出现的不良反应，经治医师应做好与患者及其家属的沟通、解释工作。

2. 经验指导

（1）经过适当的治疗，PMR 的病情多可迅速控制、缓解或痊愈，亦可迁延不愈或反复发作；疾病后期也可出现肌肉失用性萎缩或肩囊挛缩等严重情况。PMR 如不发展为巨细胞动脉炎（GCA）预后好。GCA 如果累及中枢血管，导致脑梗死，则预后较差。

（2）必须指出，对老年人长期使用糖皮质激素应特别注意其不良反应及并发症（如高血压、糖尿病、白内障、骨质疏松），及时给予相应治疗尤为重要。

第二节　巨细胞动脉炎

巨细胞动脉炎（giant cell arteritis，GCA）是一种原因不明的系统性坏死性血管炎。GCA 是以血管内层弹性蛋白为中心的坏死性全层动脉炎，伴肉芽肿形成，可有巨细胞，一般无纤维素样坏死。由于内膜增生血管壁增厚、管腔变窄和阻塞，造成组织缺血。血管病变常呈节段性、多灶性或广泛性损害。血管炎主要累及主动脉弓起始部的动脉分支（如椎动脉、颈内动脉、颈外动脉、锁骨下动脉），亦可累及主动脉的远端动脉（如腹主动脉），以及中小动脉（颞动脉、颅内动脉、眼动脉、后睫动脉、中央视网膜动脉等），故属大动脉炎范畴。因典型患者呈颞部头痛，头皮及颞动脉触痛，间歇性下颌运动障碍，因而 GCA 又称为颞动脉炎（TA）；又因累及颅内动脉称为颅动脉炎；又由于巨细胞动脉炎为全层坏死性动脉炎，常形成巨核细胞肉芽肿，故有人称其为肉芽肿性动脉炎。

【诊断】

（一）症状与体征

GCA 往往伴有风湿性多肌痛。该病几乎都发生于 50 岁以上老年人，发病年龄在 50～90 岁，小于 50 岁者很少。女性发病高于男性，有显著的地域分布。我国较少见。及时诊断和正确的治疗可使预后大为改观。

1. 全身症状　GCA 发病可急可缓，一些患者可指出发病的日期，但多数在症状出现后数周或数月才被诊断。前驱症状包括乏力、食欲减退、体重减轻及低热（42%）等。发热无一定规律，多数为中等度（38℃左右）发热，偶可高达40℃左右。

2. 器官受累症状　依据受累血管的不同而表现出复杂的临床症状和体征，病情可轻可重。

（1）头部：颞动脉、颅动脉受累而出现头部症状，以头痛最为常见，约 50% 患者为首发症状。头痛表现为新近发生的、偏侧或双侧或枕后部剧烈疼痛，呈刀割样或烧灼样或持续性胀痛，伴有头皮触压痛或可触及的痛性结节，头皮结节如沿颞动脉走向分布，具有诊断价值。头痛可持续性也可间歇性发作。头痛剧烈程度与血管炎严重程度不一定一致。典型的颞动脉受累表现为动脉屈曲、怒张、搏动增强。也可因血管闭塞致搏动消失。

（2）眼部：常表现为黑蒙、视物不清、睑下垂、复视、部分失明或全盲等。可为一过性症状，也可为永久性。眼动脉或后睫动脉受累引起缺血性视神经炎是失明的最常见原因，中央视网膜动脉阻塞、动脉炎所致的枕部皮质梗死也可引起失明。失明可以是初发症状，但一般出现在其他症状之后数周或数月。视觉障碍初始可为波动性，以后变为持续性，可呈单侧或双侧，一侧失明如未积极治疗，对侧可在 1~2 周内被累及。

眼底检查：早期常为缺血性视神经炎。视盘苍白、水肿；视网膜水肿，静脉曲张，可见棉絮样斑及小出血点。后期可见视神经萎缩等。眼肌麻痹也较常见，睑下垂，上视困难，时轻时重，常与复视同时出现。有时可见到瞳孔不等大或出现霍纳（Horner）征。眼肌麻痹可能由脑神经或眼肌病变引起，出现时轻时重的向上凝视困难。

（3）间歇性运动障碍：约67%患者因面动脉炎，局部血供不良，引致下颌肌痉挛，出现间歇性咀嚼不适、咀嚼疼痛、咀嚼停顿和下颌偏斜等；有时因舌肌运动障碍出现吞咽困难、味觉迟钝、吐字不清等。严重的面动脉狭窄可导致下颌肌痉挛或舌部坏疽。间歇性运动障碍也可影响到四肢，表现为间歇性跛行、上肢活动不良。

（4）神经系统表现：约30%患者出现多种神经系统症状，如由于颈动脉或椎动脉病变而出现发作性脑缺血、脑卒中、偏瘫或脑血栓等，是GCA主要死因之一。由于神经血管病变引致的继发性神经病变表现也多种多样，如单神经炎、周围多神经炎、上肢和下肢末梢神经炎等。偶尔表现出运动失调、谵妄、听力丧失等。

（5）心血管系统表现：GCA躯体大血管受累10% ~ 15%，可累及锁骨下动脉、腋动脉、肱动脉、冠状动脉、胸主动脉、腹主动脉、股动脉等。因而可导致锁骨下动脉等部出现血管杂音、动脉搏动减弱或无脉症、假性动脉瘤、上肢和下肢间歇性运动障碍等。冠状动脉病变可导致心肌梗死、心力衰竭、心肌炎和心包炎等。

（6）呼吸系统表现：GCA较少累及呼吸系统（10%），可表现为持续性干咳、咽痛、声嘶等。可能是受累组织缺血或应激所致。

（7）其他：精神症状表现为抑郁或意识模糊。甲状腺功能及肝功能异常也有报道。对称性关节滑膜炎很少见。

（二）检查

1. 实验室检查

（1）轻到中度正细胞正色素性贫血，有时贫血较重。白细胞计数增高或正常，血小板计数可增多。

（2）活动期红细胞沉降率增快（常高达每小时100mm）

和（或）CRP 增高，约 1% 的患者红细胞沉降率正常。

（3）清蛋白减少，多克隆高球蛋白血症和 α 球蛋白增高，碱性磷酸酶可升高。

（4）肌酶、肌电图、肌肉活检正常。

2. 颞动脉活检　是诊断 GCA 的可靠手段，特异性为 100%。选择有触痛或有结节的部位，在局麻下切取长度为 2 ~ 3cm 的颞动脉，做连续病理切片。此为安全、方便、可行的方法。但由于 GCA 病变呈跳跃分布，后期又受糖皮质激素治疗的影响，活检的阳性率仅在 40% ~ 80%。因此，活检阴性不能排除 GCA 诊断。

3. 影像学检查　为探查不同部位血管病变，可采用彩色多普勒超声、核素扫描、CT 或动脉造影等检查。

（三）诊断要点

目前采用 1990 年 ACR 巨细胞动脉炎分类标准作为诊断标准。

（1）年龄 ≥50 岁：发病时年龄在 50 岁及以上。

（2）新近出现的头痛：新近出现的或出现新类型的局限性头痛。

（3）颞动脉病变：颞动脉压痛或触痛、搏动减弱，除外颈动脉硬化所致。

（4）红细胞沉降率增快：魏氏法测定红细胞沉降率每小时 ≥50mm。

（5）动脉活检异常：活检标本示血管炎，其特点为单核细胞为主的炎性浸润或肉芽肿性炎症，常有多核巨细胞。

符合上述 5 项标准中的至少 3 项可诊断为巨细胞动脉炎。此标准的诊断敏感性和特异性分别是 93.5% 和 91.2%。

（四）鉴别诊断

GCA 应与下列疾病进行鉴别。

（1）风湿性多肌痛（PMR）：GCA 早期可能出现 PMR 综

合征表现，在此情况时，应特别注意寻找 GCA 血管炎的证据，以做出正确的鉴别诊断。

（2）大动脉炎：本病多为青少年时发病，侵犯主动脉及其分支和肺动脉，很少累及颞动脉。

（3）结节性多动脉炎：此病主要侵犯中小动脉，如肾动脉、腹腔动脉或肠系膜动脉，很少累及颞动脉。

【治疗】

为防止失明，一旦疑有巨细胞动脉炎，即应给予足量糖皮质激素并联合免疫抑制药（如环磷酰胺）治疗，并尽可能弄清受累血管的部位、范围及程度等，依据病情轻重和治疗反应的个体差异，个体化调整药物种类、剂型、剂量和疗程。

1. 起始治疗　首选泼尼松 1mg/（kg·d），多数患者给予泼尼松每日 60mg，顿服或分次口服。一般在 2~4 周头痛等症状可见明显减轻。眼部病变反应较慢，可请眼科会诊，进行眼部局部治疗。必要时可使用甲泼尼龙冲击治疗。免疫抑制药一般首选环磷酰胺（CYC）。根据病情可采用 CYC 800~1000mg，静脉滴注，3~4 周 1 次；CYC 200mg，静脉注射，隔日 1 次；CYC 100~150mg，口服，每日 1 次。疗程和剂量依据病情反应而定。MTX 7.5~25mg，每周 1 次，口服或深部肌内注射或静脉用药。也可使用硫唑嘌呤每日 100~150mg，口服。使用免疫抑制药期间应注意定期查血常规、尿常规和肝肾功能，避免不良反应。

2. 维持治疗　经治疗 4~6 周，病情得到基本控制，红细胞沉降率接近正常时，可考虑激素减量维持治疗。通常每周减 5~10mg，至每日 20mg 改为每周减 1mg，减到每日 10mg 之后减量更慢，一般维持量为每日 5~10mg。减量维持是一个重要的治疗步骤，减量过快可使病情复发，减量过慢有糖皮质激素不良反应。关于免疫抑制药的减撤亦应依据病情，病情稳定后 1~2 年（或更长时间）可停药观察。红细胞沉降率虽可作为病情活动的指标，但有时并不可靠，仍需结合临床综合判断。

GCA 预后随受累血管不同而异。影响大血管者，有脑症状者预后不良，失明者难以恢复。早期诊断与治疗，病死率与正常人群相近。

【病情观察】

在激素治疗几天后症状即缓解或消失或在治疗 3 周内红细胞沉降率下降者判定为对激素治疗有良好反应者；在激素治疗 2~3 周后症状无缓解或加重者或红细胞沉降率持续升高者判定为对激素治疗反应不良。

【病历记录】

1. 门急诊病历　记录患者就诊时间及就诊的主要症状。注意记录患者家族中是否有此类病患者。辅助检查记录血常规、肌电图和动脉活检等检查结果。

2. 住院病历　应详细记录患者门急诊及外院的诊断经过、所用药物及效果如何。首次病程记录应提出相应诊断、与相应疾病的诊断要点、详尽的诊疗计划，病程记录应记录患者住院治疗后的病情变化、治疗效果。

【注意事项】

1. 医患沟通　明确诊断者，应告知患者及其家属本病的特点、治疗方案及预后。告知患者药物治疗可能出现的不良反应，经治医师应做好与患者及其家属的沟通、解释工作。

2. 经验指导

（1）巨细胞动脉炎极易误诊或漏诊。对有原因不明的老年人发热和红细胞沉降率明显增快的，尤其有头皮触痛、颞动脉触痛或搏动减弱的，应考虑本病的可能。巨细胞动脉炎的确诊有赖于颞动脉活检。尽管在触诊时颞动脉无压痛或肿胀看似正常，但活检可异常。即使一侧活检正常，另一侧活检可为异常。由于该血管炎常呈节段性病变，因此活检的血管宜在2cm以上长度，有助于提高诊断的敏感性。

（2）GCA的视力受损通常是不可逆的，一般须治疗2年以上，甚至更长。早期报道，巨细胞动脉炎合并风湿性多肌痛的老年患者病死率为1%~12%，近年由于早期诊断和治疗手段的改善，病死率大大下降。

第三节 大动脉炎

大动脉炎又称高安动脉炎（takayasu's arteritis, TA）。主要累及主动脉的各个节段及其主要分支，引起大动脉的慢性非特异性炎症，病情多呈慢性进行性的发展。病变部位最好发于主动脉弓及其分支，如锁骨下动脉、颈动脉；其次为降主动脉、腹主动脉、肾动脉、肺动脉、冠状动脉；髂动脉、脑动脉、肠系膜动脉等也可累及。

病变常为大动脉的节断性受累，受累的血管可为全层动脉炎。早期的病变为动脉血管壁全层均有炎症反应，表现为淋巴细胞、浆细胞浸润，偶见多形核中性粒细胞及多核巨细胞。晚期血管内膜纤维化、增厚，纤维组织收缩导致管腔狭窄或闭塞，部分患者因炎症破坏动脉壁中层，弹性纤维及平滑肌纤维坏死，不足以承受血流冲击而致动脉扩张、假性动脉瘤或夹层动脉瘤。

本病多见于青壮年女性，发病的高峰年龄在15~30岁，40岁以后较少发病，一般不超过50岁。全世界不同人种均有分布，男女均为罹患，比例从东方到西方逐渐升高。国外资料患病率2.6/100万。病因迄今尚不明确，一般认为可能由感染引起的免疫损伤所致。

【诊断】

（一）症状与体征

1. 全身症状 在局部症状或体征出现前数周，少数患者可有全身不适、易疲劳、发热、食欲减退、恶心、出汗、体重下降、肌痛、关节炎和结节红斑等症状，可急性发作，也可隐匿起病。当局部症状或体征出现后，全身症状可逐渐减轻或消失，部分患者则无上述症状。

2. 局部症状体征　按受累血管不同，有不同器官缺血的症状与体征，如头痛、头晕、晕厥、脑卒中、视力减退、四肢间歇性活动疲劳，肱动脉或股动脉搏动减弱或消失，颈部，锁骨上下区、上腹部、肾区出现血管杂音，两上肢收缩压差 > 100mmHg。

3. 临床分型　根据病变部位可分为 4 种类型：头臂动脉型（主动脉弓综合征），胸、腹主动脉型，广泛型和肺动脉型。

（1）头臂动脉型（主动脉弓综合征）：颈动脉和椎动脉狭窄和闭塞，可引起脑部不同程度的缺血，出现头昏、眩晕、头痛、记忆力减退、单侧或双侧视物有黑点，视力减退，视野缩小，甚至失明，咀嚼肌无力和咀嚼疼痛。少数患者因局部缺血产生鼻中隔穿孔，上腭及耳郭溃疡，牙齿脱落和面肌萎缩。脑缺血严重者可有反复晕厥、抽搐、失语、偏瘫或昏迷。上肢缺血可出现单侧或双侧上的肢无力、发凉、酸痛、麻木，甚至肌肉萎缩。颈动脉、桡动脉和肱动脉搏动减弱或消失（无脉征），约 50% 患者于颈部或锁骨上部可听到 2 级以上收缩期血管杂音，少数伴有震颤，但杂音响度与狭窄程度之间并非完全成比例，轻度狭窄或完全闭塞的动脉，杂音不明显，如有侧支循环形成，则血流经过扩大弯曲的侧支循环时，可以产生连续性血管杂音。

（2）胸、腹主动脉型：由于缺血、下肢出现无力、酸痛、皮肤发凉和间歇性跛行等症状，特别是髂动脉受累时症状最明显。肾动脉受累出现高血压，可有头痛、头晕、心悸。并发肺动脉狭窄者，则出现心悸、气短，少数患者发生心绞痛或心肌梗死。高血压为本型的一项重要临床表现，尤以舒张压升高明显，主要是肾动脉狭窄引起的肾血管性高血压；此外，胸降主动脉严重狭窄，使心排出量大部分流向上肢而引起的节段性高血压；主动脉瓣关闭不全所致的收缩期高血压等。在单纯肾血管性高血压中，其下肢收缩压较上肢高20～40mmHg。部分患者胸骨旁或背部脊柱两侧可闻及收缩期血管杂音，其杂音部位有助于判定主动脉狭窄的部位及范围，如胸主动脉严重狭窄，于胸壁可见表浅动脉搏动，血压上肢高于下肢。约80%患者于上腹部可闻及2级以上高调收缩期血管杂音。如伴有主动脉瓣关闭不全，于主动脉瓣区可闻及舒张期吹风样杂音。

（3）广泛型：具有上述两种类型的特征，属多发性病变，多数患者病情较重。

（4）肺动脉型：本病合并肺动脉受累并不少见，约占50%，3种类型均可合并肺动脉受累，而在各类型中伴有或不伴有肺动脉受累之间无明显差别，单纯肺动脉受累者罕见。肺动脉高压大多为一种晚期并发症，约占25%，多为轻度或中度，重度则少见。临床上出现心悸、气短较多；重者心功能衰竭，肺动脉瓣区可闻及收缩期杂音和肺动脉瓣第二心音亢进。

（二）检查

1. 实验室检查　主要提示非特异性炎性反应，如红细胞沉降率升高、C反应蛋白增高、正细胞正色素性贫血、轻度血小板升高，血清 α_2 或 γ 球蛋白增高等。也可出现抗链球菌溶血素 "O" 阳性；少数抗核抗体或类风湿因子阳性。有研究报道，血清抗主动脉抗体在大动脉炎的阳性率可达90%以上，该抗体的检测尚未广泛应用于临床。测定两侧静脉肾素活性比值（患侧肾素/对侧肾素）及周围循环肾素的水平或对侧肾静脉肾素与周围血肾素的比值，不仅有助于证实血管病变对肾功能的影响程度借以明确手术指征，对术后预后亦有较明确的估价。

2. 胸部 X 线　可见左心室扩大，升主动脉扩大、膨隆，降主动脉内收、不光滑等。

3. 血管彩色多普勒超声检查　可探查腹主动脉和主动脉的主要分支狭窄或闭塞（颈动脉、锁骨下动脉、肾动脉股动脉等），而且对血管狭窄的诊断具有较高的准确性，表现为受累动脉内壁不规则增厚，管腔不同程度狭窄、闭塞，外膜与周围组织界限不清，血流形态不规则变细，信号减弱或消失，但不能显示肺动脉和胸主动脉的病变。

4. 数字减影血管造影　是诊断大动脉炎最有效的检查。数字减影血管造影是应用计算机减影技术，探测注射造影剂前后所得影像差别，消除与血管图像无关的影像，单独显示血管图像。本法优点为操作简便易行，检查时间短，对患者负担小，反差分辨率高，对低反差区域病变也可显示。对头颅部动脉、颈动脉、胸腹主动脉、肾动脉、四肢动脉、肺动脉及心腔等均可进行造影，对大动脉炎的诊断价值较大，一般可代替肾动脉造影，可以明确动脉的狭窄部位、程度、范围及侧支循环形成情况，为外科治疗提供依据。本法缺点是对脏器内小动脉，如肾内小动脉分支显示不清，必要时仍需进行选择性动脉造影。

5. 动脉造影　可直接显示受累血管管腔变化，管径的大小，管壁是否光滑，影响血管的范围和受累血管的长度。动脉造影是一种创伤性血管检查，有一定并发症，应严格掌握适应证。

6. 磁共振成像（MRI）　有利于早期发现病变。多发性大动脉炎引起血管狭窄或阻塞，相应脏器缺血所致的代谢障碍，可通过磁共振成影诊断。由于本病为动脉全层的非化脓性炎症及纤维化，磁共振显影可观察到动脉壁异常增厚，受累的胸腹主动脉狭窄。与常规血管造影相比，避免了动脉腔内操作，减轻了痛苦。

7. 电子计算机体层扫描（CT） 增强 CT 可显示部分受累血管的病变，特别是先进的 CT 机和核磁共振成像能显示出受累血管壁的水肿情况，以助判断疾病是否活动。

8. 脑血流图 在头臂型，当颈动脉和（或）无名动脉受累时，脑血供减少。因此，脑血流图检查可间接提示上述动脉的病变。

9. 活检 本病呈节段性改变、分布不均匀，活检阳性率仅 35%。由于标本来源困难，且有一定痛苦及危险性，实用价值不大。

（三）诊断要点

1. 临床诊断 典型临床表现者诊断并不困难。40 岁以下女性，具有下列表现 1 项以上者，应怀疑本病。

（1）单侧或双侧肢体出现缺血症状，表现为动脉搏动减弱或消失，血压降低或测不出。

（2）脑动脉缺血症状，表现为单侧或双侧颈动脉搏动减弱或消失，以及颈部血管杂音。

（3）近期出现的高血压或顽固性高血压，伴有上腹部 2 级以上高调血管杂音。

（4）不明原因低热，闻及背部脊柱两侧或胸骨旁、脐旁等部位或肾区的血管杂音，脉搏有异常改变者。

（5）无脉或有眼底病变者。

2. 诊断标准 采用 1990 年美国风湿病学学会的分类标准。

（1）发病年龄≤40 岁：出现症状或体征时年龄≤40 岁。

（2）肢体间歇性运动障碍：活动时 1 个或更多肢体出现乏力、不适或症状加重，尤以上肢明显。

（3）肱动脉搏动减弱：一侧或双侧肱动脉搏动减弱。

（4）血压差 >10mmHg：双侧上肢收缩压差 >10mmHg。

（5）锁骨下动脉或主动脉杂音：一侧或双侧锁骨下动脉或腹主动脉闻及杂音。

（6）动脉造影异常：主动脉一级分支或上下肢近端的大动脉狭窄或闭塞，病变常为局灶或节段性，不是由动脉硬化、纤维肌发育不良或类似原因引起。

符合上述 6 项中的 3 项者可诊断本病，此标准诊断的敏感性和特异性分别是 90.5% 和 97.8%。

（四）鉴别诊断

大动脉炎主要与先天性主动脉狭窄、动脉粥样硬化、血栓闭塞性脉管炎、贝赫切特综合征、结节性多动脉炎等疾病鉴别。

1. 先天性主动脉狭窄　见于男性，血管杂音位置较高，限于心前区及背部，全身无炎症活动表现，胸主动脉造影见特定部位（婴儿在主动脉峡部，成年人型位于动脉导管相接处）狭窄。

2. 动脉粥样硬化　常在 50 岁后发病，伴动脉硬化的其他临床表现，数字及血管造影有助于鉴别。

3. 肾动脉纤维肌结构不良　见于女性，肾动脉造影是显示其远端 2/3 及分支狭窄，无大动脉的表现。

4. 血栓闭塞性脉管炎（Buerger 病）　好发于有吸烟史的年轻男性，为周围慢性血管闭塞性炎症。主要累及四肢中小动脉和静脉，下肢较常见。表现为肢体缺血、剧痛、间歇性跛行，足背动脉搏动减弱或消失，游走性表浅动脉炎，重症可有肢端溃疡或坏死等，与大动脉炎鉴别一般并不困难。

5. 结节性多动脉炎　主要累及骨脏中小动脉。与大动脉炎表现不同。

6. 胸廓出口综合征　可有桡动脉搏动减弱，随头颈及上肢活动其搏动有变化，常伴有上肢静脉血流滞留现象及臂丛神经受压引起的神经病，颈部 X 线片示颈肋骨畸形。

【治疗】

对于大动脉炎的治疗，一般是从药物保守治疗逐渐过渡到外科治疗，在早期、急性期，采用药物治疗可以很好地控制病情。近年随着血管外科操作技术和血管介入技术的发展，良好的血管重建成为治疗大动脉炎的重要方法。

（一）一般治疗

本病约 20% 是自限性的，在发现时疾病已稳定，对这类患者如无并发症可随访观察。对发病早期有上呼吸道、肺部或其他脏器感染因素存在者，应有效地控制感染，对防止病情的发展可能有一定的意义，高度怀疑有结核菌感染者，应同时抗结核治疗。

（二）药物治疗

多数学者认为，大动脉炎一经诊断，应积极早日开始免疫抑制剂与激素的联合治疗，即使临床缓解，免疫抑制药维持使用仍应持续较长的时间。

1. 肾上腺皮质激素　激素是治疗大动脉炎的基础药，其抗感染作用强，及时用药可有效改善症状，减少纤维蛋白原的生成，缓解病情，但应掌握好剂量的疗程，避免长期使用较大剂量激素导致不良反应。患者伴有发热等急性炎症或者红细胞沉降率、C 反应蛋白等炎症指标增高时，需要大剂量的激素、口服泼尼松 $0.5 \sim 1mg/(kg \cdot d)$，疾病活动控制后逐渐减少。一般 $3 \sim 4$ 周后，每 $10 \sim 15$ 日减总量的 $5\% \sim 10\%$，以红细胞沉降率和 C 反应蛋白下降趋于正常为激素减量的参考指标，剂量减至每日 $5 \sim 10mg$ 时，应长期维持一段时间。如果常规剂量激素无效或维持治疗的激素剂量泼尼松 ≥ 每日 10mg，需考虑加用免疫抑制药。危重患者在治疗初期，可视病情需要，适当加大激素剂量，必要时也可短期大剂量激素静脉冲击治疗。要注意避免激素引起的库欣综合征、易感染、继发高血压、糖尿病、精神症状和胃肠道出血等不良反应，长期使用要防止骨质疏松。

2. 免疫抑制药 只有 50% 的患者对单纯激素治疗有效。因此，强调对于有证据显示疾病进展或减药困难者，加用免疫抑制药治疗。常用甲氨蝶呤，治疗剂量每次 10～25mg，每周 1 次。激素与甲氨蝶呤仍不能有效控制病情活动的顽固性病例，可加用小剂量环孢素，每日 100mg，分 2 次口服。病变累及重要脏器者，可考虑使用环磷酰胺。但是，本病均是年轻患者人群，使用环磷酰胺时需要注意该药对性腺的抑制，临床用药时需充分权衡利弊所在。备选药物还包括硫唑嘌呤、来氟米特等。

（三）其他

1. 经皮腔内血管成形术 为大动脉炎的治疗开辟了一条新的途径，目前应用较多的是治疗肾动脉狭窄，可改善肾脏血运，控制长期高血压对心、脑、肾及周围血管等靶器官的损害、维持保护肾功能。经皮肾动脉介入治疗尤其支架置入术成功率高、并发症及手术后再狭窄率低，明显优于手术治疗。介入治疗还可用于腹主动脉、锁骨下动脉狭窄等，均获得较好的疗效。

2. 外科手术治疗 手术目的主要是解决肾血管性高血压及脑缺血，适用于较大血管，旁路移植术是公认的优势手术。

（1）单侧或双侧颈动脉狭窄引起的脑部严重缺血或视力明显障碍者，可行主动脉及颈动脉人工血管重建术、内膜血栓摘除术或颈部交感神经切除术。

（2）胸或腹主动脉严重狭窄者，可行人工血管重建术。

（3）单侧或双侧肾动脉狭窄者，可行肾脏自身移植术或血管重建术，患侧肾脏明显萎缩者可行肾切除术。

（4）颈动脉窦反射亢进引起反复晕厥发作者，可行颈动脉体摘除术及颈动脉窦神经切除术。

（5）冠状动脉狭窄可行冠状动脉旁路移植术或支架置入术。

【病情观察】

大动脉炎的血管病变，从肉芽肿性炎症发展到纤维性内膜增生，甚至到闭塞之前，缺乏特异性的症状，仅有发热等非特异性表现，导致患者错过治疗机会，待出现血管闭塞症状时，药物治疗已经难以逆转。因此，临床治疗时应严密观察炎性指标，根据炎性指标水平选用抗感染作用强、耐受性好的药物，长期使用。

【病历记录】

1. 门急诊病历　记录患者就诊时间及就诊的主要症状。注意记录患者家族中是否有此类患者。辅助检查记录超声检查、动脉造影检查的结果。

2. 住院病历　应详细记录患者门急诊及外院的诊断经过、所用药物及效果如何。记录患者基本情况、临床表现、实验室指标、影像学表现、治疗方案、入院治疗后的病情变化、治疗效果。

【注意事项】

1. 医患沟通　明确诊断者，应告知患者及其家属本病的特点、治疗方案及预后。告知患者药物治疗可能出现的不良反应，经治医师应做好与患者及其家属的沟通、解释工作。

2. 经验指导　本病为慢性进行性血管病变，受累后的动脉由于侧支循环形成丰富，故大多数患者预后好，可参加工作。预后主要取决于高血压的程度及脑供血情况，糖皮质激素联合免疫抑制药积极治疗可改善预后。其并发症有脑出血、脑血栓、心力衰竭、肾衰竭、心肌梗死、主动脉瓣关闭不全、失明等。死因主要为脑出血、肾衰竭。

第四节　结节性多动脉炎

结节性多动脉炎（polyarteritis nodosa，PAN）主要侵犯中小肌性动脉，损害呈节段性分布，易发生于动脉分叉处，向远端扩散。有的病变向血管周围浸润，浅表动脉可沿血管行径分布而扪及结节。病因不明，可能与感染（病毒、细菌）、药物及注射血清等有一定关系，免疫病理机制在疾病中起重要作用。组织学改变见血管中层改变最明显，急性期为多形核白细胞渗出到血管壁各层和血管周围区域，组织水肿，病变向外膜和内膜蔓延而致管壁全层坏死，其后有单核细胞及淋巴细胞渗出。亚急性和慢性过程为血管内膜增生，血管壁退行性改变伴纤维蛋白渗出和纤维素样坏死，管腔内血栓形成；重者可使血管腔闭塞。结节性多动脉炎有两个重要的病理特点：①个体血管病变呈多样化。在相距不到 $20\mu m$ 的连续切片上，病变已有明显差别。②急性坏死性病损和增殖修复性改变常共存。因血管壁内弹力层破坏，在狭窄处近端因血管内压力增高，血管扩张形成动脉瘤（称假性动脉瘤，可呈节段多发性）；血管造影可有串珠状或纺锤状的血管狭窄、闭塞或动脉瘤形成；少数病例可因动脉瘤破裂而致内脏出血。该病在美国的发病率为 1.8/10 万，我国尚无详细记载。男性发病为女性的 2.5~4.0 倍，年龄几乎均在 40 岁以上。起病可急骤或隐匿。

【诊断】

（一）症状

1. 神经系统表现

（1）周围神经损害：常见，多神经炎占 70%，可以为首发表现。运动神经和感染神经常受累，往往为非对称性，也可对称性。表现为多发性单神经炎和（或）多神经炎，末梢神经炎。患者可有受累区域的感觉缺失、过敏、肌力减退等，腓神经、胫神经分支、正中神经、尺神经、桡神经多见。手足麻木、垂腕、垂足是本病常见表现。恰当的治疗后，多神经炎可以逐渐恢复，感觉障碍的后遗症比运动障碍多见。仅少数患者出现脑神经损害，主要累及第Ⅲ、Ⅳ、Ⅵ、Ⅶ、Ⅷ对脑神经。

（2）中枢神经损害：相对少见，主要是脑梗死或出血。中枢受累者临床表现取决于脑组织血管炎的部位和病变范围，多表现为脑缺血症状，如一过性黑蒙、眩晕等；脑血栓和动脉瘤破裂引起的出血因部位和严重程度不同可出现抽搐、意识障碍、偏瘫、失语等，少数患者出现精神异常，如抑郁、精神分裂样症状等。

2. 肾脏表现 约60%的结节性多动脉炎患者有肾脏受累。由于肾脏血弥漫性或局部的狭窄、缺血，可致肾性恶性高血压和肾功能损害。急性肾衰竭多为肾多发梗死或肾内血管瘤破裂的结果。一般认为，结节性多动脉炎无肾小球肾炎，如果伴有肾小球肾炎，应警惕显微镜下多血管炎（过去将显微镜下多血管炎称为结节性多动脉炎的微小血管炎型）。患者可有轻度蛋白尿和（或）血尿，可随病程进展而发生慢性肾衰竭。多数结节性多动肠炎的肾血管性病引起的肾功能损害，预后较差，须透析治疗，但急性期积极治疗，仍可使部分患者肾功能逆转，免除透析。肾血管造影常显示多发性微小血管瘤和（或）梗死。结节性多动脉炎的肾损害还可表现为肾周血肿，是微小动脉瘤破裂所致。另外，输尿管周围血管炎和血管纤维化可导致输尿管单侧或双侧狭窄，可引起少尿、肾功能损害。

3. 皮肤表现 25%~60%的结节性多动脉炎累及皮肤。各种皮肤损害均可见，包括血管性紫癜（表现丘疹样淤点）网状青斑、红斑、皮下结节、指（趾）端缺血坏死等。红斑和皮下结节在急性期可有压痛，甚至出现坏死，形成溃疡。如不伴有内脏动脉损害，称为"皮肤型结节性多动脉炎"，这类患者无发热、体重减轻等全身症状，预后较佳。

4. 关节肌肉表现　近半数患者出现关节炎或关节痛，属于非特异性症状。常为早期表现，多呈一过性和非对称性关节炎，下肢大关节炎较多见。肌肉疼痛和僵硬常见，可有肌肉触痛，腓肠肌痛多见，少数患者出现间歇性跛行，与骨骼肌动脉受累有关。

5. 消化系统表现　累及消化道时，常提示病情危重，34%的患者出现腹痛。以腹痛为主要症状或首发表现者，临床上难以确立诊断，误诊、漏诊率甚高，预后较差，部分患者表现局部肠坏死、阑尾炎或胆囊炎，手术切除后可获暂时好转，但病变复发时预后甚差。

（1）肠系膜血管炎：因部位和严重程度不同而出现不同的症状。轻者表现腹泻，主要是脂肪泻、消瘦。发生在较大的肠系膜上动脉的急性损害可导致血管供血不足或梗死，表现腹部绞痛、便血、肠壁血肿、肠梗阻、肠套叠，严重者致肠穿孔或全腹膜炎。中、小动脉受累可出现胃肠道的炎症、溃疡、出血，也可腹部绞痛、肠梗阻，甚至节段性肠坏死。最常累及空肠；阑尾炎或胆囊较少受累，但有可能为首发症状；胃和结肠更少受累。顽固性腹痛伴体重下降，是肠壁缺血的表现。严重者可出现消化道出血或肠穿孔。

（2）胰腺的血管炎：轻者只表现营养吸收障碍，重者出现急性出血坏死性胰腺炎样表现，后者病死率甚高。

（3）肝脏受累：可出现黄疸、肝酶增高，肝区疼痛者提示肝梗死，若大面积肝动脉栓塞，可引起肝衰竭而死亡。

6. 心脏表现　40%的结节性多动脉炎患者出现心脏的损害。冠状动脉炎症可引起心肌缺血、心绞痛、心肌梗死，心律失常，乳头肌功能不全引起二尖瓣脱垂。另外，高血压也会加重心脏损害，心脏损害主要表现为充血性心力衰竭。约25%的患者出现心肌肥大，少数出现心包炎。

7. 肺胸膜表现 少数患者出现胸膜炎、肺脏浸润性病变。

8. 生殖系统表现 睾丸和附睾受累发生率约30%，主要是睾丸附睾炎，表现睾丸疼痛、触痛、肿胀。

9. 眼部表现 可出现各种眼底病变及结膜出血。

10. 乙型肝炎病毒感染 乙型肝炎病毒感染与本病的相关性已被阐明，30%的结节性多动脉炎与肝炎病毒感染有关。临床上，与乙型肝炎病毒感染相关的结节性多动脉炎，往往更常出现严重高血压、肾功能损害、睾丸附睾炎。

（二）体征

1. 全身体格检查 皮疹和皮肤结节、雷诺现象；足背动脉搏动减弱或消失；心力衰竭引起的下肢水肿、肝区压痛、颈静脉怒张等；心包积液引起的心包摩擦音；肠道缺血引起的腹部压痛、反跳痛、肠鸣音减弱或亢进；关节肿胀、压痛；高血压等。

2. 神经系统体格检查 末梢感觉缺失、过敏、肌力减退；尤其注意垂腕、垂足现象；脑神经瘫痪、偏瘫、失语等。

（三）检查

1. 非特异性检查 结节性多动脉炎缺乏特异性实验室检查，部分检查可提示诊断或判断活动程度。

（1）血常规：轻度贫血、白细胞计数增多，有时可见轻度中性粒细胞增多，血小板计数增多。

（2）尿常规和肾功能：有肾脏损害者常有血尿、蛋白尿和血肌酐升高。

（3）炎症指标：红细胞沉降率（ESR）和C反应蛋白（CRP）升高，而且CRP的血清浓度与疾病活动性呈正相关，血清白蛋白下降，补体水平下降。

（4）类风湿因子和抗核抗体：一般阴性，少数部分患者可呈阳性，但滴度较低。

（5）循环免疫复合物：部分患者循环免疫复合物阳性，补体水平可升高或下降。

（6）冷球蛋白：可以阳性。

（7）乙肝表现抗原：7%～36%患者乙肝表面抗原（HBsAg）阳性，HBsAg阳性者，可有肝功能异常。

2. 抗中性粒细胞胞质抗体（ANCA）　抗中性粒细胞质抗体分为p-ANCA（细胞核周围染色的ANCA）及c-ANCA（细胞浆染色的ANCA）两种。过去认为结节性多动脉炎常出现p-ANCA阳性，自从结节性多动脉炎的微小血管型独自成为显微镜下多血管炎后，发现后者p-ANCA阳性率甚高，而结节性多动脉炎的p-ANCA阳性率<20%。

3. 病理活检　对于有皮肤损害者，皮肤活检可见典型坏死性血管炎、血管瘤等。受累器官的穿刺活检有时仅见出血和非特异性炎症，其他常见部位活检包括腓肠神经、睾丸、骨骼肌等。

4. 影像学检查

（1）彩色多普勒超声：可见中等大小受累血管的狭窄、闭塞或动脉瘤形成，小血管受累者探测困难。

（2）电子计算机体层扫描（CT）和磁共振成像（MRI）：较大血管受累者可查及血管呈灶性、节段性分布，受累血管壁水肿等。

（3）静脉肾盂造影：可见肾梗死区有斑点状充盈不良影像。如有肾周出血可显示肾脏边界不清和不规则块状影，腰大肌轮廓不清，肾盏变形和输尿管移位。

（4）选择性内脏血管造影：可见到受累血管呈节段性狭窄、逐渐变细至闭塞，动脉瘤和出血征象，最常见于肾、肝和肠系膜。

5. 眼底检查　可见眼底血管炎的表现。

(四) 诊断要点

目前均采用 1990 年美国风湿病学学会 (ACR) 的分类标准作为诊断标准。

(1) 体重下降≥4kg (无节食或其他原因所致)。

(2) 网状青斑 (四肢和躯干)。

(3) 睾丸痛和 (或) 压痛 (并非感染、外伤或其他原因引起)。

(4) 肌痛、乏力或下肢压痛。

(5) 多发性单神经炎或多神经炎。

(6) 舒张压≥90mmHg。

(7) 血尿素氮 > 40mg/dl (143mmol/L) 或肌酐 > 1.5 mg/dl (132.7μmol/L) (非肾前因素)。

(8) 血清 HBV 标记 (HBs 抗原或抗体) 阳性。

(9) 动脉造影见动脉瘤或血管闭塞 (除外动脉硬化、纤维肌性发育不良或其他非炎性病变)。应注意排除系统红斑狼疮干燥综合征、贝赫切特综合征、类风湿关节炎继发的血管炎。

(10) 中小动脉壁活检见中性粒细胞和单核细胞浸泡。

上述 10 项中至少有 3 项阳性者可诊断为结节性多动脉炎。其诊断的敏感性和特异性分别为 82.2% 和 86.6%。

(五) 鉴别诊断

本病临床表现复杂，变化多样，需与各种感染性疾病，如感染性心内膜炎、原发性腹膜炎、胆囊炎、胰腺炎、内脏穿孔、消化性溃疡、出血、肾小球肾炎、冠状动脉粥样硬化性心脏病、多发性神经炎、恶性肿瘤及结缔组织病继发的血管炎相鉴别。典型的结节性多动脉炎还应注意与显微镜下多血管炎、变应性肉芽肿性血管炎和冷球蛋白血症等相鉴别。

1. 显微镜下多血管炎 ①以小血管 (毛细血管、小静脉、小动脉) 受累为主；②可出现急剧进行性肾炎和肺毛细血管

炎、肺出血；③周围神经受累较少，占 10% ~20%；④ANCA
阳性率较高，占 50% ~80%；⑤与乙型肝炎病毒（HBV）感
染无关；⑥治疗后复发率较高；⑦血管造影无异常，依靠病
理诊断。

2. 变应性肉芽肿性血管炎　①病变可累及小、中口径有
肌性动脉，也可累及小动脉、小静脉；②肺血管受累多见；
③血管内和血管外有肉芽肿形成；④外周血管酸性粒细胞增
多，病变组织嗜酸性粒细胞浸润；⑤既往有支气管哮喘和
（或）慢性呼吸道疾病的病史；⑥如有肾受累则以坏死性肾小
球肾炎为特征；⑦67% 患者 ANCA 阳性。

【治疗】

（一）一般治疗

做好解释工作，解除顾虑，遵循医嘱，合理用药，防止
病情复发。进行适当的肢体运动，防止肌肉萎缩。

（二）药物治疗

结节性多动脉炎是一个预后较差的疾病。在应用激素和
免疫抑制药治疗之前，结节性多动脉炎的 5 年生存率只有
10% ~13%，激素治疗使其 5 年生存率升至 48% ~55%，激
素和免疫抑制药（环磷酰胺）使 5 年生存率超过 82%。因此，
在治疗结节性多动脉炎时，不可过分保守，需要重视免疫抑
制药的应用。具体用药需根据病情轻重，疾病的阶段性，个
体差异及有无并发症而决定治疗方案。无系统受累者可用小
剂量激素维持缓解，急剧进展者需糖皮质激素和免疫抑制药
联用。

1. 糖皮质激素　是治疗本病的首选药物，及时用药可以
缓解急性期病情，有效地改善症状。起始剂量口服泼尼松
1mg/（kg·d），4 ~8 周后逐渐减量至原始剂量的半量，一般每
1 ~2 周减原剂量的 5% ~10%。减至每日 15 ~20mg 口服时，
减量速度放慢，密切复查，稳定者继续减量至每日 5 ~10mg，

长期维持一段时间（一般不短于 1 年）。病情严重有器官损害者，可用甲泼尼龙 0.5 ~ 1.0g 冲击治疗，静脉滴注 3 ~ 5 日，以后用泼尼松口服，注意预防糖皮质激素引起的不良反应，如感染、应激性溃疡、高血压、类固醇糖尿病等。

2. 免疫抑制药　虽然免疫抑制药在结节性多动脉炎的治疗中有重要的作用，但用药前需注意排除活动性感染。在目前常用的免疫抑制药中，疗效最佳的是环磷酰胺，安全性较好的是甲氨蝶呤，备选的免疫抑制药还包括环孢素、硫唑嘌呤、霉酚酸酯、来氟米特、苯丁酸氮芥等。

免疫抑制药治疗结节性多动脉炎的方案尚缺乏具有循证医学意义的临床研究，目前主要是经验性用药。

对于活动进展期的结节性多动脉炎，如果无禁忌证，在权衡利弊之后，应重点考虑使用环磷酰胺。如果顾忌药物的性腺毒性，病情尚不严重，则考虑甲氨蝶呤或甲氨蝶呤加小剂量环孢素或根据年龄等因素，先估计环磷酰胺对性腺的安全剂量，然后使用环磷酰胺，在环磷酰胺负荷的累积剂量之内，改用甲氨蝶呤或其他免疫抑制药。

环磷酰胺的用法包括每日口服疗法、隔日注射疗法、间歇冲击疗法。①每日口服疗法：环磷酰胺 50 ~ 100mg，口服，每日 1 次。②隔日注射疗法：环磷酰胺 20mg，静脉注射，隔日 1 次。③间歇冲击疗法：在剂量和间隔期方面，尚无统一的规定；环磷酰胺 400 ~ 600mg，静脉注射，每周 1 次；环磷酰胺 600 ~ 1200mg，静脉注射，每 2 周 1 次或每 3 周 1 次；环磷酰胺 800 ~ 1600mg，静脉注射，每 4 周 1 次。具体用法需要根据患者的病情需要和体质耐受性，以及医师的用药经验确定。

甲氨蝶呤推荐的治疗剂量是 15 ~ 25mg，每周 1 次；维持治疗的剂量是 5 ~ 15mg，每周 1 次。

如果与甲氨蝶呤联合使用，环孢素的推荐剂量是 50mg，每日 2 次。由于环孢素有停药后病情迅速反跳的缺点，所以只主张与细胞毒免疫抑制药联合使用，不主张单独用于风湿免疫性疾病。

3. 乙肝病毒感染患者用药 由于结节性多动脉炎常与乙型肝炎病毒复制有关联，对于这部分患者，需要同时加强针对抗炎病毒的抗病毒治疗，如干扰素 α-2b、拉米呋啶及护肝药等。免疫抑制药尽量选用霉酚酸酯。如果霉酚酸酯无效或有禁忌，在抗病毒治疗有效的基础上，才考虑使用环磷酰胺等细胞毒免疫抑制药。

4. 血管扩张药、抗凝药 如出现血管闭塞性病变，加用阿司匹林每日 50 ~ 100mg；双嘧达莫（潘生丁）25 ~ 50mg，每日 3 次；以及低分子肝素、丹参等。对高血压患者应积极控制血压。

（三）免疫球蛋白和血浆转换

重症结节性多动脉炎患者可用大剂量免疫球蛋白冲击治疗，每日 0.4g/kg 静脉注射，连续 3 ~ 5 日为 1 个疗程，必要时每 3 ~ 4 周重复治疗 1 次。血浆置换能于短期内清除血液中大量免疫复合物，对重症患者有一定疗效，需注意并发症，如感染、凝血障碍和水电解质紊乱。

【病情观察】

观察患者有无不明原因发热、腹痛、肾衰竭或高血压等症状，当疑似肾炎或心脏病患者伴有中性粒细胞增多或不能解释的症状和关节痛、肌肉压痛与肌无力、皮下结节、皮肤紫癜、腹部或四肢疼痛或迅速发展的高血压时，应考虑结节性多动脉炎的可能性。全身性疾病伴原因不明的对称或不对称地累及主要神经干，如桡神经、腓神经、坐骨神经的周围神经炎（通常为多发性，即多发性单神经炎），亦应排除结节性多动脉炎。

【病历记录】

1. 门急诊病历 记录患者就诊时间及就诊的主要症状。

注意记录患者家族中是否有此类病患者。记录患者肌电图与神经传导测定等检查结果。

2. 住院病历 应详细记录患者门急诊及外院的诊断经过、所用药物及效果如何。记录患者基本情况、临床表现、实验室指标、影像学表现、治疗方案、住院治疗后的病情变化、治疗效果。

【注意事项】

1. 医患沟通 明确诊断者，应告知患者及其家属本病的特点、治疗方案及预后。告知患者及其家属药物治疗可能出现的不良反应，经治医师应做好与患者及其家属的沟通、解释工作。

2. 经验指导 不论是急性或慢性，本病如不治疗通常是致死的，常因心、肾或其他重要器官的衰竭、胃肠道并发症或动脉瘤破裂而死亡。如不治疗或不合理治疗，仅有33%左右的患者能存活1年，88%的患者在5年内死亡。肾小球肾炎并发肾衰竭者偶尔治疗有效，但无尿与高血压是预后不良之兆，肾衰竭死亡的主要原因。治疗中潜在致命的机会性感染常可发生，应给予注意。年龄>50岁者预后差，及时诊断、尽时用药，尤其是糖皮质激素及免疫抑制药的使用可使存活率大大提高。

第五节 显微镜下多血管炎

显微镜下多血管炎（microscopic polyangiitis，MPA）又称显微镜下多动脉炎，是一种系统性、坏死性血管炎，属自身免疫性疾病。该病主要侵犯小血管，包括毛细血管、小静脉或微动脉，但也可累及小型和（或）中型动脉，故需与结节性多动脉炎相鉴别。免疫病理检查特征是血管壁无或只有少量免疫复合物沉积，可侵犯全身多个器官，如肾、肺、眼、皮肤、关节、肌肉、消化道和中枢神经系统等，在临床上以坏死性肾小球肾炎为突出表现，但肺毛细血管炎也很常见。本病男性多见，男女之比为2:1，多在50~60岁发病，我国的确切发病率尚不清楚。

【诊断】

（一）症状与体征

显微镜下多血管炎可以出现结节性多动脉炎的各种临床表现。65%~72%的患者有关节肌肉损害（肌肉疼痛、关节痛、关节炎）；44%~58%有皮肤损害（紫癜、瘀点）；32%~58%有腹痛；29%有胃肠道出血；14%~36%有周围神经病变；眼、耳、鼻、喉的损害较结节性多动脉炎多见。肾小球肾炎是显微镜下多血管炎的特征性表现，肺出血也常见且代表疾病的严重性。

1. 结节性多动脉炎样的表现　显微镜下多血管炎从结节性多动脉炎分离出来，独成一病。但它除了微小血管之外，也常有中小动脉的病变，即结节性多动脉炎样的表现。临床上也会遇见一些起初诊断为结节性多动脉炎的患者，在随访若干时间后，出现了急进性肾炎、出血性肺泡炎，病理支持显微镜下多血管炎的诊断。这也提示有些显微镜下多血管炎的患者起病初期可能以中小血管损害为主，后来才累及微小血管。结节性多动脉炎有<20%的患者出现p-ANCA阳性，是否这部分患者将来"转变"为显微镜下多血管炎的概率高一些，尚缺乏有效的随访研究证据。

2. 肾小球肾炎　显微镜下多血管炎的病程中。几乎100%累及肾小球。一旦累及肾小球，即多表现为急进性肾小球肾炎，几乎均有血尿（肉眼血尿或镜下血尿）和不同程度的蛋白尿（±~++++）、管型尿。病理表现主要以节段性坏死性肾小球肾炎为特征，常伴有坏死性新月体形成，无或仅有少量免疫复合物沉积。多数在几日至几周内发展至肾衰竭或者在专科医师诊时，血肌酐值已经增高。在急性期积极使用激素和环磷酰胺的治疗，多可挽救肾功能，但如果保守治疗，则多进展为不可逆转的肾衰竭。这一点需要临床重视，因为此时临床决策的一念之差，可能导致两种截然不同的结局。

3. 肺部表现 约50%的显微镜下多血管炎累及肺脏，12%~29%的患者出现肺出血，这是由于肺泡的毛细血管炎和支气管壁的小血管损害。常表现持续的咯血，轻者仅见血丝痰，重者可大口地咯血。咯血是疾病严重的表现，常伴有呼吸困难，50%患者以干咳为主，甚少咳痰。急性期的放射影像学表现为弥漫性的肺浸润，出现肺泡出血时可以显示灶性实变阴影。随着病程的发展，病变由肺间质的炎症渗出，逐渐转变为肺纤维化。早期使用激素和免疫抑制药，有利于防止肺纤维化的发生和发展。

4. 神经系统表现 20%~25%的患者有神经系统受累，多表现为多发性神经炎、末梢神经炎，出现对称或不对称性的肢体麻木或麻痛，部分有垂足或垂腕。中枢神经血管炎多表现为缺血性脑病，也可出现癫痫和精神症状。

5. 皮肤表现 显微镜下多血管炎可以出现多种皮疹（结节性红斑、充血性斑丘疹、湿疹、血管炎性荨麻疹等）、网状青斑、紫癜、皮肤坏死、皮肤溃疡、雷诺现象、肢端缺血、坏疽等。

6. 关节肌肉表现 显微镜下多血管炎可出现肌肉疼痛、关节炎等。

7. 消化道表现 腹腔脏器的血管受累可出现腹痛、腹泻、消化道出血、肠梗阻、肠穿孔、急性坏死性胰腺炎、肝大等。

8. 心脏受累 可有高血压、心力衰竭、心包炎、心律失常、心肌梗死等。

9. 五官受累 耳部受累可出现神经性吸力下降，也可出现耳鸣、中耳炎等；眼受累可出现视神经炎、视网膜出血、虹膜睫状体炎、巩膜炎、色素膜炎等；偶有鼻旁窦炎等。五官受累时需要注意与韦格纳肉芽肿鉴别，鉴别的关键点在于有无形成肉芽肿性病变。

10. 生殖器 显微镜下多血管炎可以出现单侧或双侧睾丸疼痛，主要是睾丸炎或附睾炎所致，也可因此而导致不育症。

（二）检查

1. 常规检查 ①血常规：白细胞增高、血小板增高及与出血不相称的贫血。②炎性指标：红细胞沉降率升高、C反应蛋白增高。③免疫学与生化指标：类风湿因子可以阳性、抗核抗体谱可以部分指标阳性、抗心磷脂抗体可以阳性、γ-球蛋白升高、血清白蛋白降低（不能用肝肾功能解释的低蛋白血症），冷球蛋白部分阳性。④肾脏指标：血尿、蛋白尿、管型尿，血肌酐、血尿素氮和血尿酸升高等。

2. 抗中性粒细胞胞质抗体（ANCA） 显微镜下多血管炎相关的 ANCA 主要是核周型，即 p-ANCA，其识别的靶抗原是髓过氧化物酶（MPO），所以又称为 MPO-ANCA。MPO-ANCA 对显微镜下多血管炎的诊断有重要意义，也是监测病情活动和预测复发重要的血清学指标。显微镜下多血管炎 p-ANCA 的阳性率 80%，其滴度通常与血管炎的活动度有关。也有约20% 的显微镜下多血管炎出现胞质型，即 c-ANCA 阳性，c-ANCA 识别的靶抗原是比氨酸蛋白 3（PR3），所以又称为 PR3-ANCA。还有少数患者 p-ANCA 和 c-ANCA 同时阳性。在临床上，c-ANCA 阳性的血管炎需要注意韦格纳肉芽肿，因为 c-ANCA 是韦格纳肉芽肿的相关抗体。

3. 病理活检 显微镜下多血管炎的肾组织活检对诊断有重要意义，其病理特征是肾小球毛细血管丛节段性纤维素样坏死、血栓形成和新月体形成（患者的肾功能恶化程度常与新月体形成的广泛程度呈正相关）；坏死节段内和周围可见大量中性粒细胞浸润；免疫荧光检查显示，无或仅有稀疏的免疫球蛋白沉积（极少有免疫复合物沉积是具有重要诊断意义的特征）。肺组织活检示肺毛细血管炎、纤维化，肺小动脉和小静脉粒细胞浸润坏死，无或极少免疫复合物沉积。

（三）诊断要点

本病尚无统一诊断标准，以下情况有助于 MPA 的诊断。

1. 中老年，以男性多见。

2. 具有起病的前驱症状。

3. 肾脏损害表现：蛋白尿、血和（或）急进性肾功能不全等。

4. 伴有肺部或肺肾综合征的临床表现。

5. 伴有关节、眼、耳、心脏、胃肠道等全身各器官受累表现。

6. P-ANCA 阳性。

7. 肾、肺活检有助于诊断。

（四）鉴别诊断

显微镜下多血管炎以节段性坏死性肾小球肾炎为特征，不伴肉芽肿性病变。

1. 结节性多动脉炎（PAN） 两者肾脏均可受累，但 PAN 主要累及中型和（或）小型动脉，无毛细血管、小静脉及微动脉累及。PAN 是一种坏死性血管炎，极少有肉芽肿；肾损害为肾血管炎、肾梗死和微动脉瘤；无急进性肾炎；无肺出血；周围神经疾病多见（50%～80%）。20%～30% PAN 有皮肤损害，表现为痛性红斑性皮下结节，沿动脉成群出现。PAN 患者 ANCA 较少阳性（<20%），血管造影见微血管瘤、血管狭窄，中小动脉壁活检有炎性细胞浸润。

2. 韦格纳肉芽肿 本病为坏死性肉芽肿性血管炎，病变累及小动脉、静脉及毛细血管，偶可累及大动脉，临床表现为上、下呼吸道的坏死性肉芽肿、坏死性血管炎和肾小球肾炎，严重者发生肺肾综合征，c-ANCA 阳性（活动期阳性率达

88%~96%）。动脉造影可有动脉瘤和狭窄，组织活检示血管炎和坏死性肉芽肿。

3. 变应性肉芽肿性血管炎 本病是累及小及中型血管的系统性血管炎，血管外肉芽肿形成及高嗜酸性粒细胞血症，患者常表现为变应性鼻炎、鼻息肉及哮喘，可侵犯肺及肾脏，出现相应症状，ANCA 阳性，以 c-ANCA 阳性为主。

4. 肺出血 – 肾炎综合征 以肺出血和急进性肾炎为特征，抗肾小球基膜抗体阳性，肾病理可见基膜有明显免疫复合物沉积。

5. 系统性红斑狼疮（SLE） 两者都有小血管炎改变，但 SLE 具有典型系统性红斑狼疮表现和其他组织器官受累，肾脏病变可出现血尿、蛋白尿、管型尿，肾活检见大量各种免疫复合物沉着，借以显微镜下多血管炎鉴别。

【治疗】

治疗可分 3 个阶段：诱导期，维持缓解期和治疗复发。

1. 诱导期和维持缓解期的治疗

（1）糖皮质激素：泼尼松（龙）1mg/(kg·d)，晨顿服或分次服用，一般用 4~8 周后减量，等病情缓解后以维持量治疗，维持量有个体差异。建议少量泼尼松（龙）（每日 10~20mg）维持 2 年或更长。对于重症患者和肾功能进行性恶化的患者，可采用甲泼尼松（龙）冲击治疗，每次 0.5~1.0g 静脉滴注，每日或隔日 1 次，3 次为 1 个疗程，1 周后视病情需要可重复。激素治疗期间注意防治不良反应，不宜单用泼尼松治疗，因缓解率下降，复发率升高。

（2）环磷酰胺（CTC）：可采用口服，剂量一般 2~3mg/(kg·d)，持续 12 周。可采用 CTC 静脉冲击疗法，剂量 0.5~1g/m² 体表面积，每个月 1 次，连续 6 个月，严重者用药间隔可缩短为 2~3 周，以后每 3 个月 1 次，至病情稳定 1~2 年（或更长时间）可停药观察。口服不良反应高于冲击治疗。用药期间需监测血常规和肝肾功能。

（3）硫唑嘌呤：由于 CTC 长期使用不良反应多，诱导治疗一旦达到缓解（通常 4~6 个月后）也可以改用硫唑嘌呤，1~2mg/（kg·d）口服，维持至少 1 年。应注意不良反应。

（4）霉酚酸酯：霉酚酸酯每日 1.0~1.5g，用于维持缓解期和治疗复发的 MPA，有一定疗效，但资料较少，停药可能引起复发。

（5）甲氨蝶呤（MTX）：有报道 MTX 5~25mg，每周 1 次，口服或静脉注射治疗有效，应注意不良反应。

（6）丙种球蛋白：采用大剂量静脉丙种球蛋白〔IVIG 0.4g/（kg·d），3~5 日为 1 个疗程，部分患者有效，但价格昂贵。在并发感染、体弱、病重等原因导致无法使用糖皮质激素和细胞毒药物时可单用或合用。

（7）特异性免疫吸附：即应得特异性抗原结合树脂，吸附患者血清中相应的 ANCA，有少量报道证实有效，但该治疗方法尚在探索中。

2. 暴发性 MPA 的治疗　此时可出现肺-肾衰竭，常有肺泡大量出血和肾功能急骤恶化，可给予泼尼松（龙）和 CTC 联合冲击治疗，以及支持对症治疗的同时采用血浆置换疗法。每次置换血浆 2~4L，每日 1 次，连续数日后依情况改为隔日或数日 1 次。该疗法对部分患者有效，但价格昂贵，不良反应有出血、感染等。血浆置换对肌酐、尿素氮等小分子毒素清除效果差，如患者血肌酐明显升高宜联合血液透析治疗。但在已进入尿毒症期的患者是否继续使用免疫抑制药和细胞毒药物还有争议，因这类患者对药物反应差，不良反应明显增多。

3. 复发的治疗　大多数患者在停用免疫抑制药后可能复发。典型的复发发生于起病最初受累的器官，一般比初次病温和，但也可能引起主要器官受损导致进一步的功能障碍，CTC 不能阻止复发。如果患者还在初次治疗期间出现较温和的复发，可暂时增加泼尼松剂量控制病情，如果治疗无效则可进行血浆置换。

4. 透析和肾移植　少数进入终末期肾衰竭者，需要依赖维持性透析或进行肾移植，肾移植后仍有很少数患者会复发，复发后仍可用糖皮质激素和免疫抑制药治疗。

5. 其他　对有肾损害的患者应严格控制血压在正常范围内，推荐使用血管紧张素转换酶抑制药或血管紧张素Ⅱ受体拮抗药。

【病情观察】

1. 观察患者用药后的不良反应。随着病情逐渐趋向于稳定，受损脏器活动性病变消失，毒性较大的环磷酰胺可以被甲氨蝶呤、硫唑嘌呤、霉酚酸酯、来氟米特等取代，以降低环磷酰胺较大累积剂量所带来的危害。

2. 随着病情趋向于缓解，在维持缓解的过程中，还需要监控疾病潜在的复发危险。

【病历记录】

1. 门急诊病历　记录患者就诊时间及就诊的主要症状。注意记录患者家族中是否有此类病患者。辅助检查记录常规检查、病理活检及抗体检查结果。

2. 住院病历　应详细记录患者门急诊及外院的诊断经过、所用药物及效果如何。记录患者基本情况、临床表现、实验室指标、治疗方案、住院治疗后的病情变化、治疗效果。

【注意事项】

1. 医患沟通　明确诊断者，应告知患者及其家属本病的特点、治疗方案及预后。告知患者及其家属药物治疗可能出现的不良反应，经治医师应做好与患者及其家属的沟通、解释工作。

2. 经验指导

（1）治疗显微镜下多血管炎的药物与治疗结节性多动脉

炎相似，但由于急性期的显微镜下多血管炎临床表现多更急和更重，有67%的患者在急性期死于肾衰竭、肺出血和治疗并发症。随访中的显微镜下多血管炎更容易复发，所以治疗初期更强调大剂量激素和环磷酰胺治疗，尤其对于肾衰竭和肺出血者。

（2）部分患者在停用免疫抑制药或减量后可能复发，复发与环磷酰胺使用时间长短、累积总量大小似无关系。典型的复发常发生于起病最初受累的器官，一般比初次发病温和，但也可能引起主要器官受损导致进一步的功能障碍。有的患者在治疗过程中始终保持低度活动性，还有部分患者ANCA的滴度一度下降又再升高，这些都说明目前免疫抑制药的疗效为不尽如人意。

（3）经糖皮质激素联合免疫抑制药治疗后MPA的1年生存率达80%~100%，5年生存率已从未治疗患者的10%提高到70%~80%。预后与患者年龄、就诊时的肌酐水平和有无肺出血密切相关。由于肾炎急剧进展，及早积极治疗至关重要。

第六节　韦格纳肉芽肿

韦格纳肉芽肿（Wegener's granulomatosis，WG）是一种坏死性肉芽肿性血管炎，属自身免疫性疾病。病变累及小动脉、静脉及毛细血管，偶尔累及大动脉，其病理以血管壁的炎症为特征，主要侵犯上、下呼吸道和肾脏，韦格纳肉芽肿通常以鼻黏膜和肺组织的局灶性肉芽肿性炎症为开始，继而进展为血管的弥漫性坏死性肉芽肿性炎症。临床常表现为鼻和鼻窦炎、肺病变和进行性肾功能衰竭，还可累及关节、眼、皮肤，亦可侵及心脏、神经系统及耳等。无肾脏受累者被称为局限性韦格纳肉芽肿。该病男性略多于女性，从儿童到老年人均可发病，目前报道的年龄在 5 ~ 91 岁发病，但中年人多发，40 ~ 50 岁是本病的高发年龄，平均年龄为 41 岁。未经治疗的韦格纳肉芽肿病死率可高达 90% 以上，经激素和免疫抑制药治疗后，韦格纳肉芽肿的预后明显改善。尽管该病有类似炎性过程，但尚无独立的致病因素，病因至今不明。

【诊断】

（一）症状与体征

WG 可缓慢起病，也可以急性起病，通常以上呼吸道黏膜的局限肉芽肿性炎症开始，发展至下呼吸道（肺脏）的坏死性肉芽肿性血管炎和肾小球肾炎。病变较轻者可不累及肾脏，另一些轻型者可能仅有形态学的改变而缺乏临床症状，易被误诊。急性或重症者若不及时治疗，常危及生命。

1. 一般症状 50% 患者有发热，临床上 WG 并发高热者，应注意并发感染，尤其是在激素和免疫抑制药治疗中的发热；患者常伴有疲劳、抑郁、食欲减退、体重下降、关节痛、盗汗、尿色改变和虚弱等。

2. 上呼吸道表现 上呼吸道病变是 WG 最常见的临床特征。超过 70% 的患者以上呼吸道病变为首发表现，在仅有上呼吸道表现时，若能及时做病理活检，明确诊断，积极治疗，可阻止其向全身发展。

（1）鼻和鼻窦表现：鼻和鼻窦的病变是 WG 最主要的临床特征。①鼻窦炎，50% ~66% 的患者以鼻窦炎为首发表现，85% 的患者在病程中累及鼻窦。CT 检查有助于发现鼻窦的骨质破坏和糜烂。②鼻损害，33% 的患者以鼻腔的病变为首发表现，64% ~80% 的患者累及鼻部。病变包括鼻黏膜肿胀引起的鼻塞、结痂的鼻腔溃疡、鼻中隔穿孔脓性鼻溢、鼻出血、鼻骨破坏而出现鞍鼻畸形等。

（2）耳部表现：咽鼓管的阻塞可引起中耳炎，导致听力丧失。25% ~44% 的患者出现中耳炎，是最常见的耳部表现，其中25%的患者合并有化脓性感染；内耳的病变主要是感觉神经性耳聋，少数表现眩晕；外耳损害少见，主要是耳郭的软骨炎和萎缩、外耳炎和鼓膜的肉芽肿。

（3）口腔和咽部表现：疼痛性口腔溃疡（溃疡口腔炎）、增殖性牙龈炎（草莓样的牙龈肿胀）、颌下腺和（或）腮腺的疼痛性肿大、咽扁桃腺肿大和溃疡、咽后壁肿胀和溃疡。

（4）喉部和气管表现：轻者可无症状，重者可因上呼吸道阻塞而危及生命。典型的表现是声门下炎性水肿和狭窄，出现呼吸喘鸣，多见于儿童和青少年患者。直接喉镜可见黏膜充血水肿、腐烂、环形狭窄，CT或MRI扫描有助于诊断。

3. 下呼吸道表现 肺脏损害是WG的主要特征之一。50%的病例是以肺脏病变为首发表现之一，80%以上的患者在病程中累及肺脏，表现为胸闷、气短、咳嗽、咯血、胸膜炎等，严重者呼吸困难、胸痛，甚至呼吸衰竭。值得注意的是，约有33%的患者肺部影像学检查有肺内阴影，却无明显的呼吸道症状。因为支气管内膜受累及瘢痕形成，55%以上的患者在肺功能检测时可出现阻塞性通气功能障碍，另有30%～40%的患者可出现限制性通气功能障碍及弥散功能障碍。

4. 肾脏损害 70%～80%的患者累及肾脏，出现蛋白尿，红细胞、白细胞及管型尿，严重者伴有高血压和肾病综合征，终可导致肾衰竭，是WG的重要死因之一，但以肾损害为首发表现者较少，多是随病情进展可逐渐发展至肾小球肾炎。在出现临床肾损害之前，病理活检多已显示异常；临床肾损害常比较重，部分表现为急进性肾炎，肾衰竭。肾脏病理活检显示局灶性、节段性、坏死性肾小球肾炎，少数可见肉芽肿。

5. 眼部损害 28%～58%的WG累及眼，8%的患者导致失明。WG可累及眼的任何区域，可表现为眼球突出、经神经及眼肌损伤，也可出现结膜炎、角膜溃疡、葡萄膜炎、表层巩膜炎、虹膜炎、视网膜血管炎、视物障碍等。还可导致鼻泪管阻塞、泪囊炎、眼球突出等。眶后假瘤：由肉芽肿直接浸润眶后所致，引起眼球突出、眼睛疼痛、复视（累及眼外肌）、失明（视神经缺血所致）等，预后较差。眼眶和鼻窦的CT或MRI检查具有重要的鉴别诊断意义。

6. 皮肤病变　多数患者有皮肤黏膜损伤，表现为下肢可触及的紫癜、多形红斑、斑疹、瘀点（斑）、丘疹、皮下结节、坏死性溃疡形成及浅表皮肤糜烂等。其中皮肤紫癜最为常见。皮肤病多见于下肢。少数可见坏疽性脓皮病和雷诺现象。

7. 关节肌肉　关节肌肉病变在WG中较为常见，发病时约30%的患者有关节肌肉病变，全部病程中可有约70%的患者关节肌肉受累。多数表现为关节疼痛及肌痛，可出现对称性、非对称性的关节炎（可为单关节、寡关节或多关节的肿胀和疼痛）。

8. 神经系统　WG早期较少累及神经系统，但后期有22%~50%的患者在病程中出现神经系统病变。可表现多种多样的神经系统并发症，而以外周神经病变最常见，多发性单神经炎是主要的病变类型，临床表现为对称性的末梢神经病变；其次是脑神经（较常累及第Ⅱ、Ⅵ、Ⅶ对脑神经）、脑血管病变、癫痫、脑炎等。肌电图及神经传导检查有助于外周神经病变的诊断。

9. 心脏　尸体解剖资料显示30%的WG累及心脏，而临床资料只有6%~12%，可出现心包炎。冠状动脉的血管炎可引起心绞痛和心肌梗死。心肌炎、心内膜炎、心内膜肉芽肿性肿块也见报道。患者可表现心律失常，多为房性或室上性心律失常，室性心律失常危险性大。

10. 其他　WG也可累及胃肠道，可出现腹痛、腹泻及出血；尸检时可发出脾脏受损（包括坏死、血管炎及肉芽肿形成）。泌尿生殖系统（不包括肾脏），如膀胱炎、睾丸炎、附睾炎等受累较少见。

（二）检查

1. 中性粒细胞胞质抗体（ANCA） 用间接免疫荧光法检测的 ANCA 分为两种类型：核周型（p-ANCA）和胞质型（c-ANCA），与韦格纳肉芽肿相关的 ANCA 主要是 c-ANCA。其靶抗原主要是分子量为 29000 的丝氨酸蛋白酶，称为蛋白酶 3（PR-3）。已有研究显示，韦格纳肉芽肿患者的 c-ANCA/抗 PR-3 抗体阳性率为 80%，具有高度的特异性（90%～97%），而且 ANCA 的滴度与疾病的活动性呈正相关关系。

2. 影像学检查

（1）肺部 CT：可为多发病灶，球形或楔形，主要分布于胸膜下，较小的结节多为圆形，可有分叶。其他表现包括纤维条索、空洞、液平面、肺不张、胸腔积液等。

（2）鼻部 CT：首先侵及鼻部中线区，累及鼻中隔和鼻甲，对称性延伸到双侧上颌窦，然后向其他鼻窦生长，最终导致上颌窦壁、筛窦间隔、纸样板和筛板破坏消失而形成大空腔，但一般不侵犯硬腭，仅局限于单侧鼻腔的非对称骨质破坏不常见。病变早期可见典型鼻窦炎样改变，如黏膜增厚、窦腔内液平面等；中期出现鼻甲、鼻中隔破坏，上颌窦内臂骨质破坏，窦腔内软组织影；晚期鼻甲、鼻中隔明显破坏，鼻腔扩大，窦壁骨质明显增厚。

3. 病理检查 典型的病理改变：受累组织的坏死性、肉芽肿性炎症和血管炎。但是，上呼吸道的活检标本中，同时存在这 3 种病理特征者仅占 3%～16%，许多患者只有其中 1～2 种病理表现。经纤维支气管镜活检的阳性率不高；如果病变靠近胸膜，可胸腔镜下活检；也可 CT 引导下经皮肺穿刺活检；而开胸活检的阳性率可高达 90%。肾脏病理改变主要是局灶性和节段性的坏死性肾小球肾炎，可伴或不伴新月体形成，也可见不同程度的纤维蛋白样坏死和增殖性改变。典型者为肾小球毛细血管襻纤维素样坏死；免疫荧光为阴性或少量免疫复合物沉积；肾间质可见以小血管为中心的肉芽肿形成和炎症细胞浸润，但肾脏的肉芽肿性改变仅占3%。

（三）诊断要点

韦格纳肉芽肿的诊断时间平均为5～15个月。国外资料报道，其中40%的诊断是在不到3个月的时间里得出的，10%可长达5～15年才被诊断。为了达到最有效的治疗，韦格纳肉芽肿早期诊断至关重要；无症状患者可通过血清学检查ANCA（尤其是c-ANCA）及鼻窦和肺脏的CT扫描有助于诊断。上呼吸道、支气管内膜及肾脏活检是诊断的重要依据，病理显示肺小血管壁有中性粒细胞及单个核细胞浸润，可见巨细胞、多形核巨细胞肉芽肿，可破坏肺组织，形成空洞。肾病理为局灶性、节段性、新月体性坏死性肾小球炎，免疫荧光检测无或很少免疫球蛋白及补体沉积。当诊断困难时，有必要进行胸腔镜或开胸活检以提供诊断的病理依据。目前韦格纳肉芽肿的诊断标准采用1990年美国风湿病学会（ACR）分类标准（表4-1）。

表4-1 1990年美国风湿病学会（ACR）韦格纳肉芽肿分类标准

1. 鼻或口腔炎症	痛性或无痛性口腔溃疡，脓性或血性鼻腔分泌物
2. 胸部X线片异常	显示结节、固定浸润病灶或空洞
3. 尿沉渣异常	镜下血尿（RBC＞5000倍视野）或出现红细胞管型
4. 病理性肉芽肿性炎性改变	动脉壁或动脉周围或血管（动脉或微动脉）外区域有中性粒细胞浸润形成肉芽肿性炎变

符合两项或两项以上时可诊断韦格纳肉芽肿，诊断的敏感性和特异性分别为88.2%和92.0%。

韦格纳肉芽肿在临床上常被误诊，为了能早期诊断，对有以下情况者应反复进行活组织检查：不明原因的发热伴有呼吸道症状；慢性鼻炎及鼻窦炎，经检查有黏膜糜烂或肉芽组织增生；眼、口腔黏膜有溃疡、坏死或肉芽肿；肺内有可变性结节状阴影或空洞；皮肤有紫癜、结节、坏死和溃疡等。

（四）鉴别诊断

1. 显微镜下多血管炎 显微镜下多血管炎相关的 ANCA 是针对髓过氧化物酶（MPO），即 p-ANCA；病理缺乏肉芽肿样改变；较少累及上呼吸道；肺部病变以间质性肺炎和肺泡炎为主，一般不表现为占位病变，更不形成脓肿样改变；肾脏病变常为首发表现，表现为急性肾小球肾炎。而 WG 相关的 ANCA 是针对丝氨酸蛋白酶（蛋白酶 3，PR-3），即 c-ANCA；病理为肉芽肿性血管炎改变；常以上呼吸道病变为首发表现；肺部病变是以结节样病变为主，常出现多发肺脓中样改变；肾脏病变常在呼吸道病变之后，少数肾脏与呼吸道病变同时出现，甚少以肾脏损害为首发表现。

2. 变应性肉芽肿性血管炎 有重度哮喘；肺和肺外脏器有中小动脉、静脉炎及坏死肉芽肿；周围血嗜酸性粒细胞增高。韦格纳肉芽肿与变应性肉芽肿性血管炎均可累及上呼吸道，但前者常有上呼吸道溃疡，胸部 X 线片示肺内有破坏性病变，如结节、空洞形成，而在变应性肉芽肿性血管炎则不多见。韦格纳肉芽肿病灶中很少有嗜酸粒细胞浸润，周围血嗜酸性粒细胞增高不明显，也无哮喘发作。

3. 淋巴瘤样肉芽肿病 是多形细胞浸润性血管炎和血管中心性坏死性肉芽肿病，浸润细胞为小淋巴细胞、浆细胞、组织细胞及非典型淋巴细胞，病变主要累及肺、皮肤、神经系统及肾间质，但不侵犯上呼吸道。

4. 肺出血-肾炎综合征 是以肺出血和急进性肾小球肾炎为特征的综合征，抗肾小球基膜抗体阳性，由此引起的弥漫性肺泡出血及肾小球肾炎综合征，以发热、咳嗽、咯血及肾炎为突出表现，但一般无其他血管炎征象。本病多缺乏上呼吸道病变，肾病理可见基底膜有免疫复合物沉积。

5. 复发性多软骨炎 复发性多软骨炎以软骨受累为主要表现，临床表现也可有鼻塌陷、吸力障碍、气管狭窄，但该病一般均有耳郭受累，而无鼻窦受累。实验室检查 ANCA 阴性，抗Ⅱ型胶原阳性。

【治疗】

治疗可分为诱导缓解、维持缓解及控制复发。循证医学显示糖皮质激素加环磷酰胺（CYC）联合治疗有显著疗效，特别是肾脏受累及具有严重呼吸系统疾病的患者，应作为首选治疗方案。目前认为，未经治疗的韦格纳肉芽肿病病人患者的预后很差，90% 以上的患者在 2 年内死亡，死因通常是呼吸衰竭和（或）肾衰竭。

1. 糖皮质激素 活动期用泼尼松 $1.0 \sim 1.5 mg/(kg \cdot d)$。用 4~6 周，病情缓解后减量并以小剂量维持。对病情严重患者，如中枢神经系统血管炎、呼吸道病变伴低氧血症、肺泡出血、进行性肾衰竭，可采用冲击疗法，甲泼尼龙每日 $1.0g$，连用 3 日，第 4 日改口服泼尼松 $1.0 \sim 1.5 mg/(kg \cdot d)$，然后根据病情逐渐减量。

2. 免疫抑制药

（1）环磷酰胺：通常给予口服 CYC $1 \sim 3 mg/(kg \cdot d)$，也可用 CYC 200mg，隔日 1 次。对病情平稳的患者可用 $1mg/(kg \cdot d)$ 维持。对严重患者给予 CYC 1.0g 冲击治疗，每 3~4 周 1 次，同时给予每日 CYC 100mg 口服。CYC 是治疗本病的基本药物，可使用 1 年或数年，撤药后患者能长期缓解。用药期间注意观察不良反应，如骨髓抑制、继发感染等。循证医学显示，CYC 能显著地改善韦格纳肉芽肿病病人患者的生存期，但不能完全控制肾脏等器官损害的进展。

（2）硫唑嘌呤：为嘌呤类似药，有抗感染和免疫抑制双重作用，有时可替代 CYC。一般用量为 $2 \sim 2.5 mg/(kg \cdot d)$，总量不超过每日 200mg，但需根据病情及个体差异而定，用药期间应监测不良反应，如 CYC 不能控制病情，可合并使用硫唑嘌呤。

（3）甲氨蝶呤（MTX）：MTX 一般用量为 10 ~ 25mg，每周 1 次，口服、肌内注射或静脉注射疗效相同，如 CYC 不能控制可合并使用。

（4）环孢素：作用机制为抑制 IL-2 合成，抑制 T 淋巴细胞的激活。优点为无骨髓抑制作用，但免疫抑制作用也较弱。常用剂量为 3 ~ 5mg/(kg·d)。

（5）霉酚酸酯：初始用量每日 1.5g，分 3 次口服，维持 3 个月，维持剂量每日 1.0g，分 2 ~ 3 次口服，维持 6 ~ 9 个月。

（6）丙种球蛋白：静脉用丙种球蛋白（IVIG）与补体和细胞因子网络相互作用，提供抗独特型（anti-idiotypic）抗体作用于 T、B 细胞。大剂量丙种球蛋白还具有广谱抗病毒、细菌及中和循环性抗体的作用。一般与激素及其他免疫抑制药合用，剂量为 300 ~ 400mg/(kg·d)，连用 5 ~ 7 日。

3. 其他治疗

（1）复方新诺明片：对于病变局限于上呼吸道及已用泼尼松和 CYC 控制病情者，可选用复方新诺明片进行抗感染治疗（每日 2 ~ 6 片），认为有良好疗效，能预防复发，延长生存时间。在使用免疫抑制药和激素治疗时，应注意预防卡氏肺囊虫感染所致的肺炎，约 6% 的韦格纳肉芽肿患者在免疫抑制治疗的过程出现卡氏肺囊虫肺炎，可成为韦格纳肉芽肿的死亡原因。

（2）生物制剂：对泼尼松和 CYC 治疗无效的患者也可试用 TNF-α 受体阻滞药英利昔单抗。

（3）血浆置换：对活动期或危重患者，血浆置换治疗可作为临时性治疗，但仍需与激素及其他免疫抑制药合用。

（4）急性期患者如出现肾衰竭则需要透析，55% ~ 90% 的患者能恢复足够的功能。

（5）对于声门下狭窄、支气管狭窄等患者可以考虑外科治疗。

【病情观察】

由于患者病情进展快，预后差，随时可能有生命危险。因此，应严密观察患者生命体征，监测血糖波动情况，注意观察患者有无出血倾向。

【病历记录】

1. 门急诊病历　记录患者就诊时间及就诊的主要症状。注意记录患者家族中是否有此类病患者。辅助检查记录超声检查、动脉造影检查的结果。

2. 住院病历　应详细记录患者门急诊及外院的诊断经过、所用药物及效果如何。记录患者基本情况、临床表现、实验室指标、影像学表现、治疗方案、入院治疗后的病情变化、治疗效果。

【注意事项】

1. 医患沟通

（1）明确诊断者，应告知患者及其家属本病的特点、治疗方案及预后。告知患者及其家属药物治疗可能出现的不良反应，经治医师应做好与患者及其家属的沟通、解释工作。

（2）日常生活注意劳逸结合，生活有规律，戒烟酒。注意定期查视力，血、尿、便常规，肝、肾功能。遵医嘱调整激素用量，切忌随便停药使病情反复。教会患者体位引流的方法。注意预防感冒，注意观察药物不良反应，如遇病情变化及时来医院就诊。

2. 经验指导

（1）糖皮质激素联用免疫抑制药使 WG 的预后大大改善，能诱导和维持长期缓解。难以控制的感染、严重的脏器损害、高龄、不可逆肾功能减退等是预后不良的因素。

（2）韦格纳肉芽肿通过用药，尤其是糖皮质激素加 CYC

联合治疗和严密的随诊，能诱导和维持长期的缓解。近年来，韦格纳肉芽肿的早期诊断和及时治疗，提高了治疗效果。过去，未经治疗的韦格纳肉芽肿平均生存期是 5 个月，82% 的患者 1 年内死亡，90% 以上的患者 2 年内死亡。目前大部分患者在正确治疗下能维持长期缓解。影响预后的主要因素是难以控制的感染和不可逆的肾脏损害，年龄 57 岁以上、血肌酐升高是预后不良因素。此外，ANCA 的类型对治疗的反应和预后似乎无关，但有抗 PR-3 抗体的患者若不治疗有可能病情更活动，进展更迅速，故早期诊断、早期治疗、力争在肾功能损害之前给予积极治疗，可明显改善预后。

第七节　变应性肉芽肿性血管炎

变应性肉芽肿性血管炎（Churg-Srauss 综合征，CSS）是累及中小动脉为主的系统性坏死性血管炎，病变部位有大量的嗜酸性粒细胞浸润和血管外肉芽肿形成及坏死性血管炎。肺变应性血管炎与肉芽肿于 1951 年首先由 Churg 和 Strauss 描述，故又称 Churg-Strauss 综合征。1993 年，Chapel Hill 会议将其定义为伴有哮喘和嗜酸粒细胞增多症，累及呼吸道的、有大量嗜酸粒细胞浸润和血管外肉芽肿形成的，影响到中等大小血管的坏死性血管炎。任何年龄均可起病，平均起病年龄为 40 岁，男性与女性发病无差别。

目前病因尚未明确。CSS 发病可能与免疫异常尤其是过敏有关。可能是一种变态反应性疾病。但迄今尚未找到某一特异性抗原，患者也常无家庭过敏史、过敏试验阳性者很少，很少有寄生虫感染。嗜酸性粒细胞增多是广泛组织损伤的重要原因之一，血清中 IgE 升高是本病特点之一，部分患者缓解期恢复正常，复发时又升高，提示 IgE 与血管炎密切相关。对肉芽肿形成有影响作用的细胞因子 IL-1、IL-6、TNF-α、γ-干扰素可能在 CSS 发病中起着关键作用。其他可能因素包括感染触发、遗传易感性等，均未得到证实。

【诊断】

(一) 症状与体征

1. 哮喘、嗜酸粒细胞增多和血管炎 发病前往往有 8 ~ 10 年的过敏性疾病史，主要为哮喘和过敏性鼻炎。全身多器官均可受累，可有鼻（窦）炎和鼻息肉、皮下结节、紫癜、荨麻疹、多性神经炎或中枢神经受累、腹痛、腹泻、上消化道出血、心包炎、高血压、心力衰竭、肾功能不全等。大多数患者有发热、淋巴腺体肿大，50% 患者出现关节痛，少数患者有可逆性眼球突出和听力下降，症状出现后原先的哮喘症状往往自行缓解。典型的 CSS 病程分为 3 期：过敏性鼻炎和哮喘期、嗜酸粒细胞浸润性疾病期和系统性血管炎期。过敏性鼻炎和哮喘期出现多种过敏性疾病的症状，以呼吸道表现为主，包括变应性鼻炎、鼻息肉病、哮喘和支气管炎。此期待续数年后进展至嗜酸性粒细胞浸润期和血管炎期。血管炎期初起时多伴有全身症状，如全身不适、消瘦、发热、腿部肌肉痉挛性疼痛（尤其是腓肠肌）。由于受累血管广泛分布，此期临床表现复杂，血管炎可急性发作，急剧恶化，威胁生命；血管炎后期也可出现严重的哮喘，还包括系统性血管炎引起的一系列继发性改变，如高血压、慢性心功能不全、周围神经损伤后遗症等；外周血嗜酸性粒细胞增多症 CSS 任何时期均可短暂发作，可反映疾病活动，但也可能与病情无关；嗜酸粒细胞浸润组织通常与外周血嗜酸粒细胞增多有一定关系，但也不完全如此，主要发生在肺、胃肠道和心脏。浸润肺时与 Loffler 综合征类似，浸润胃肠道出现与嗜酸性粒细胞性胃肠炎相似的症状。

2. 呼吸系统表现

（1）变应性鼻炎：常用 CSS 的初始症状，伴有反复发作的鼻炎、鼻窦炎和鼻息肉。主要症状为鼻塞,脓血性分泌物,鼻黏膜活检常见肉芽肿伴嗜酸性粒细胞浸润,但血管炎少见。

(2) 哮喘:是 CSS 的主要表现之一,常无诱因、频繁发作。哮喘发作后多年才进展到血管炎期,哮喘也是血管炎后期的主要症状之一,一般支气管舒张剂效果不佳。

(3) 嗜酸粒细胞性肺炎:一般较短暂,可迅速消失,呈斑片状,边缘不整齐,弥漫性分布,无肺叶或肺段分布特点,也无特定的好发部位。浸润也可呈结节状,但与韦格纳肉芽肿不同,很少形成空洞,如果嗜酸性粒细胞浸润严重,可造成慢性嗜酸性粒细胞性肺炎。

(4) 胸膜受累:可出现胸腔积液。

(5) 肺出血:出现咯血,少见。

3. 血管炎表现

(1) 皮肤血管炎:表现为红斑丘疹样皮疹、紫癜样皮疹、皮下结节及下肢网状青斑等。皮肤血管炎病变可同时表现,也可单独出现,其中皮肤和皮下结节对 CSS 的诊断较有意义,此处活检往往能显示 CSS 典型的组织病理学改变,而其他皮疹活检通常只是白细胞破碎性血管炎。皮疹常见于四肢伸肌和屈肌表面,尤其是肘部伸肌处,其次是指(趾)处。皮疹直径一般在 2~20mm。颜色鲜红至紫红,部分皮疹中央结痂,形成溃疡。皮疹的质地多较硬,有时触痛,尤其是压力增高和中央形成溃疡者。病变极少融合,偶尔可成群分布。皮疹多数消退较快,不留瘢痕,而皮下结节则持续时间较长,2~3个月愈合,残留瘢痕。皮肤病变常是血管炎期的早期表现,此时可尚无重要脏器受累。

(2) 神经系统损害:大多数患者出现神经系统损害,常为血管炎期的早期表现之一,常见病变为多发性单神经炎,对称性多神经病变或不对称多神经病变等。本病较少累及中枢神经系统。最常见的脑神经病变是缺血性视神经炎。脑神经受累少见。脑出血或脑梗死虽不常见，但后果严重，在本病致死原因中排第二位。引起脑出血或脑梗死的原因可能是高血压及颅内血管炎。

(3) 心脏损害：包括嗜酸性粒细胞性心肌炎、心包炎和冠状动脉炎（可导致心肌梗死），若诊断延误，多死于"难治性"心力衰竭。心脏是 CSS 主要靶器官之一，有 50% 死亡者与心脏受累有关。

(4) 消化系统：①嗜酸性粒细胞性胃肠炎，大量嗜酸性粒细胞浸润胃肠道，症状以腹痛、腹泻及消化道出血常见；②穿孔，严重的胃肠道黏膜受损引起；③胃肠梗阻，黏膜下嗜酸性粒细胞浸润严重伴肉芽肿形成，出现结节性肿块，压迫胃肠道引起；④腹水，嗜酸粒细胞侵犯浆膜，引起腹膜炎和腹水，腹水内含大量嗜酸粒细胞，具有特征性。

(5) 眼部：眼受累包括结膜炎、嗜酸粒细胞角膜炎、巩膜炎和色素膜炎。

(6) 关节、肌肉：关节、肌肉症状有游走性关节痛和腓肠肌痉挛性疼痛。

(7) 肾脏损害：出现血尿、蛋白尿、多不严重，部分患者的病情可呈自限性，少数重症者若不及时治疗，也可导致肾功能损害。

(二) 检查

1. 实验室检查

(1) 外周血嗜酸粒细胞增多：是本病的特征，一般占白细胞总数的 10%~50%，嗜酸粒细胞计数在 $1.5 \times 10^9/L$ 以上。外周血嗜酸粒细胞计数还可以作为一个疗程指标，有效的治疗后，随着病情的缓解，外周血嗜酸性粒细胞数量下降或恢复正常，复发时又会升高。

(2) 血清 IgE 水平增高：是本病的另一个临床特征，与疾病活动性相平行。

（3）抗中性粒细胞胞质抗体：67% 的患者抗中性粒细胞胞质抗体阳性，主要是 p-ANCA。

（4）支气管肺泡灌洗液：可见部分患者支气管肺泡灌洗液中嗜酸粒细胞升高。

（5）其他：红细胞沉降率增高，C 反应蛋白增高，血清 α_2 和 γ 球蛋白增高。常有慢性贫血，主要是轻至中度的正细胞正色素性贫血。

2. 病理检查 皮肤、肺、支气管镜、神经、肌肉等活检，其中肺活检最有意义。病变组织显示坏死性和肉芽肿性血管炎，伴有嗜酸粒细胞浸润。

3. 胸部 X 线片 提示非固定性、易变的肺部浸润，可呈片状、结节状或弥漫性肺间质病变。

（三）诊断要点

可采用美国风湿病学会 1990 年的 CSS 分类标准（表 4-2）。

表 4-2　美国风湿病学会 1990 年的变应性肉芽肿血管炎分类标准

哮喘	哮喘史或呼气时广泛的肺部高调啰音
血嗜酸粒细胞增多	外周血白细胞计数中，嗜酸粒细胞占 10% 以上
单发性或多发性神经炎	由系统性血管炎所致的单神经炎、多发性单神经炎或多发性神经炎
非固定性肺内浸润	由系统性血管炎所致的 X 线胸片上迁移性或一过性肺浸润
鼻窦炎	急性或慢性鼻窦疼痛或压痛史或放射学显示鼻窦炎
血管外嗜酸粒细胞浸润	病理显示血管外有嗜酸粒细胞积聚

注：上述 6 项中，符合 4 项及 4 项以上者，可诊断为变应性肉芽肿血管炎，敏感性为 85.0%，特异性为 99.2%

【治疗】

CSS 的预后较差，常死于心力衰竭。大剂量激素可以暂时地缓解症状，延长生命，但 5 年生存率仍只在 50% 左右。因此，应果断加用免疫抑制药，急性重症者，使用甲泼尼龙冲击治疗，以帮助患者度过危险期，并逐渐缓解病情。

1. 糖皮质激素　糖皮质激素是当前 CSS 的首选药物。糖皮质激素的用药方式、剂量和疗程应依据患者具体情况决定，一般为 1mg/kg，4~6 周，减量方法与其他自身免疫病相同，疗程不超过 1 年。停药后应长期随访。

2. 免疫抑制药　首选环磷酰胺，病情较轻或维持治疗阶段可用硫唑嘌呤、甲氨蝶呤、来氟米特或霉酚酸酯等。

3. 其他　包括对症治疗、血浆置换等。哮喘可用 β_2 肾上腺能兴奋剂，但血管炎期禁用。

【病情观察】

观察患者感染情况，早期发现各个系统的损害，早期治疗，及时给予控制感染治疗。

【病历记录】

1. 门急诊病历　记录患者就诊时间及就诊的主要症状。注意记录患者家族中是否有此类病患者。辅助检查记录超声检查、动脉造影检查的结果。

2. 住院病历　应详细记录患者门急诊及外院的诊断经过、所用药物及效果如何。记录患者基本情况、临床表现、实验室指标、影像学表现、治疗方案、入院治疗后的病情变化、治疗效果。

【注意事项】

1. 医患沟通　明确诊断者，应告知患者及其家属本病的特点、治疗方案及预后。告知患者及其家属药物治疗可能出现的不良反应，经治医师应做好与患者及其家属的沟通、解释工作。

2. 经验指导

（1）变应性肉芽肿性血管炎是一类原因不明、主要累及中小动脉的系统性坏死性血管炎。患者常有外周血嗜酸性粒细胞增多，伴有哮喘或变应性鼻炎，主要累及肺、心、肾、皮肤和周围神经。

(2) 在糖皮质激素应用之前，主要死于充血性心力衰竭和心肌梗死，哮喘发作频繁及全身血管炎进展迅速者预后不佳。大剂量糖皮质激素的应用，甚至加用环磷酸胺以来使本病预后明显改善，5 年生存率从 25% 上升 50% 以上。对重症患者可每日静脉注射甲泼尼龙 0.5～1g，连用 3～5 日；之后改为泼尼松每日 40～60mg，口服，8 周左右，酌减其量，维持治疗。若单纯激素治疗效果不佳可加用环磷酸胺或硫唑嘌呤。

第八节 过敏性紫癜

过敏性紫癜（anaphylactoid purpura）是一种主要累及毛细血管和微小动脉的系统性血管炎。由于本病临床以皮肤受累最常见，表现皮下出血点和紫癜，病因有可能与过敏和变态反应有关，因此被命名为过敏性紫癜。本病以儿童及青少年为多见，10 岁以下患儿占 75%，男性多于女性，春秋季发病居多。

过敏性紫癜主要病理变化为无菌性小血管炎，除毛细血管外可累及微动脉及微静脉，血管壁纤维坏死，血管周围浆液性渗出，出现大量炎性细胞，免疫复合物沉积于血管壁。

过敏性紫癜可认为是一种免疫复合物病，IgA 在发病中起重要作用。引起复合物沉积，激活补体，释放过敏素等，损害毛细血管、小动脉，引起广泛的毛细血管，甚至出现坏死性小动脉炎，使血管壁通透性和脆性增高，导致皮下组织、黏膜及内脏器官出血、水肿。急性期患者血清 IgA 显著升高，IgA 之间聚合成高分子量聚合体，沉积在胃肠道及关节等。肾脏病变多为局灶性轻型肾炎，严重者可有肾小球毛细血管灶性坏死或全肾受累。也有学者认为本病属速发型变态反应，大量 IgE 吸附在肥大细胞上，后者释放的生物活性物质引起上述损害。

【诊断】

(一)　症状

多数患者于发病前 1~2 周有上呼吸道感染史及症状，少数可有食物、药物、接触其他可疑过敏原史，可有发热、全身不适等前驱期症状。过敏性紫癜的典型表现主要是皮肤、肾脏、胃肠道和关节表现。下列表现可单独存在，也可并存。先后出现的顺序不一。

1. 皮肤紫癜　是本病最常见的临床表现。典型的皮疹是散在分布的针尖大小到黄豆大小的出血点、紫癜或瘀斑，也可融合成片。多数皮疹略突出于表皮，可以触及，压之不褪色，最多见于下肢及臀部，较少侵犯躯干皮肤。色泽有新旧区别，新发的皮疹较鲜红色，数日内逐渐转为暗红、棕褐，而缓慢消退，消退后可遗留色素沉着；皮疹也呈红斑、出血性丘疹、血疱、荨麻疹等，可伴轻微痒感，严重者可融合成大血疱，中心呈出血性坏死；重者可发生水疱、溃疡及局部坏死、多形性红斑或溃疡；少数患者可伴眼睑、口唇、手、足等局限性血管性水肿；个别患者可伴有荨麻疹及血管神经性水肿，后者多发生于头面部，偶尔口腔黏膜或眼结膜也可出现此癜。

2. 关节炎　关节可有肿痛，程度从轻微疼痛到明显的红、肿、痛及活动障碍，有时局部有压痛。病变多累及膝、踝等大关节，关节腔可以积液，但不化脓，疼痛反复发作，呈游走性，一般在数月内消退，积液吸收后不留畸形。

3. 腹部表现　主要表现为腹痛，多位于脐周围或下腹部，也可遍及全腹，腹痛部位不固定，常呈阵发性绞痛或持续性钝痛，可伴恶心、呕吐、腹泻、便血。由于浆液血性分泌物渗入肠壁,致黏膜下水肿、出血,引起肠道不规则蠕动可致肠套叠。本型症状若发生在皮肤紫癜之前易误诊为急腹症,有医师称为"腹型紫癜"。

4. 肾脏表现 肾炎是过敏性紫癜最常见的并发症,被称为紫癜性肾病。发生率 12% ~65%,多见于儿童,在皮肤紫癜出现 1~8 周后发生,轻重不一,表现为蛋白尿、血尿、管型尿。少数患者尚有少尿、水肿及高血压,一般在数周恢复,也有反复发作,迁延数月者,少数可发展为慢性肾炎和肾病综合征,个别发生尿毒症。

5. 其他系统症状 过敏性紫癜可累及中枢神经系统,表现为癫痫发作、精神错乱、剧烈头痛、偏瘫、昏迷、脑卒中等;心肌损伤报道不少见,可有心肌酶升高、心律失常,甚至发生心力衰竭等。少数可有视神经萎缩,虹膜炎或结膜、视网膜出血。

以上表现可单独存在,也可并存。先后出现的顺序不一。

（二）体征

1. 下肢大关节附近及臀部分批出现对称分布、大小不等的斑丘疹样紫癜,部分患者见于四肢及全身,可伴荨麻疹或水肿、多形性红斑。

2. 部分患者可有腹部压痛、反跳痛。

3. 可见有累及的膝、踝、肘、腕等关节的单个或多个关节肿痛。

4. 青少年患者发病后 1 周左右多见水肿及高血压,少数患者病情迁延,可转为慢性肾炎的表现。

（三）检查

1. 血常规 血红蛋白浓度、白细胞计数、白细胞分类及血小板计数均正常。

2. 尿常规 部分患者可有蛋白尿、血尿和管型尿。

3. 其他检查 出、凝血时间测定正常。毛细血管脆性试验阳性，部分患者有抗链球菌溶血素"O"滴度增高，红细胞沉降率增快。

（四）诊断要点

1. 多数病例在发病前 1~3 周有上呼吸道感染症状。

2. 皮肤紫癜的特点为对称分布，分批出现，以四肢及臀部最多。

3. 血小板计数及出、凝血时间均正常。毛细血管脆性试验阳性。

4. 病理检查见受累的皮肤或组织呈较均一的过敏性血管炎表现。

5. 根据临床特点可分为 5 种主要类型：单纯型（皮肤型）、腹型（可有腹痛、咯血或便血，甚至肠套叠和肠段坏死）、关节型（累及膝、踝、肘、腕等关节的单个或多个关节肿痛）、肾型（水肿、高血压、蛋白尿、血尿和管型尿）、混合型。

（五）鉴别诊断

1. 血小板减少性紫癜　从血常规的血小板计数可以进行鉴别，另外，有经验的医师还可以根据皮疹形态、分布初步鉴别。血管神经性水肿常见于过敏性紫癜，而不见于血小板减少性紫癜。

2. 血友病、白血病、再生障碍性贫血等　通过出、凝血和凝血因子的检查，血常规和骨髓的检查，鉴别多无困难。

3. 细菌感染　脑膜炎双球菌血症、亚急性细菌性心内膜炎及其他败血症均可出现紫癜，有时需要鉴别。这些感染性疾病所致紫癜是由于菌血栓形成，其中心有坏死。患者一般伴有发热等感染性疾病的相应表现，血培养常阳性。

4. 急腹症　少数在皮疹出现以前出现腹型紫癜，往往造成诊断的困难。过敏性紫癜以腹痛为首发表现者多见于年长儿童，有时易误诊阑尾炎、肠套叠或美克尔憩室症等，而行开腹探查找不到腹腔类病灶。因此，对于儿童时期出现急性腹痛者，应注意过敏性紫癜的；必要时对皮肤、肾脏、关节做全面检查。

【治疗】

（一）一般治疗

去除病因，避免服用有可疑致敏性的食物和药物。

（二）药物治疗

1. 轻症患者可用抗组胺药物，如马来酸氯苯那敏（扑尔敏）4mg，每日 1~3 次，口服；苯海拉明 25~50mg，每日 2~3 次，口服。

2. 症状严重伴有明显腹痛或关节痛者，可用糖皮质激素治疗，以减轻血管炎和组织水肿、改善症状，须注意不能防止复发和肾脏损伤。可用泼尼松（强的松）10mg，每日 3~4 次口服，如治疗有效，则须逐渐减量；治疗 5~6 周不显著者，可加用免疫抑制药，如硫唑嘌呤 50mg，每日 2~3 次，口服；环磷酰胺 50mg，每日 2~3 次，口服。

【病情观察】

1. 诊断明确者，门诊随访时观察治疗后紫癜是否消退，有无新的紫癜出现；关节肿痛者，观察病情有无好转；伴有腹痛收住院者，应观察有无呕血、黑便等消化道出血症状及腹膜刺激征；肾型患者的水肿、高血压及尿常规检查有无好转，肾功能是否正常；接受免疫抑制药治疗者应定期检测血常规，及时调整药物剂量。

2. 因腹痛或关节肿痛在紫癜前出现时常误诊为关节炎或急腹症，因此对怀疑本病者，应仔细观察皮肤紫癜的发生情况，避免误诊。

【病历记录】

1. 门急诊病历 记录患者就诊时间及就诊的主要症状，如皮肤紫癜出现的时间、部位及性状；有无腹痛、咯血或便血；有无关节肿痛、水肿等，发病前有无上呼吸道感染症状，有无肠道寄生虫感染、食用异性蛋白质（如鱼、虾、蛋、乳等）、吸入花粉、昆虫叮咬及服用某些药物（如磺胺类、抗生素、水杨酸盐）等诱发因素，询问其与紫癜的关系。体检记录血压状况，有无皮肤瘀点、瘀斑、腹痛、水肿等体征。辅助检查记录血常规、尿常规等检查结果。

2. 住院病历 应详细记录患者门急诊及外院的诊断经过，所用药物及效果如何。首次病程记录应提出相应诊断，对腹型、关节型或肾型患者分别记录与相应疾病的诊断要点、详尽的诊疗计划，病程记录应记录患者住院治疗后的病情变化、治疗效果。

【注意事项】

1. 医患沟通 明确诊断者，应告知患者及其家属本病的特点、治疗方案及预后，帮助其尽可能找出过敏原并加以预防，应强调定期检查尿常规的重要性。诊断一时难以明确或症状不典型者，经治医师应做好与患者及其家属的沟通、解释工作。

2. 经验指导

（1）过敏性紫癜的临床诊断一般不难，依靠病史、典型体征及血小板计数，以及出、凝血时间正常，即可确定诊断。皮肤紫癜的特点为对称分布，分批出现、大小不等。

（2）本病预后良好，大部分患者去除病因后可在短期内自愈。大多数患者仅用抗组胺药物治疗即可，不应滥用糖皮质激素。初诊及治疗过程中应定期检查尿常规，以明确有无肾脏受累并及时处理。

第九节 皮肤血管炎

皮肤血管炎（cutaneous vasculitis）是以血管壁及周围炎症

细胞浸润为特征的疾病，临床上可表现为红斑、丘疹、紫癜、皮下结节、水疱、血疱、坏死、溃疡等多种皮肤损害的疾病。基本病理变化是血管壁有炎症细胞浸润，伴有均一或颗粒状嗜酸性纤维素样沉积和（或）血管壁的变性坏死。皮肤血管炎指供应皮肤营养的小至中等血管的炎性血管炎。白细胞碎裂性血管炎是皮肤血管炎中最常见的一种，也常是系统性血管炎最早的表现体征，但也约有 50% 的皮肤血管炎只局限于皮肤。

皮肤血管炎可由一系列炎症性、自身免疫性或恶性疾病引起，包括淋巴细胞增生性疾病或恶性肿瘤、系统性红斑狼疮、类风湿关节炎、干燥综合征、贝赫切特综合征、炎性肠病等，也可由感染（细菌、病毒、支原体、衣原体等）、药物（非类固醇抗感染药、喹诺酮类抗生素、磺胺、头孢类抗生素、口服避孕药、胰岛素、抗流感疫苗、别嘌呤醇）等引起，还有部分患者无明显诱因。免疫机制在皮肤血管炎的发病中起着非常重要的作用，各型免疫反应均与皮肤血管炎有关。

【诊断】

（一）症状常见的皮肤血管炎分类及特点

1. 白细胞碎裂性血管炎 又称坏死性血管炎，以累及小血管（毛细血管后静脉）为主要特征。坏死性血管炎原因复杂，约 33% 找不到原因。组织病理示血管壁纤维蛋白样变性、核破碎、血管壁及其周围的以中性粒细胞为主的炎症细胞浸润。

皮损特征：可触及的紫癜，下肢尤其小腿、踝和足背多见，风团、溃疡、梗死、结节或青斑也可见，以可触及的紫癜为首发症状的坏死性血管炎占 50% 以上。

2. 药物诱导的白细胞碎裂性血管炎 在所有白细胞碎裂性血管炎中，10%～24% 由药物诱发，常见药物有丙基硫脲嘧啶、苯妥英钠、奎尼丁、磺胺、青霉素、别嘌醇等。

皮损特征：虽然有些药物诱导的血管炎表现为严重的真皮全层脓疱性血管炎，但典型表现为局限于浅层血管丛的轻微改变。

3. 荨麻疹性血管炎 荨麻疹性血管炎是一种免疫复合物介导的血管炎，发病与多种因素有关，包括结缔组织病、血清病、低补体血症、肿瘤、感染（乙型和丙型肝炎病毒，以及 EB 病毒）、药物（碘化钾、非激素类抗感染药）等。

皮损特征：皮疹的重要特征是以风团为主，持续 24 小时以上不消退，消退后常留有暗红色或淡褐色斑，甚至可以有紫癜样损害。患者常有灼热或疼痛感。除皮疹外，部分患者还有关节痛、肌肉软组织疼痛、发热等其他表现。伴有低补体血症性荨麻疹性血管炎（HUV）患者，临床极似系统性红斑狼疮的亚型，实验室检查也与系统性红斑狼疮相似，包括抗核抗体、抗 C19 抗体阳性等。组织病理示真皮中性粒细胞浸润，而嗜酸粒细胞少见，这与补体正常的荨麻疹性血管炎不同。HUV 患者皮损直接免疫荧光（DIF）示基膜带的 1 种或数种荨麻疹性血管炎继发于补体激活，可能是结缔组织病，如红斑狼疮、干燥综合征或潜在恶性疾病的变异型。

4. 持久隆起性红斑 一种少见的良性皮肤血管炎。本病病因未明，可能为细菌感染形成的免疫复合物沉积于血管壁所致。

皮损特征：多发于成年人，也可累及儿童和青年。皮损多发生在肢端和四肢伸面，以融合性斑块为主要特征，多对称分布，黏膜极少侵犯，病程缓慢，可持续数月至数年，皮损可自然消退、遗留色素沉着与萎缩，发生溃疡者，可留有瘢痕。

5. 冷球蛋白血症性血管炎 冷球蛋白是一种遇冷发生沉淀，室温在 37℃ 又发生溶解的免疫球蛋白或免疫球蛋白复合物。冷球蛋白血症性血管炎可以由自身免疫病（系统性红斑狼疮、类风湿关节炎、干燥综合征等)、慢性感染(传染性单核细胞增多症、巨细胞病毒感染、梅毒)及慢性肝病引起,也可以为原因不明的特发性冷球蛋白血症。

皮损特征:表现为肢端,特别是双下肢出现可触及的紫癜,成批出现,持续 3～10 日,在几年内反复发作,愈合后留下色素沉着,寒冷、淋雨、长时间站立或蹲坐可诱发本病,实验室检查血清中可查到冷球蛋白。

6. 变应性皮肤血管炎 变应性皮肤血管炎是一种白细胞碎裂性血管炎,也称为变应性皮肤细动脉炎、变应性脉管炎、过敏性血管炎、结节性坏死性皮炎等。本病好发于青年男女,系多种原因引起的真皮毛细血管及小血管病变,主要累及真皮全层小血管,严重者累及内脏血管。除暴发型及严重内脏损害外,一般预后良好,可于数周内恢复。

皮损特征:主要发生于青年人,起病突然,早期皮疹为绿豆大小紫红色出血性丘疹,其上可有小水疱或血疱,渐发展成结节,中央可有坏死、结痂,形成溃疡,愈合后留有萎缩性瘢痕。皮疹多发,对称分布于双下肢和臀部,也可发生在躯干和上肢。因皮疹反复出现,常多种损害同时存在,自觉疼痛,患者可有发热、关节痛、疲乏、无力等不适。如果伴发关节痛、腹痛、肾损害、中枢神经系统损害等称变应性皮肤-系统血管炎。

7. 结节性红斑 结节性红斑可以发生于任何年龄,大多认为与感染有关,其中链球菌感染、真菌、结核、肠道感染及系统性真菌感染(芽生菌、球孢子和组织孢浆菌)均可引起本病。一些药物,如磺胺药、溴化物、碘化物、避孕药等也可引起结节性红斑。上述因素的致病机制不详,可能为机体对原发病产生的迟发变态反应。

皮损特征:发病前可有咽痛、发热、乏力及肌肉关节痛等前驱症状。皮损突然出现,好发于小腿伸侧,表现为蚕豆大小或更大的皮下结节，多隆起于皮面，压痛明显，数目不定，结节不融合，不破溃，表现初为鲜红色，渐转为暗红色，2～3周消退，不留瘢痕。

8. 急性发热性中性粒细胞皮病 又称 Sweet 综合征。病因尚不明确，多数学者认为感染在发病中起重要作用，发病前大多数患者有上呼吸道感染史。另外，约 10% 的 Sweet 综合征患者可并发血液或实体脏器的恶性肿瘤，因而肿瘤在发病中的作用值得关注。

皮损特征：初为鲜红色丘疹或结节，很快扩大为暗红色肿胀性红斑，1～4 周皮损中央消退成环状或半环状，边缘隆起，其上可有针头大小水疱或脓疱。皮损伴有疼痛或压痛，1～2 个月皮损消退，不留痕迹或有色素沉着，好发于面、颈及四肢。

（二）体征

皮肤血管炎表现多样，临床特征为多型性皮疹，包括红斑、紫癜、丘疹、水疱、风团、网状青斑、结节、坏死、溃疡等，无系统损害。皮肤损害与受累血管的特点是一致的，如真皮浅层静脉的血管炎，临床皮损以出血性斑丘疹为主，而皮下脂肪层较大血管的血管炎，皮损一定表现为结节，深在性斑块或明显坏死和溃疡。

（三）检查

1. 常规检查 白细胞轻度升高、红细胞沉降率升高、C 反应蛋白升高、补体正常或升高。

2. 皮肤活检 皮肤活检可作为确诊依据。常见皮肤血管炎组织病理学特征。

（1）白细胞碎裂性血管炎：血管壁纤维蛋白样变性、核破碎、血管壁及其周围的以中性粒细胞为主的炎症细胞浸润。

（2）药物诱导的白细胞碎裂性血管炎：病理表现与白细胞碎裂性血管炎相似。

（3）荨麻疹性血管炎：病理学表现为间质及血管周围中性粒细胞浸润及核层，轻度血管炎改变。直接免疫荧光显示血管壁上有免疫球蛋白和补体沉积。

（4）持久隆起性红斑：组织学特点是血管外大量中性粒细胞、淋巴细胞伴嗜酸粒细胞、噬脂性组织细胞浸润。早期在血管周围见中性粒细胞浸润，真皮中、上部血管壁有少许纤维蛋白沉积。陈旧皮损表现为真皮血管周围结节性嗜酸性纤维均质样变，毛细血管增生。

（5）冷球蛋白血症性血管炎：显示真皮全层严重的白细胞碎裂性血管炎，累及皮下脂肪的动、静脉，除管腔内和管壁纤维素沉积外，受累血管的管腔内可见嗜酸性球形沉积。慢性损害以单一核细胞为主，有时可见肉芽肿性血管炎。冷球蛋白 PAS 染色呈强阳性。

（6）变应性皮肤血管炎：组织病理特征为白细胞破碎性血管炎，真皮乳头层和网状层毛细血管及小血管内皮细胞肿胀、管腔狭窄、管壁有纤维蛋白样变性或坏死，血管壁及其周围有中性粒细胞为主的浸润，可见核层及红细胞外渗等。

（7）结节性红斑：真皮和皮下组织淋巴细胞及中性粒细胞浸润，小血管内皮增生，管壁纤维素样坏死。

（8）急性发热性嗜中性皮病：真皮乳头水肿，真皮全层弥漫性大量中性粒细胞浸润，伴有不同程度的核破碎。亦可见淋巴细胞、单核细胞或嗜酸粒细胞，小血管壁肿胀，红细胞外渗，但无纤维素样物质的沉积。

（四）诊断要点

皮肤血管炎的诊断至今尚无统一的金标准。分类方法众多，但无一种方法能够囊括所有的皮肤血管炎。诊断各种皮肤血管炎主要依据临床特点和伴发疾病，确诊需组织病理和（或）免疫病理。

【治疗】

各种皮肤血管炎的治疗大同小异，缺乏较强的特异性。

治疗包括单独用药、联合用药及医师熟悉的治疗技术。无系统症状或神经痛的患者，保守治疗就能取得较佳疗效。病情侵袭发展时，治疗应围绕阻止溃疡扩大和防止组织损伤进行，消除致病因素或加剧疾病的因素，如紧张、冷、热、暴露等也至关重要。

（一）一般治疗

急性期卧床休息，患肢抬举，以减轻静脉压力对病变的影响，改善微循环。多饮水、进食高维生素及易消化食物。消除诱因，停用可疑药物，治疗感染，控制原发病。

（二）药物治疗

1. 糖皮质激素　泼尼松（龙）$0.5 \sim 1mg/（kg \cdot d）$，起效后逐渐减量，应用时间不宜过长。

2. 免疫抑制药　单纯皮肤血管炎一般不需使用免疫抑制药，伴有内脏损害者合用环磷酰胺、甲氨蝶呤、硫唑嘌呤、环孢素等，如皮肤血管炎严重，有脓疱、皮肤溃疡、坏死等，也可酌情使用。

3. 羟氯喹　对低补体血症荨麻疹性血管炎有效，一般$0.2g$，每日2次。

4. 抗组胺药　对于过敏因素引起者有一定作用。

5. 秋水仙碱　$0.5mg$，每日$2 \sim 3$次。

6. 其他　对慢性复发性IgG/IgM型白细胞破碎性血管炎、过敏性紫癜、荨麻疹性血管炎和持久性隆起性红斑；用氨苯砜每日$50 \sim 150mg$治疗均有效，但不能防止复发。

（三）其他治疗

1. 血浆置换可试用于重症，一般治疗效果不佳者。

2. 穿弹力袜、抬高患肢可抑制免疫复合物沿下肢扩张的血管进一步沉积。

【病情观察】

1. 观察患者有无皮肤血管炎的临床基本损害：包括稍隆

起的出血性损害，如出血性斑丘疹/丘疹；坏死或糜烂/溃疡性损害；萎缩性损害，如萎缩性瘢痕。

2. 观察患者有无红斑、紫癜、丘疹、水疱、风团、网状青斑、结节、坏死、溃疡等。皮肤血管炎的临床特征为多型性皮疹，皮肤损害与受累血管的特点一致，如真皮浅层静脉的血管炎，临床皮损以出血性斑丘疹为主，而皮下脂肪层较大血管的血管炎，皮损一定表现为结节、深在性斑块或明显坏死和溃疡。

【病历记录】

1. 门急诊病历　记录患者就诊时间及就诊的主要症状。注意记录患者家族中是否有此类病患者。辅助检查记录超声检查、动脉造影检查的结果。

2. 住院病历　应详细记录患者门急诊及外院的诊断经过、所用药物及效果如何。记录患者基本情况、临床表现、实验室指标、影像学表现、治疗方案、住院治疗后的病情变化、治疗效果。

【注意事项】

1. 医患沟通　明确诊断者，应告知患者及其家属本病的特点、治疗方案及预后。告知患者及其家属药物治疗可能出现的不良反应，经治医师应做好与患者及其家属的沟通、解释工作。

2. 经验指导

（1）本病一般预后良好，部分在去除病因后可自限。部分患者随访后出现系统性血管炎，如 Wegerner 肉芽肿及其他自身免疫病，如系统性红斑狼疮等。

（2）个别患者用 TNF-α 拮抗药英利昔单抗（infliximab）治疗白细胞破碎性血管炎的网状青斑及顽固性溃疡、丙球相关性冷球蛋白血症的白细胞破碎性血管炎等有效，但目前尚无足够的病例累积资料。抗黏附分子 CD18 单抗每日 20mg，共 3 周治疗，对有梗死及坏疽危险的白细胞破碎性血管炎有明显疗效，但也因治疗患者数少，有待临床进一步研究。

第十节　血栓闭塞性脉管炎

血栓闭塞性脉管炎（thrombosis angitis obliterance，TAO）是一种节段分布的血管炎症，病变主要累及四肢远端的中、小动静脉。1908 年，Buerger 首先对 11 条截肢肢体的动、静脉进行研究，发现主要病理变化是病变血管的血栓形成和机化，与动脉硬化不同。因此，本病又称 Buerger 病，国内简称脉管炎。

【诊断】

（一）症状

1. 患肢疼痛　是主要症状，由血管炎及供血不足引起，全部患者都有疼痛，而且常为首发症状，起病隐匿，进展缓慢，有时可同时累及两个或两个以上肢体。按其发展过程分为 3 期：第一期（局部缺血期），表现为间歇性跛行。第二期（营养障碍期），表现为缺血症状逐步发展，出现静息痛，夜间尤甚，坐起放低患肢可缓解。第三期（组织坏死期），此时患肢静息痛明显，常整夜无法入睡。

2. 患肢感觉异常　可相继出现下肢发凉、麻木、感觉异常。

3. 血运循环障碍　早期表现皮肤干燥、脱屑、肌肉萎缩，进一步发展为患肢趾端干性坏死，多为足趾；严重者可累及小腿，继发感染后，可变为湿性坏死，严重者出现全身中毒性症状，危及生命。

4. 游走性浅静脉炎　50% 患者可出现患肢游走性浅静脉炎。

（二）体征

1. 一般检查　患肢营养障碍，皮温降低，肤色苍白或出现紫斑，肌肉萎缩，指（趾）甲增厚变形，患肢足背动脉搏动减弱或消失。严重时指（趾）端发黑，甚至溃疡或湿性坏死等。

2. 专科检查

（1）步行试验：用以检查患肢动脉功能代偿情况。方法是令患者赤足按每分钟 120 步疾走，代偿功能正常者如正常人，代偿不全时则不能坚持、肢端苍白、浅静脉瘪陷。代偿功能尚好者上述观象可在 10 秒以内恢复，代偿功能愈差则恢复时间愈长。

（2）Buerger 试验（或称肢体位置试验）：其目的同步行试验，方法是令患者平卧，患肢抬高 45°，3 分钟后观察足趾和足背渐成苍白蜡黄色，有自觉麻木或疼痛；下肢自然垂于床旁，足部逐渐出现潮红或发绀为阳性，提示患肢供血不足。

（3）神经阻滞试验：通过腰麻或硬膜外麻醉，阻滞腰交感神经，若患肢相同部位皮温明显升高，提示肢体远端缺血，主要为动脉痉挛所致，反之则可能已有动脉闭塞。

（三）检查

1. 实验室检查　目前诊断血栓闭塞性脉管炎除了行病理切片观察外，尚缺乏有效的实验室检查手段。临床主要是常规的血、尿常规，以及肝肾功能检查以了解患者全身情况；测定血脂、血糖及凝血指标以明确有无高凝倾向和其他危险因素。此外，还可行风湿免疫系统检查排除其他风湿性疾病可能，如查 RF、CRP、抗核抗体、补体和免疫球蛋白等。

2. 肢体血流图　电阻抗体积描记和光电血流仪显示峰值降低，降支下降速度减慢。前者提示血流量减少，后者说明流出道阻力增加，其改变与病变严重程度成正比。

3. 超声多普勒检查　应用多普勒听诊器，根据动脉管音的强弱，判断动脉血流减少或动脉已闭塞。同时还能做节段动脉压测定，了解病变部位和缺血严重程度。踝肱指数，即踝压（踝部胫前或胫后动脉收缩压）与同侧肱动脉压之比，正常值 >1.0；>0.5、<1，应视为缺血性疾病；<0.5，表示严重缺血。彩色多普勒超声检查可显示动脉的形态、直径和流速等。

4. 磁共振血管成像（MRA） 能在整体上显示患肢动、静脉的病变节段及狭窄程度，但是对四肢末梢血管的显像效果不佳，这一点限制了 MRA 在血栓闭塞性脉管炎患者中的应用。

5. 数字减影血管造影（DSA） 血栓闭塞性脉管炎的 DSA 主要表现为肢体远端动脉的节段性受累，即股、肱动脉以远的中、小动脉，但有时也可同时伴有近端动脉的节段性病变，但单纯的高位血栓闭塞性脉管炎较为罕见。病变的血管一般呈狭窄或闭塞，而受累血管之间的血管壁完全正常，光滑平整，这与动脉硬化闭塞症的动脉扭曲、钙化及虫蚀样改变不同，可资鉴别。此外，DSA 检查还可显示闭塞血管周围有丰富的侧支循环建立，同时也能排除有无动脉栓塞的存在。

（四）诊断要点

1. 疼痛是本病最突出的症状。病变早期表现为患肢（指、趾）疼痛、针刺、烧灼、麻木等异常感觉。随病变发展出现间歇性跛行（血管性间歇性跛行），表现为行走一段路程后，患肢足部或小腿胀痛，休息片刻疼痛即能缓解，行走后疼痛又会出现。重者出现静息痛，即使肢体处于休息状态，疼痛亦不能缓解，此时疼痛剧烈、持续，尤以夜间为甚。患者常屈膝抱足而坐或将患肢下垂以减轻疼痛。

2. 患肢发凉、怕冷，对外界寒冷敏感，随病情发展可出现患肢皮肤温度降低。

3. 患肢缺血常使皮肤颜色呈苍白色，肢体抬高后更加明显，部分患者可出现紫斑、潮红改变。

4. 急性发作时，肢体浅表静脉呈红色条索、结节状，伴有轻度疼痛和压痛。2～3周后，红肿疼痛消退，但往往留有色素沉着。经过一段时间，相同部位或其他部位又可重新出现。

5. 肢体营养障碍表现为患肢皮肤干燥、脱屑、皲裂，汗毛脱落、出汗减少，指（趾）甲增厚、变形、生长缓慢，肌肉萎缩、肢体变细，严重时可出现溃疡、坏疽。

6. 肢体动脉搏动减弱或消失。根据病变累及的动脉不同，可出现受累动脉搏动减弱或消失，常见的是足背动脉。

7. 彩色多普勒超声检查、肢体血流图、动脉造影等可用来协助诊断。

（五）鉴别诊断

1. 动脉硬化闭塞症 本病多见于50岁以上的老年人，患者往往同时伴有高血压、高血脂及其他动脉硬化性心脑血管病史（冠心病、脑梗死等），病变主要累及大、中动脉，如腹主动脉、髂动脉、股动脉等，X线检查可见动脉壁的不规则钙化，血管造影显示有动脉狭窄、闭塞，伴扭曲、成角或虫蚀样改变。

2. 糖尿病性坏疽 应与血栓闭塞性脉管炎晚期出现肢端溃疡或坏疽进行鉴别，糖尿病者往往有相关病史，血糖、尿糖升高，而且多为湿性坏疽。

3. 急性动脉栓塞 患者起病突然，既往多有风湿性心脏病伴心房纤颤史，在短期内可出现远端肢体"5P"症状：苍白、疼痛、无脉、麻木、麻痹。血管造影可显示动脉连续性的突然中断，而未受累的动脉则光滑，平整；同时，心脏超声还可以明确近端栓子的来源。

4. 多发性大动脉炎 多见于青年女性，主要累及主动脉及其分支动脉，包括颈动脉、锁骨下动脉、肾动脉等，表现为动脉的狭窄或闭塞，产生相应的缺血症状。同时在活动期可有红细胞沉降率增快，有其他风湿指标异常，很少出现肢端坏死。

【治疗】

(一) 一般治疗

严禁吸烟，防寒、防潮，保持患肢体清洁。防止外伤及感染。足部不宜过热，以免加重组织缺氧。锻炼可以促进建立侧支循环，缓解症状，保存肢体，主要适用于较早期的患者。主要有两类运动方法：①缓步行走，在预计发生间跛性疼痛之前停步休息，如此每日可进行数次。②Brerger's 运动，即让患者平卧，先抬高患肢45°，1~2 分钟后再下垂 2~3 分钟，再放平 2 分钟，做伸屈或旋转运动 10 次，如此每次重复 5 次，每日数次。

(二) 药物治疗

1. 血管扩张药 用于血栓闭塞性脉管炎存在明显血管痉挛。可使用血管 α 受体阻断药妥拉唑啉，钙离子阻滞药尼卡地平、佩尔地平，地巴唑、盐酸罂粟碱及烟酸等来缓解症状。

2. 抗凝药 理论上对血栓闭塞性脉管炎并无效，但有报道显示，可能减缓病情恶化，为建立足够的侧支循环创造时间。

3. 抗血小板聚集药物 例如阿司匹林、双密达莫和噻氯匹定等，可防止血小板聚集，继发血栓形成。

4. 改善循环的药物 如乙酰可可碱等，可加强红细胞变形能力，促进毛细血管内的气体交换，改善组织氧供。

5. 地诺前列酮（PGE$_1$） 抑制血小板聚集，扩张局部微血管，静脉用药可明显缓解疼痛，促进溃疡愈合。目前在临床上使用较为广泛。

6. 血管内皮生长因子（VEGF） 尚属试验阶段，可局部注射或基因导入。有研究结果表明，有助于侧支循环形成，缓解静息痛，促进溃疡愈合。

7. 镇痛药 用于对症处理，可口服、肌内注射，甚至硬脊膜外置管给药。

（三）手术治疗

1. 腰交感神经节切除术 适用于第一、二期患者，尤其是神经阻滞试验阳性者，切除患肢同侧2、3、4腰交感神经节及神经链，近期内可解除皮肤血管痉挛，缓解疼痛，促进侧支形成，但远期疗效不确切。上肢血栓闭塞性脉管炎可考虑采取胸交感神经节切除。

2. 血管移植术 适用于动脉节段性闭塞，远端存在流出道者，移植物可采用 ePTFE 或自体大隐静脉。可惜有血管条件能做动脉旁路移植者很少。

3. 动静脉转流术即动脉静脉化 大部分血栓闭塞性脉管炎患者患肢末梢动脉闭塞，缺乏流出道，因此希望通过动脉血向静脉逆灌来改善缺血症状。此类手术一般分两期进行，分为高位深组、低位深组及浅组3类术式。实践表明此法有时可缓解静息痛，但并不降低截肢率。

4. 截肢术 对于晚期患者，溃疡无法愈合，坏疽无法以控制，只能截肢或截指。截肢术后可安装义肢，截肢术后创面敞开换药，创面逐渐愈合。

【病情观察】

观察间歇性跛行的距离，患肢的感觉情况，患肢的血运循环情况，是否有肌肉萎缩、干性坏死及手术后要注意观察患肢末端。

【病历记录】

记录病程式的长短及进展情况；记录既往有无吸烟史，患肢是否慢性损伤和感染；记录手术可能的风险，并有患者知情同意签字；记录重要检查结果，并有治疗方案。

【注意事项】

1. 医患沟通

（1）当患者经保守治疗效果不佳难以忍受时，可考虑手术，但因为本病自身的特点导致本病手术的可实施性较小或难度较大；另外，大部分手术方法的远期效果也不理想，所以应根据患者的具体情况选取适当的手术方式，应详细交代拟行手术方案，并将上述情况及术中、术后可能发生的并发症，如术中血管、神经损伤、大出血，术后血栓形成、远期血管闭塞疗效不佳等向患者及其家属仔细阐明，尽可能避免遗漏。征得患者及其家属同意并签名为证。

（2）须行截肢术的患者，除应征得患者及其家属同意外，还应报经医院医务处等部门批准同意并备案。

2. 经验指导

（1）首先对肢体的疼痛应根据其间歇性跛行、夜间痛及坐起放低患肢可缓解等特点，初步判断为动脉缺血性疾病，然后根据患者年龄、性别、吸烟史、发病缓急程度及有无糖尿病、高血压、病窦综合征、心脏病伴心房纤颤等病史与其他缺血性疾病相鉴别，结合 ABI 及彩色多普勒超声多可诊断，必要时行 DSA 检查进一步明确诊断。

（2）病情到了第二、三期，大多较易诊断，但此时已是器质性病变为主，甚至依据坏疽致残，不论手术诊疗或非手术治疗效果均不理想，故应强调早期诊断，这就要求对有间歇性跛行，甚至是单纯下肢疼痛的患者应引起警惕，不要草率处理。

（3）对肢端溃疡、溃烂或坏疽已不可回逆时，方考虑截肢或截趾术，但应以尽量保留肢体长度长于膝关节为原则。

（4）效果与是否戒烟密切相关，病情加重或一度治疗缓解后又复发大多与不遵守戒烟有关。

（6）截肢时应注意不宜使用止血带，当动脉阻塞而小腿上端血供较好者，应尽量保留膝关节。

第五章

痛风 ◀···

痛风（gout）是嘌呤代谢紊乱和（或）尿酸排泄减少所引起的一种晶体性关节病，可表现为急性复发性关节炎、痛风石形成、痛风石性慢性关节炎、尿酸盐肾病、尿酸性尿路结石，严重者可出现关节致残、肾功能不全。上述表现可呈现不同组合，体现了本病的异质性。痛风常与中心性肥胖、高脂血症、高血压、糖尿病及心脑血管病伴发。痛风分为原发性和继发性两大类：原发性痛风有一定的家族遗传性，10%～20%的患者有阳性家族史。除1%左右的原发性痛风由先天性酶缺陷引起外，绝大多数发病原因不明。继发性痛风由其他疾病所致，如肾病、血液病或由于服用某种药物、肿瘤放化疗等多种原因引起。

【诊断】

（一）临床表现

痛风的自然病程可分为4期，即无症状高尿酸血症期、急性期、间歇期和慢性期。

1. 急性痛风性关节炎

（1）发病季节与诱因：四季均可发病，以春秋季最多。关节局部损伤、穿鞋紧、走路多、饱餐、饮酒、过度疲劳、受湿受冷、感染及外科手术等均可诱发急性发作。

（2）起病方式：多数患者发病前无先兆症状或仅有疲乏、

全身不适、关节刺痛等。常于夜间或清晨突然发病，症状一般在数小时内发展至高峰。

（3）关节表现：关节疼痛是急性痛风性关节炎的主要临床表现。受累关节及周围软组织呈暗红色，明显肿胀，局部发热，疼痛剧烈难忍，甚至不能忍受被单覆盖和周围震动。初次发病时绝大多数仅侵犯单个关节，其中以第一跖趾关节最为常见；其次为跗跖、踝、指、腕、肘及膝关节；肩、髋、脊柱、颞颌等关节少见，偶可同时发生多关节炎。

（4）持续时间：痛风发作持续数日至数周后可自行缓解，仅炎症皮肤区色泽变暗及关节不适。以后进入无任何症状的间歇期，历时数月、数年至10余年后复发，多数患者1年内复发，愈发愈频，受累的关节亦越来越多。另有少数初次发作后无间歇期，呈慢性关节炎表现。

（5）全身表现：可伴有体温升高、头痛等症状，可出现白细胞计数增多、红细胞沉降率增快、C反应蛋白升高等。

2. 间歇期 急性关节炎发作缓解后，一般无明显后遗症，有时仅有发作部位皮肤色素加深，呈暗红色或紫红色，脱屑、发痒，称为无症状间歇期。多数患者在初次发作后出现1~2年的间歇期，但间歇期长短差异很大，随着病情的进展，间歇期逐渐缩短。如果不进行防治，每年发作次数增多、症状持续时间延长，以致不能完全缓解，受累关节增多，少数患者可有骶髂、胸锁或颈椎等部位受累，甚至累及关节周围滑囊、肌腱、腱鞘等，症状逐渐趋不典型。

3. 慢性期 尿酸盐反复沉积使局部组织发生慢性异物样反应，沉积物周围被单核细胞、上皮细胞、巨噬细胞包绕，纤维组织增生成结节，称痛风石。痛风石多在起病10年后出现，是病程进入慢性期的标志，可见于关节内、关节周围、皮下组织及内脏器官等。典型部位在耳郭，也常见于足趾、手指、腕、踝、肘等关节周围，隆起于皮下，外观为芝麻大小到鸡蛋大小的黄白色赘生物，表面菲薄，破溃后排出白色粉末状或糊状物，经久不愈，但较少继发感染。当痛风石发生于关节内，可造成关节软骨及骨质侵蚀破坏、增生、关节周围组织纤维化，出现持续关节肿痛、强直、畸形，甚至骨折，称为痛风石性慢性关节炎。

4. 肾脏病变 临床上长期痛风患者约33%有肾脏损害，表现为3种形式。

（1）尿酸盐肾病：早期有轻度单侧或双侧腰痛，40%～50%出现轻度水肿和中度血压升高，波动在135～150mmHg。尿呈酸性，可有间歇或持续蛋白尿。几乎均有肾小管浓缩功能下降、夜尿多、尿比重偏低。5～10年后肾病变加重，晚期肾小球功能受损，肌酐清除率下降，尿素氮升高，尿酸清除率分数降低，进而发展为尿毒症。17%～25%的痛风患者死于肾衰竭。

（2）尿酸性肾结石：患者尿液常呈酸性，因而尿酸溶解度减低容易形成结石，可出现于痛风急性发作之前。男性比女性多见，多发生在青壮年，左右侧发病相似。较小的结石可随尿液排出，常没有感觉，尿沉渣中可见细小褐色沙砾，似鱼仔；较大的结石可梗阻输尿管而引起肾绞痛及血尿，亦可因尿流不畅继发感染引起肾盂肾炎。巨大结石还可造成肾盂肾盏变形、肾盂积水。单纯尿酸结石X线片上不显影，当尿酸钠并有钙盐时，X线片方可见结石阴影。

（3）急性梗阻性肾病：急性梗阻性肾病见于血尿酸和尿尿酸明显升高时，由大量尿酸盐结晶广泛性梗阻肾小管所致；由于白血病、淋巴瘤及恶性肿瘤化疗、放疗后，大量细胞坏死，尿酸突然增加造成。患者常表现为肾绞痛、血尿、白细胞尿。早期尿增加，尿中有多形尿酸盐结晶，尿酸清除率与肌酐清除率比值常低于5%，血尿酸与肌酐明显升高。

（二）检查

1. 血尿酸测定 检测方法不同则结果有别，其中以尿酸氧化酶法较特异。血尿酸过高的界限，从不同的角度考虑曾提出不同的定义，即绝对性和相对性的高尿酸血症。当血尿酸浓度超过可溶性的上限时，即定义为绝对性的高尿酸血症。在37℃时，血尿酸饱和值为7mg/dl，超过这个饱和点就会有单钠尿酸盐针状结晶析出沉积于组织。因此，临床上常采用此标准。一般流行病学研究以正常人血尿酸平均值加上两个标准差为上限，认为男性血尿酸值超过7mg/dl以上，女性超过6mg/dl以上，称为相对性高尿酸血症。国外男性血尿酸水平为2.2~7.5mg/dl，女性2.1~6.6mg/dl；国内男性为（4.4±1.0）mg/dl，女性（3.4±0.9）mg/dl。未经治疗的痛风患者血尿酸水平大多数升高，继发者较原发痛风升高明显。原发者波动是由于急性发作时肾上腺皮质激素分泌过多促进尿酸排泄，饮水、利尿和药物等因素的影响亦可使尿酸正常，因此必须反复检查，以免漏诊。

2. 尿液尿酸测定 正常24小时尿尿酸水平在低嘌呤饮食5日后为600mg以下；普通膳食24小时尿的尿酸为800~1000mg。超过上述水平为尿酸生成增多。判断尿酸生成过多的方法：①尿酸清除率每分钟>12ml。准确收集60分钟尿，留尿时查血尿酸，计算每分钟尿酸排泄量与血清尿酸的比值，正常在每分钟6.6~12.6ml。②尿酸清除率与肌酐清除率比值>10%为生成过多型。③简便的方法是测定随意尿中的尿酸/肌酐比值，>10%为生成过多。

3. 滑液、组织镜检 在常规显微镜及偏振光显微镜下观察滑液、滑膜及结节组织，可见在白细胞内或游离于细胞间隙的尿酸结晶，长2~20μm，呈针状或杆状，有强负性双折光现象。发现尿酸结晶是痛风特异的诊断依据。急性痛风关节炎滑液中主要为中性分叶核细胞，为（1~7）×10^9/L（1000~7000/mm^3）。

4. 其他实验室检查 尿酸盐肾病可有尿蛋白，浓缩功能不良，尿比重在 1.008 以下。合并泌尿系感染时尿中可有红、白细胞。最终出现氮质血症、尿毒症、血肌酐和尿素氮升高等表现。伴发心血管疾病者有高血压、高脂血症及心电图异常等。

5. X 线检查　早期急性关节炎仅有软组织肿胀。反复发作后，有关节软骨缘破坏，关节面不规则，继之关节间隙狭窄，软骨下骨内及骨髓内均可见痛风石沉积，以致骨质呈虫蚀样、穿凿样缺损、大小不等，边缘锐利呈半圆形或弧形鞘突，也可有增生钙化，严重者骨折。X 线肾盂造影及超声可显示尿路的纯尿酸结石、肾盂积水。当结石外包绕草酸钙时，X 线平片可见阳性结石。

（三）诊断要点

1. 急性痛风性关节炎　急性痛风性关节炎是痛风的主要临床表现，常为首发症状。目前多采用 1977 年美国风湿病学会（ACR）的分类标准（表 5-1）或 1985 年 Holmes 标准（表 5-2）进行诊断。同时本病应与风湿热、丹毒、蜂窝织炎、化脓性关节炎、创伤性关节炎、假性痛风等相鉴别。

表 5-1　1977 年美国风湿病学会（ACR）急性痛风关节炎分类标准

1. 关节液中有特异性尿酸盐结晶
2. 用化学方法或偏振光显微镜证实痛风石中含尿酸盐结晶或以下 12 项（临床、实验室、X 线片表现）中 6 项
　（1）急性关节炎发作 >1 次
　（2）炎性反应在 1 日内达高峰
　（3）单关节炎发作
　（4）可见关节发红
　（5）第一跖趾关节疼痛或肿胀
　（6）单侧第一跖趾关节受累
　（7）单侧跗骨关节受累
　（8）可疑痛风石
　（9）高尿酸血症

（10）不对称关节内肿胀（X线片证实）

（11）无骨侵蚀的骨皮质下囊肿（X线片证实）

（12）关节炎发作时关节液微生物培养阴性

表5-2　1985年Holmes急性痛风性关节炎标准

具备下列1项者

1. 滑液中的白细胞有吞噬尿酸盐结晶的现象
2. 关节腔积液穿刺或结节活检有大量尿酸盐结晶
3. 有反复发作的急性单关节炎和无症状间歇期、高尿酸血症及对秋水仙碱治疗有特效者

2. 间歇期痛风　此期为反复急性发作之间的缓解状态，通常无任何不适或仅有轻微的关节症状。因此，此期诊断必须依赖过去的急性痛风关节炎发作的病史及高尿酸血症。

3. 慢性期痛风　慢性期痛风为病程迁延多年，持续高浓度的血尿酸未获满意控制的后果，痛风石形成或关节症状持续不能缓解是此期的临床特点。结合X线片或结节活检查找尿酸盐结晶，不难诊断，此期应与类风湿关节炎、银屑病关节炎、骨肿瘤等相鉴别。

4. 肾脏病变　尿酸盐肾病患者最初表现为夜尿增加，继之尿比重降低，出现血尿，轻、中度蛋白尿，甚至肾功能不全。此时，应与肾病引起的继发性痛风相鉴别。尿酸性尿路结石则以肾绞痛和血尿为主要临床表现，X线片大多不显影，而超声检查则可发现。对于肿瘤广泛播散或接受放化疗的患者突发急性肾衰，应考虑急性尿酸性肾病，其特点是血尿酸急骤升高。

（四）鉴别诊断

1. 其他关节病变　根据典型的临床表现，急性痛风关节炎不难做出诊断。单侧跖趾关节反复发作，血尿酸升高及秋水仙碱治疗有显效者首先应考虑痛风，但病变累及踝、膝关节时，往往被忽略。急性痛风关节炎应与风湿热、丹毒、蜂

窝织炎、创伤及化脓性关节炎、假性痛风等相鉴别。慢性期痛风应与类风湿关节炎、银屑病关节炎、骨肿瘤等相鉴别。

2. 肾结石 反复发作的肾结石要与原发性甲状旁腺功能亢进所致多发性结石鉴别。后者有持续性骨痛、病理性骨折、手足抽搐、放射性核素骨扫描示全身骨代谢异常，甲状旁腺激素水平明显升高，可与痛风鉴别。

3. 继发性高尿酸血症

(1) 核酸分解增加的疾病：包括白血病、淋巴增生性疾病、急性或慢性溶血、骨髓瘤、恶性肿瘤及因化疗或放疗造成的大量细胞坏死。

(2) 尿酸排泄障碍：应鉴别是原发性还是继发于肾病变引起的高尿酸血症。前者以尿酸清除率降低为主，而肾小球疾病者主要为肌酐清除率降低。急性高尿酸血症引发急性肾衰竭时尿的尿酸与尿肌酐比值 >1.0，其他原因引起肾衰竭时尿的尿酸与尿肌酐比值 <0.5。

(3) 药物所致的高尿酸血症：药物，如噻嗪类等利尿药物、小剂量阿司匹林、抗结核药、β受体阻滞药等，可使尿酸排泄减少导致高尿酸血症。

【治疗】

原发性痛风缺乏病因治疗，因此不能根治。治疗痛风的目的：①迅速控制痛风关节炎的急性发作；②预防急性关节炎复发；③纠正高尿酸血症，以预防尿酸盐沉积造成的关节破坏及肾脏损害；④手术剔除痛风石，对毁损关节进行矫形手术，以提高生命质量。

(一) 一般治疗

1. 饮食控制 应采取低热能膳食，保持理想体重。避免高嘌呤饮食，含嘌呤较多的食物主要包括动物内脏、沙丁鱼、蛤、蚝等海味及浓肉汤，其次为鱼虾类、肉类、豌豆等，而各种谷类制品、水果、蔬菜、牛奶、奶制品等含嘌呤最少。

严格戒饮各种酒类，饮水应在每日 2000ml 以上。

2. 避免诱因 避免暴食、酗酒、受凉受潮、过度疲劳、精神紧张，穿鞋要舒适，防止关节损伤，慎用影响尿酸排泄的药物，如某些利尿药、小剂量阿司匹林等。

3. 防止伴发病 须同时治疗伴发的高脂血症、糖尿病、高血压、冠心病、脑血管病等。

（二）急性痛风性关节炎的治疗

患者应卧床休息，抬高患肢，至疼痛缓解72小时后方可恢复活动。尽早治疗，使症状迅速缓解，防止迁延不愈。治疗药物主要有以下几种。

1. 秋水仙碱 其作用主要是干扰吞噬尿酸盐的中性粒细胞和滑膜细胞的趋化性，以停止或减少化学因子的分泌，终止急性发作或防止发作。在急性发作的早期用药效果较好，延误治疗常可造成病情迁延。用药剂量：开始每小时 0.5mg 或每 2 小时 1.0mg，至出现恶心、腹部不适等胃肠症状或出现镇痛效果时停药，一般每日 4.0～6.0mg。为减少胃肠反应，将秋水仙碱注射剂 1.0～2.0mg 溶于生理盐水 20ml 中，于 5～10 分钟缓慢静脉注射，注意药液切勿外漏；6～8 小时后依病情可再静脉注射，一般 24 小时极量为 4mg。口服后 48 小时，静脉注射 12 小时即可镇痛。由于效果较好而特异，因此亦用于诊断性治疗。但因治疗剂量与中毒剂量接近，有较明显的胃肠道刺激、白细胞计数降低及脱发等不良作用，应注意控制剂量。有肾功能降低者秋水仙碱排泄减少，宜减少用量。

2. 非甾体抗感染药（NSAIDs） 由于秋水仙碱的毒性反应较大，所以常选用这类药物。其消除红肿热痛及改善肌肉关节功能的作用不亚于秋水仙碱。

NSAIDs 的作用机制：当细胞膜受到尿酸盐结晶刺激后释放出花生四烯酸经环氧化酶和醋氧化酶两条途径氧化成不同

的代谢产物，是致炎的重要因素。NSAIDs 可抑制花生四烯酸代谢产物前列腺素形成，具有抗感染镇痛作用。其中以选择性抑制环氧化酶-2（COX-2）的药物胃肠道反应较少，如塞来昔布等。传统的 NSAIDs，如吲哚美辛、阿司匹林、吡罗昔康的胃肠反应则较大。

3. 糖皮质激素 通常用于秋水仙碱和 NSAIDs 无效或不能耐受者。促肾上腺皮质激素（ACTH）25U 静脉滴注或 40～80U 肌内注射，必要时可重复；口服泼尼松每日 20～30mg，3～4 日后逐渐减量停服。但是，ACTH 或泼尼松不宜长期使用，以防发生不良反应。

（三）间歇期和慢性期的治疗

治疗目的主要是为了防止急性发作，降低血尿酸，减少痛风石的形成及预防肾功能损害。

1. 预防急性发作 当有急性发作趋势或开始服用降尿酸药物时，给予秋水仙碱，每日 0.5～2.0mg。也可用 NSAIDs 预防。

2. 应用降低血尿酸药物的指征 经饮食控制后，血尿酸水平仍为 7～8mg/dl；每年发作在 2 次以上者；有痛风石和肾功能损害者，要维持用药使血清尿酸水平在 5.0～5.5mg/dl。

3. 降低血尿酸药物的选择 在肾功能正常或有轻度损害及 24 小时尿尿酸排泄量在 600mg 以下时，可使用促进尿酸排泄的药物；有尿酸生成增加，特别在中等以下肾功能障碍，24小时尿尿酸明显升高时，应该使用抑制尿酸生成的别嘌呤醇；在血尿酸明显升高及痛风石大量沉积的患者，可合用上述两种药物，以减少渐进性痛风并发症。降尿酸药物应从小剂量开始，以避免血尿酸急骤波动引起急性发作。

4. 促进尿酸排泄药 主要是通过抑制近曲小管对尿酸的重吸收，促使尿酸排出。①丙磺舒：开始剂量 0.25g，每日 2次，2 周后增至 0.5g，每日 3 次，每日最大剂量 2.0g 以下，约5%的患者有皮疹、发热、胃肠刺激感、肾绞痛及诱发急性发作等不良作用。②磺吡酮：是保泰松的衍生物，排尿酸作用较丙磺舒强。开始剂量50mg，每日2次，渐增至100mg，每日3次，最大剂量每日为600mg。与丙磺舒合用有协同作用。该药物较丙磺舒不良反应小，少数患者会有胃肠道刺激症状，溃疡病者慎用。个别有皮疹、药物热的报道。③苯溴马隆：较丙磺舒、磺砒酮有更强的促尿酸排泄作用。开始剂量每日25mg，每日1次，逐渐达100mg。毒性反应较小，对肝肾功能无影响，可有胃肠道反应，极少数有皮疹、发热、肾绞痛及转移性急性痛风发作。苯溴马隆从肾脏排出，肾功能障碍时要减少剂量。

5. 抑制尿酸生成的药物 别嘌呤醇其结构类似次黄嘌呤，有较强的抑制黄嘌呤氧化酶的作用，从而阻断次黄嘌呤向黄嘌呤及尿酸的转化，使血中其他的核苷酸消耗了5-磷酸核糖-1-焦磷酸合成酶，使次黄嘌呤核苷酸合成减少。因而可迅速降低血尿酸水平，抑制痛风石和肾结石形成，促进痛风石溶解。剂量每次100mg，每日2~3次，最大剂量600mg。其不良反应有过敏性皮疹、药热、胃肠反应，如腹痛、腹泻及消化道出血、白细胞及血小板减少、肝功能损害等。因此，用药过程中应定期复查血象及肝功能。溃疡病者慎用。

（四）肾脏病变的治疗

除积极控制血尿酸水平外，碱化尿液，使尿 pH 维持在6.5左右，同时多饮、多尿，十分重要。对于痛风性肾病，在使用利尿药时应避免使用影响尿酸排泄的噻嗪类利尿药、呋塞米、依他尼酸等，可选择螺内酯等。碳酸酐酶抑制药乙酰唑胺兼有利尿和碱化尿液的作用，亦可选用。其他治疗同各种原因引起的慢性肾损害。

（五）无症状高尿酸血症的治疗

一般认为，血尿酸水平在8~9mg/dl以下时，不需药物治疗。但应保持理想体重,忌高嘌呤、高热量饮食,忌饮酒,勿过度劳累及受湿冷,避免创伤及精神紧张等诱发因素。但以下情况应使用降低尿酸的药物:①血尿酸高于 9.0mg/dl 时;②高尿酸血症并发高血压、冠心病、肥胖症、尿路感染、肾衰竭等并发症或伴发病者,除病因治疗外,须服降尿酸药物;③继发性痛风患者除治疗原发病外,以别嘌呤醇为首选药,其治疗原则与原发性痛风相同。

(六)手术治疗

对于巨大痛风结石,形成溃疡、瘘管者,应手术治疗,以改善肢体功能。

【病情观察】

观察服药或补液等治疗后患者症状(主要是疼痛)是否缓解,并定期复查血尿酸及肾功能,以评估治疗疗效,如继发肾功能损害者,应观察治疗后临床表现是否改善,肾功能有无恢复。主要观察治疗药物本身的毒副反应,以便及时处理。

【病历记录】

1. 门急诊病历 记录患者就诊的主要症状,如关节痛的特点,有无规律性,有无发热、乏力等伴随症状,有无酗酒、高嘌呤饮食史等。以往有无类似发作史,如有,记录其诊疗经过。体检记录关节肿痛部位,有无痛风石形成,有无关节畸形等。辅助检查并记录血尿酸、血白细胞、红细胞沉降率等检查结果。

2. 住院病历 记录患者门急诊或外院的诊疗经过。记录本病与类风湿关节炎、强直性脊柱炎等疾病的鉴别诊断要点。记录患者住院治疗后的病情变化、治疗效果,记录血尿酸、关节 X 线片、血常规、红细胞沉降率等检查结果。

【注意事项】

1. 医患沟通 医师应告知患者及其家属有关痛风性关节

炎的临床特点、治疗药物、疗程，以及需低嘌呤饮食、忌暴饮暴食和酗酒，休息、多饮水等注意事项。应告知患者及其家属，痛风性关节炎患者急性关节炎期治疗 1 周后应及时复查血尿酸，间歇期、慢性关节炎期亦应定期复查血尿酸，以调整治疗药物及剂量。有关治疗药物的调整或需手术治疗的，均须征得患者及其家属的同意。

2. 经验指导

（1）明确诊断的，在急性关节炎期，可给予非类固醇抗感染药或秋水仙碱治疗，对间歇期、慢性关节炎期的患者，则给予抑制尿酸生成药和（或）促排尿酸药物的维持治疗。治疗中，应注意观察临床症状是否控制，有无药物治疗本身的不良反应，以便及时调整治疗无效或病情加重者，应注意反复检查血尿酸变化，做类风湿因子、抗"O"等检查以排除类风湿关节炎、风湿性关节炎等疾病。若治疗后关节肿痛缓解，血尿酸正常，则可逐步停用非类固醇抗感染药、秋水仙碱，而以抑制尿酸生成药和（或）促排尿酸药做维持治疗。

（2）本病多以突发性关节炎肿痛为首发症状，为非对称性关节痛，以夜间发病为多，最常发于第一跖趾关节，疼痛剧烈，局部红肿、发热，不能触碰。发病前患者往往有暴饮、暴食或酗酒史。

（3）本病的诊断一般依据临床关节疼痛特点、血尿酸升高等特点，如患者关节痛不发生于特征性的第一跖趾关节，而出现在足背、踝、膝等关节，同时血尿酸升高、对秋水仙碱治疗有特效者，也可明确诊断。若患者急性关节疼痛症状典型，但血尿酸水平不升高，需反复多次检查。同时检查类风湿因子、抗链"O"等以排除其他关节炎，避免误诊或漏诊。

（4）痛风性关节炎的治疗一般是根据患者的病情变化，分为急性关节炎期、间歇期及慢性关节炎期而选择治疗方案。

急性关节炎期治疗以秋水仙碱为主，往往有特效，但 24 小时总量不超过 6mg，注意治疗药物的不良反应；关节肿痛明显者，可合用非类固醇抗感染药治疗，以减少秋水仙碱的剂量。间歇期及慢性关节炎期的治疗给予抑制尿酸生成药、促排尿酸药、治疗期间应定期复查血尿酸，以调整用药量。同时应碱化尿液、多饮水，防止形成水酸盐结晶。

第六章

自身免疫性肝炎 ◆••

自身免疫性肝炎（autoimmune hepatitis，AIH）是一类以自身免疫反应为基础，以高丙种球蛋白和血清多种自身抗体阳性为特征的肝脏炎性疾病。其典型的病理组织学特征为肝脏界面炎，汇管区显示大量单核细胞浸润，向周围肝实质侵入。

【诊断】

（一）临床表现

AIH 可见于任何年龄，多见于 40 岁左右女性，男女之比为 1:4。绝大多数患者表现为以转氨酶和球蛋白升高为主，约 40% 的患者以急性肝炎起病，急性肝衰竭者少见，偶有以暴发性肝衰竭为主要表现者。患者主要表现乏力、食欲减退、程度不等的黄疸。约 25% 的患者有上腹不适、发热。肝大常见，约 50% 表现为脾大。后期可以发展为肝硬化，出现肝功能失代偿的各种表现。

本病可有多种自身免疫性疾病的表现（如关节炎和关节病），因此也称之为"狼疮性肝炎"。如有肝外表现，提示疾病处于活动期。肝外表现多为关节炎、关节周围肿痛。此外还可合并皮肤白斑病、自身免疫性甲状腺炎、甲状腺功能亢进、1 型糖尿病等。少数患者还可合并混合性结缔组织病、扁平苔藓、溃疡性结肠炎等。

(二) 临床分型

根据血清中常见的自身抗体的种类，通常将 AIH 分为 4 个亚型。

1. Ⅰ型 以血清抗核抗体（ANA）和抗平滑肌抗体（SMA）阳性为特征，部分患者有抗肌动蛋白抗体。此型患者临床最常见，约占全部 AIH 的 80%，其中 70% 为 40 岁左右的女性。对免疫抑制药治疗反应较好，仅 25% 发展为肝硬化。17% 合并自身免疫性甲状腺炎、Grave 病、类风湿关节炎及溃疡性结肠炎等肝外自身免疫病。

2. Ⅱ型 血清抗肝肾微粒体（LKM）Ⅰ型抗体（anti-LKM-1）是Ⅱ型自身免疫性肝炎的特异性抗体，LKM 抗体的靶抗原为人类细胞色素 P450 2D6，迄今为止，只有这一型 AIH 的自身靶抗原是明确的。细胞色素 P450 2D6 成分为药物代谢酶，体外试验发现抗细胞色素 P450 2D6 抗体作用于酶活性中心，抑制细胞色素 P450 2D6 功能，但不能穿过完整的肝细胞膜作用于细胞内的细胞色素 P450 2D6。抗肝胞质Ⅰ型抗体（anti-LC-1）是本型 AIH 的另一特征性抗体。Ⅱ型 AIH 发病年龄低，常见于儿童，可以呈进行性，重症肝炎及肝硬化发生率较高，免疫抑制药治疗缓解率较低且易复发。

3. Ⅲ型 血清抗可溶性肝抗原抗体（anti-SLA）及抗肝膜抗体（anti-LP）阳性被认为是Ⅲ型 AIH 的标志。研究认为两者为同一抗原，是相对分子质量为 50kD 的细胞溶质分子。虽然抗 SLA/LP 抗体的确切功能和作用还不清楚，但已发现它参与了 AIH 的发病过程，并与疾病严重程度相关。患者的临床表现及对激素的治疗反应均与Ⅰ型 AIH 有类似之处，也主要见于女性患者。

4. Ⅳ型 约 13% 的 AIH 患者血清中缺少典型的自身抗体，但患者有 AIH 的表现及 HLA 抗原表达特征，高 γ-球蛋白血症，此外还有与自身抗体阳性患者类同的组织学改变，对糖皮质激素治疗反应较好。

（三）检查

AIH 的实验室检查除了血清转氨酶升高和高 γ-球蛋白血症之外，最主要的特点是血清内存在多种自身抗体，除了上面三种分型标志中包含的 ANA、抗 SMA、抗 LKM-1、抗 LC-1、抗 SL、抗 LP 抗体，近年来报道的还有抗去唾液酸糖蛋白受体（ASGP-R）抗体、抗谷胱甘肽硫转移酶（抗 GSTA1-1）抗体、抗中性粒细胞胞浆抗体（ANCA）。

（四）诊断及诊断标准

很多 AIH 被诊断为病毒性肝炎，而且因为部分 AIH 患者常以关节炎等自身免疫性疾病的表现为首发症状，易导致漏诊或误诊，特别是急性起病时，更易误诊。一般参考 2002 年美国肝脏病学会发表的诊疗指南作为诊断依据，要点如下。

1. 首先除外遗传代谢性疾病、活动性病毒感染（无甲、乙、丙型肝炎病毒感染的血清标记物）、酒精性或中毒性肝病（每日饮酒量 <25g，近期未应用肝毒性药物）。

2. 血清转氨酶（AST、ALT）高于正常值上限 5 倍。

3. 血清 γ-球蛋白或 IgG 高于正常值上限 1.5 倍。

4. 血清中自身抗体阳性，如 ANA、抗 SMA、抗 LKM-1、抗 LC-1、抗 SLA、抗 LP 抗体阳性等。

5. 肝脏病理学改变　界面性肝炎，且无胆管损坏、肉芽肿或无铁铜沉着，无提示其他疾病的病变等存在。

实际临床工作中，根据患者的临床、实验室表现及肝病理学特点，在除外病毒性、酒精性、药物性等所致的肝损伤，一般可以做出 AIH 的诊断。

（五）鉴别诊断

本病需与病毒性肝炎、PBC、PSC、系统性红斑狼疮、肝豆状核变性（Wilson 病）鉴别。血清自身抗体检测是主要的鉴别依据。AIH 与慢性丙型肝炎的鉴别尤为重要，一方面因为涉及不同治疗方案的选择，另一方面因为 HCV 感染常激发机体出现自身免疫现象，有时也能促发潜在的自身免疫病。慢性丙型肝炎患者血清中可以存在多种自身抗体，如 ANA 和抗 SMA，但 ANA 及抗 SMA 一般不同时出现在同一个体，且抗体效价多在 1:(40~80)，明显低于 AIH。除 ANA 及抗 SMA 外，丙型肝炎血清中还可以检测到抗 LKM-1 及抗 GOR47 抗体（抗GOR）。抗 GOR 及 HCV RNA 的检测是鉴别 HCV（丙型肝炎病毒）感染伴自身免疫现象及 AIH 的最好的方法。极少数由HCV 感染促发的 AIH 患者也可表现为 HCV RNA 及抗 GOR 阳性，但血清中同时应检测到特征性抗体抗 ASGP-R。

【治疗】

（一）免疫抑制药

1. 糖皮质激素 尽管新的免疫抑制药不断出现，但糖皮质激素仍是治疗 AIH 的首选药物。对于血清转氨酶明显升高或肝组织有中度以上炎症坏死，组织学显示有桥接坏死或多小叶坏死者，应给予积极治疗。一般常用泼尼松或泼尼松龙，开始剂量为 0.5mg/（kg·d），病情持续改善后，逐渐减至维持量，每日 5~10mg，维持至病情缓解。

2002 年美国肝脏病学会推荐的治疗方案：包括单独大剂量糖皮质激素和小剂量糖皮质激素联合硫唑嘌呤。

（1）泼尼松：泼尼松第 1 周每日 60mg，第 2 周每日40mg，第 3、4 周每日 30mg，第 5 周以后每日 20mg 维持至治疗终点；应根据病情调整减量速度。

（2）联合用药：即泼尼松和硫唑嘌呤联合疗法，将泼尼松剂量减半，同时每日服硫唑嘌呤 50mg。泼尼松每日 30mg，持续 2 周；每日 20mg，持续 1 周；每日 15mg，持续 2 周；每日10mg 至治疗终点。硫唑嘌呤每日 50mg 至治疗终点。单用泼尼松适用于患儿和有白细胞计数减少、恶病质、妊娠、准备妊娠的年轻女性及硫唑嘌呤不能耐受者。肥胖、糖尿病、不稳定性高血压等患者，可考虑使用泼尼松和硫唑嘌呤联合治疗。

布地奈德近来逐渐用于临床，属于第二代糖皮质激素药物（比泼尼松龙强 15 倍），可以降低 AIH 患者的 ALT 水平至正常。

2. 硫唑嘌呤　单独应用硫唑嘌呤治疗 AIH 效果不佳，但与糖皮质激素联合应用则治疗缓解率达 83%。开始时采用泼尼松每日 30mg，硫唑嘌呤 1mg/（kg·d），病情缓解后减至维持量。对治疗失败者可加大硫唑嘌呤剂量至 2.5mg/（kg·d），至少 1 个月，病情缓解后每个月减少 50mg 直至一般维持量。硫唑嘌呤的主要不良反应是骨髓抑制，其他皮疹等少见反应也应注意。

（二）肝移植

虽经长程免疫抑制药治疗获得生化指标完全缓解，AIH 患者仍会进展到肝硬化。肝移植是 AIH 所致的终末期肝病最佳也是最有效治疗方案。接受肝移植的患者的 5 年和 10 年生存率可达 96% 和 75%，具有良好的长期存活率和生命质量，大部分患者的高 γ-球蛋白血症和自身抗体阳性在移植 1 年后消失。但 20% 的 AIH 患者有术后复发，因此肝移植后应用免疫抑制药既可以预防排异，又能预防或治疗 AIH 的复发。复发的 AIH 一般较轻，极少导致肝硬化和移植物失败，且免疫抑制药较易控制。

【病情观察】

1. 诊断明确者，主要观察治疗后临床症状、体征的改善程度，监测肝功能、免疫功能各项指标的变化情况；使用免疫抑制药期间，应严格监测外周血象、肝肾功能等指标的变化，注意观察各种治疗药物的不良反应。

2. 诊断不明确者，应告知患者及其家属有关本病的特点及常用的诊断方法，建议患者行免疫功能等检查以确诊，常规检查难以明确的，应动态观察病情变化，监测肝功能、免疫功能等指标，必要时行肝穿刺活检以明确诊断。

【病历记录】

1. 门急诊病历 记录患者就诊的主要症状特点，有无右上腹不适或隐痛、食欲减退、乏力、腹胀等症状；是否为持续或缓慢加深的皮肤、巩膜黄染。以往有无病毒性肝炎、慢性肝病、肝硬化、长期酗酒的病史，有无遗传性疾病家族史，以往是否就诊，如有，应记录相应的诊断、治疗方法、用药及效果如何等。体检记录有无肝掌、蜘蛛痣，有无肝大，质地如何，表现是否平滑，有无压痛，是否有黄疸、腹水、腹壁静脉显露的体征。辅助检查记录血常规、肝功能、免疫功能检测、肝炎病毒等检查的结果。

2. 住院病历 详尽记录门急诊或外院的诊疗经过。记录相关免疫功能指标的检查结果。如行肝穿刺，则应详细记录操作过程、有无并发症，记录全面反映糖皮质激素治疗后的病情变化。

【注意事项】

1. 医患沟通 如明确诊断，应告知患者及其家属有关本病的特点、类型、可能采取的治疗方案及预后特点，同时亦应告知可能出现的病情变化或并发症，并指导其采取相应的防治措施；诊断不明确者，应告知患者及其家属进一步可能采取的诊断方法及其风险，如须行肝穿刺活检，应征得患者及其家属同意，并签署知情同意书；向患者及其家属交代不同治疗方案的具体过程、优点、缺点及可能的疗效，使用激素之前应告知患者及其家属可能的不良反应；如须调整用药，亦需告知患者及其家属更改的原因及可能的不良反应；征得患者及其家属的理解。在整个诊治过程中，经治的医护人员应注意给予患者及其家属必要的心理支持及健康指导，帮助患者树立战胜疾病的决心，正确认识并对待自己的疾病，从而积极地配合治疗。

2. 经验指导

（1）本病最常见的症状为乏力，其次为腹痛、关节痛、瘙痒和发热。多数严重患者则有黄疸和肝大，而腹水和肝性脑病较为少见。但多数本病患者的症状较轻，这些患者的肝病症状和体征可能并不常见或不甚明显。因此，自身免疫性肝炎的临床早期诊断较为困难。

（2）自身免疫性肝炎的诊断主要依赖于自身抗体的检测，应行上述相关检查和仔细的病史询问，并须排除其他原因引起的慢性肝病（尤其是肝炎病毒、酗酒、药物等），患者的临床症状以肝外表现为主的，尤其是要注意与结缔组织疾病进行鉴别。

（3）糖皮质激素治疗后达到缓解的平均期限为 22 个月，因此糖皮质激素治疗不应短于 2 年，否则易造成复发。对于 2 年治疗期结束后复发，应长程、小剂量免疫抑制药维持治疗直到缓解。AIH 的复发是指在减量过程中或停药之后症状重新出现，血清转氨酶水平升至正常的 3 倍以上或者肝活检再次出现门静脉周围炎等改变。对复发者可以再次治疗后诱导缓解，但反复复发预后不好。病情缓解指症状消失，血清转氨酶或血清 γ-球蛋白恢复至正常，肝活检证实组织学改善。治疗失败指临床生化或组织学表现恶化。

（4）10% 左右的 AIH 患者经用常规免疫抑制药治疗失败可试用其他免疫抑制药，包括环孢素、FK506、霉酚酸酯、环磷酰胺和抗 CD_4 单克隆抗体等，然而仅有一小部分对此治疗有较好反应，尚有待观察。

（5）一般开始治疗 2 周后，血液生化即开始有明显改善，但肝组织学改善要晚 3~6 个月。即使经过激素治疗达到缓解，包括组织学恢复正常者，停药后仍有较多患者复发，因此不宜过早停药。

（6）无论哪种方案都需随时监测药物的不良反应，及时调整治疗方案；同时应注意防治消化性溃疡、高血压、糖尿病及骨质疏松等不良反应。临床应根据患者的不同情况选择个体化治疗方案。对于静止性肝硬化、单独汇管区炎症、药物不能耐受和重度血细胞减少症患者可选择其他相应治疗，不宜机械采用上述方案。活动型肝硬化患者，如无免疫抑制药禁忌证亦是治疗的对象。治疗终点是指经治疗出现下述情况而停止治疗：病情明显缓解，不完全应答，出现药物毒性反应，治疗失败。

（7）临床医师应认识到，自身免疫性肝炎是一种可控制而不能治愈的疾病，50%～80%患者在停止治疗后的6个月内可复发，但多数患者可能通过激素治疗维持缓解状态，以接受治疗患者的合理随访办法是，至少等待1年，生化指标最大限度地改善之后再行肝活检，然后再根据活检结果考虑是否停用激素，在组织学改善之前过早的停止治疗将导致疾病复发而增加进展为肝硬化的危险。

（8）肝移植近年来已取得了很大的进展，因此患者符合肝移植指征者，应积极争取肝移植治疗，这从根本上说是治疗本病的最有效方法。

第七章

贝赫切特综合征 ◂••••

贝赫切特综合征（Behcet disease，BD），又称白塞病，是一种以复发性口腔和生殖器溃疡、眼炎及皮肤损害为特征的累及多系统的慢性炎性疾病。本病病因不明，病理基础为血管炎，临床表现复杂多样，病程迁延，缓解与复发交替出现。缺乏实验室特异诊断指标，无有效根治方法。大部分患者预后良好，眼、中枢神经及大血管受累者预后不佳。

【诊断】

（一）临床表现

本病全身各系统均可受累，但多系统受累的临床表现很少同时出现，有时须经数年甚至更长的时间才相继出现各种临床症状和体征。常见受累部位为口腔、生殖器、皮肤、眼、关节等，一般病情较轻；大血管、神经系统和消化道等为少发病部位，一旦出现则病情较重。病程中常有发热、头痛、乏力、食欲减退等全身症状。过度疲劳、月经前后、气候或季节变化均可引起病情加重。

1. 复发性口腔溃疡 几乎发生在所有病例，但有1%～3%的患者可具有其他临床表现而不发生口腔溃疡。溃疡可以发生在口腔的任何部位，多位于舌缘、颊、唇、软腭、咽、扁桃体等处。可为单发，也可成批出现，呈米粒大小或黄豆大小，圆形或椭圆形，边缘清楚，深浅不一，底部有黄色覆盖物，周围为一边缘清晰的红晕，1~2 周后自行消退而不留瘢痕。重症者溃疡深大愈合慢，偶可遗有瘢痕。溃疡此起彼伏，每年发作至少 3 次。口腔溃疡常为本病的首发症状。不少患者可在出现其他临床症状前多年仅表现为口腔溃疡。

2. 复发性外阴溃疡 与口腔溃疡的性质基本相似，但出现的次数和数目较少，溃疡常比较深大。好发部位：女性为大小阴唇和阴道，宫颈较少受累；男性为阴囊和阴茎，常遗留瘢痕；也可以出现在肛门周围。

3. 眼炎 眼球各部分都可以受累，包括色素膜炎、视网膜炎、视神经病变、眼前房积脓、继发性青光眼、白内障、虹膜粘连。表现为结膜充血、角膜溃疡、畏光、流泪、异物感、视物模糊、视力下降等，最终可以导致失明。男性患者 83%~95% 眼部受累，女性患者 67%~73% 眼部受累。

4. 皮肤病变 为本病常见症状，发生率为 60%~95%，仅次于口腔溃疡。皮损可为丘疹、水疱、脓疱、毛囊炎、痤疮、结节红斑等，其中具诊断意义的皮损主要有结节性红斑样皮损、毛囊炎样损害和皮肤针刺反应。结节红斑样损害是本病最多见的皮损，出现较早，可见于全病程，主要见于下肢，尤小腿伸侧，偶在头面和躯干部，一般约蚕豆大小，中等硬度，呈肤色、淡红色、鲜红色或紫红色，通常为几个至 10 余个，无规律散在分布，大多单个损害约 1 个月消退，留轻度色素沉着斑，少数可形成溃疡。毛囊炎样损害又称假性毛囊炎，有两种形式：一种为丘疹脓疱性损害，米粒大小至绿豆大小暗红色丘疹，顶端可见小脓头，一般不破溃，数目较少，主要分布于头面和胸背上部；另一种为痤疮样结节损害，数目较多，分布于四肢、头面、胸背、肛周、外阴等处，初为红色丘疹，而后顶端出现米粒大小脓疱，但无毛发穿过，基底部则为浸润性硬结，周有红晕，轻度疼痛，多不破溃，约 1 周后红晕消失，脓疱吸收，硬结消退缓慢，较具特征性。

针刺反应为本病较具特征性的改变且与病情活动有关。针刺后 24～48 小时局部出现毛囊炎或脓疱疹样损害。统计学资料显示，北欧和美国患者针刺反应阳性率较低，日本和土耳其患者阳性率为 60%～70%。

5. 关节炎　常表现为非侵蚀性、对称性或非对称性少关节炎，也可有多关节或单关节受累。最易受累的关节为膝关节、腕关节、距小腿关节及肘关节。

6. 神经系统损害　常见于早年发病的男性患者。病变呈进行性发展，累及大脑、中脑、脑干、小脑、脑膜、脊髓、脑神经及脊神经。病变可限于一处，亦可几个部位同时受累或不同时期累及不同部位，以脑干损害最为严重。因损害部位不同，临床表现呈多样性，如呈脑炎、脑膜脑炎、脑脊髓炎、脑神经炎及多发或单发性神经炎等表现。少数患者呈颅内压增高和精神障碍表现。若病程呈进行性，脑实质及脑干受累，脑脊液异常提示预后不良。

7. 消化道损害　又称肠白塞病。发病率为 10%～50%。从口腔到肛门的全消化道均可受累，溃疡可为单发或多发，深浅不一，可见于食管下端、胃部、回肠远端、回盲部、升结肠，但以回盲部多见。临床可表现为上腹饱胀、嗳气、吞咽困难、中下腹胀满、隐痛、阵发性绞痛、腹泻、黑粪、便秘等。严重者可有溃疡穿孔，甚至可因大出血等并发症而死亡。肠白塞病应注意与炎性肠病及非甾体抗感染药所致黏膜病变相鉴别，右下腹疼痛应注意与阑尾炎相鉴别。肠损害的组织病理改变有组织坏死和肉芽肿两型及两者的混合型，其中静脉病变多于动脉。

8. 肺损害　发病年龄多在 30～40 岁，男女之比为 9∶1。以肺内血管病变为主，基本病变是毛细血管和不同管径静脉与动脉受累的节段性血管炎及血栓形成、血栓栓塞或梗死、结节形成和动脉瘤与肺组织弥漫性纤维化等。肺动脉瘤破裂引起大出血者病死率较高。

9. 心血管病变 心脏病变少见，但与不良预后有关，表现有冠状动脉血管炎、心包炎、心内膜炎、心肌炎和左心功能不全等。大血管病变占 8.7% ~ 26.0%。全身各部位中等以至大的动、静脉均可发病，而以静脉为好发，基本病变为血栓性静脉炎和静脉血栓形成。动脉病变常累及胸及腹部大动脉、颈总及髂总动脉，股、腘与尺、桡动脉，以及肺、心、脾和脑等处动脉。基本病变为动脉内膜炎和动脉血栓形成。

10. 肾脏病变 肾脏累及极少见。主要病变是肾小球肾炎，可为微小病变型、系膜增生性及新月体肾小球肾炎等多种病理类型。其发生机制与免疫复合物沉积有关。

11. 附睾炎 一或双侧附睾累及者占 4.5% ~ 6.0%。一般为急性发病，有疼痛和局部肿胀，1 ~ 2 周后缓解，但易复发。

(二) 检查

1. 实验室检查 本病无特异性实验室异常。活动期常见贫血，红细胞沉降率升高，CRP 阳性，免疫球蛋白增高，α_2-巨球蛋白增高，纤维蛋白原和第Ⅷ因子增多及部分患者血浆纤维蛋白溶解活性降低。57% ~ 88% 患者 HLA-B51 阳性，与眼、消化道病变相关。

2. 针刺反应试验 用 20 号无菌针头在前臂屈面中部斜行刺入约 0.15cm，沿纵向稍作捻转后退出，24 ~ 48 小时后局部出现直径 >2mm 的毛囊炎样小红点或疱疹样改变为阳性。此试验特异性较高且与疾病活动性相关，阳性率为 60% ~ 78%。静脉穿刺或皮肤创伤后出现的类似皮损具有同等价值。

3. X 线、CT 及磁共振 (MRI) 检查 肺部 X 线片可表现为单或双侧大小不一的弥漫性渗出或圆形结节状阴影，肺梗死时可表现为肺门周围高密度模糊影。脑 CT 及 MRI 检查对脑、脑干及脊髓病变有一定帮助，急性期 MRI 检查敏感性 96.5%，可发现在脑干、脑室旁白质和基底核处的增高信号。

MRI 可用于神经白塞病诊断及治疗效果随访观察。

4. 脑脊液检查　神经白塞病常有脑脊液压力增高，白细胞计数轻度升高。

5. 其他检查　胃肠钡剂造影及内镜检查、血管造影、彩色多普勒检查有助诊断病变部位及范围。肺血管造影、放射性核素肺通气或灌注扫描等有助于肺部病变诊断。

（三）诊断

本病无特异性血清学及病理学特点，诊断主要根据临床症状，故应注意详尽的病史采集及典型的临床表现，尤其是常见发病部位及其损害特点和经过等：①口腔、皮肤、生殖器和眼部呈急性或慢性型发病；②特征性病损；③损害呈反复发作与缓解的慢性病程。急性型发作病例，各部位损害往往是同时或相继出现，相对容易确诊；慢性型病例由于各部位损害往往分别发生，容易发生漏诊。因此，只有仔细询问病史，了解各部位损害及特点，结合长期反复发作与缓解的慢性病程，综合分析，才能减少误诊和漏诊。

（四）诊断标准

目前较多采用国际白塞病研究组 1990 年制订的诊断标准，标准如下。

1. 反复口腔溃疡　1 年内至少反复发作 3 次。

2. 反复外阴溃疡　由医师观察到或患者确诊外阴部溃疡或瘢痕。

3. 眼病变　前或后色素膜炎，裂隙灯检查时玻璃体内有细胞出现或视网膜血管炎。

4. 皮肤病变　结节性红斑、假性毛囊炎、丘疹性脓疱或痤疮样结节。

5. 针刺试验　阳性。

有反复口腔溃疡并有其他 4 项中 2 项以上者，可诊断为本病，但需除外其他疾病。

（五）鉴别诊断

以某一系统症状为突出表现者应与其他系统疾病鉴别。

1. 以关节症状为主者应与类风湿关节炎、瑞特（Reiter）综合征、强直性脊柱炎相鉴别。

2. 以皮肤黏膜损害为主要表现者应与多形红斑、结节红斑、梅毒、寻常性痤疮、单纯疱疹病毒感染、系统性红斑狼疮、周期性粒细胞减少、艾滋病（AIDS）相鉴别。

3. 胃肠道受累者应与克罗恩病（Crohn 病）、溃疡性结肠炎相鉴别。

4. 以神经系统损害为主要表现者应与感染性或变态反应性脑脊髓膜炎、脑脊髓肿瘤、多发性硬化、精神病相鉴别。

5. 以附睾炎为主要表现者应与附睾结核鉴别。

【治疗】

本病病因不明，目前尚无根治办法。多种药物均治疗有效，但大多停药后易复发。治疗的目的在于控制现有症状，防治重要脏器损害，减缓疾病进展。根据病变情况不同，治疗可分为局部性、全身性及外科治疗。

（一）一般治疗

急性活动期应卧床休息。发作间歇期应注意预防复发，如控制口、咽部感染，避免进刺激性食物。

（二）局部治疗

口腔溃疡可局部用糖皮质激素糊膏或贴膜、冰硼散、锡类散等，严重的溃疡可试在基底部位注射糖皮质激素。硫糖铝混悬液通过黏附于溃疡组织，诱导皮肤的成纤维细胞增生及肉芽组织形成、构成防御屏障，可减低口、生殖器溃疡发生的频率，改善疼痛和缩短愈合时间。毛囊炎样皮疹可用抗生素软膏。生殖器溃疡用 1:5000 高锰酸钾清洗后加用抗生素软膏；眼结角膜炎可应用皮质激素眼膏或滴眼液，眼色素膜炎须应用散瞳药点眼以防止炎症后粘连，重症眼炎者可在球结膜下注射糖皮质激素。

（三）全身治疗

1. 非甾体抗感染药　对缓解发热、皮肤结节红斑、生殖器溃疡疼痛及关节炎症状具一定疗效。常用药物：布洛芬 0.4 ~ 0.6g，每日 3 次；萘普生 0.2 ~ 0.4g，每日 2 次；双氯芬酸钠 25mg，每日 3 次。

2. 糖皮质激素　用于控制急性症状，常用量为泼尼松每日 40 ~ 60mg。重症患者，如严重眼炎、中枢神经系统病变、严重血管炎患者可静脉应用大剂量甲泼尼松龙冲击，每日 1000mg，3 ~ 5 日为 1 个疗程，与免疫抑制药联合效果更好。

3. 免疫抑制药　重要脏器损害时选用，常与糖皮质激素联用。此类药物不良反应较大，用药时应注意严密监测。

（1）苯丁酸氮芥：用于治疗视网膜、中枢神经系统及血管病变。2mg，每日 3 次。待病情稳定后逐渐减量至小量维持。病情完全缓解半年后可考虑停药。眼损害须用药 2 ~ 3 年以上，以免复发。长期应用可导致继发感染、停经、精子减少或无精。

（2）硫唑嘌呤：可抑制口腔、眼部病变和关节炎，但停药后容易复发，效果较苯丁酸氮芥差。2 ~ 2.5mg/（kg·d）。可与其他免疫抑制药联用。主要不良反应有骨髓抑制、肝损害。

（3）甲氨蝶呤：用于治疗神经系统、视网膜、皮肤黏膜等病变。每周 7.5 ~ 15mg，口服或静脉推注，可长期小剂量服用。不良反应有骨髓抑制、肝损害及消化道症状等。

（4）环磷酰胺：在急性中枢神经系统损害或肺血管炎、眼炎时，与泼尼松联合使用，可口服（每日 50 ~ 100mg）或大剂量静脉冲击治疗（每次 0.5 ~ 1.0g/m² 体表面积，每 3 ~ 4 周 1 次）。主要不良反应有出血性膀胱炎、消化道反应及白细胞计数减少等。

（5）环孢素：对秋水仙碱或其他免疫抑制药疗效不佳的

眼白塞病效果较好。3~5mg/(kg·d)。应用时注意监测血压及肝肾功能。

（6）柳氮磺吡啶：可用于肠道白塞病或关节炎者，用量为每日3~4g。

4. 秋水仙碱 对关节病变、结节红斑、口腔和生殖器溃疡、眼色素膜炎具一定疗效，每日0.5~1.5mg，口服，应注意肝、肾损害、粒细胞减少等不良反应。

5. 沙利度胺 用于治疗严重的口腔、生殖器溃疡。宜从小剂量开始，逐渐增加至50mg，每日3次。不良反应有致胎儿畸形及神经轴索变性。

6. 其他

（1）α-干扰素：治疗口腔损害、皮肤病变及关节症状有一定疗效，也可用于眼部病变的急性期治疗。

（2）肿瘤坏死因子（TNF）-α单克隆抗体：有报道用于治疗复发性色素膜炎。

（3）雷公藤制剂：对口腔溃疡、皮下结节、关节病、眼炎有肯定疗效。对肠道症状疗效较差。

（4）抗血小板聚集药物（阿司匹林、双嘧达莫）及抗纤维蛋白疗法（尿激酶、链激酶）：可用于治疗血栓疾病。

（5）其他：如患者有结核病或有结核病史，结核菌素试验（PPD）强阳性时，可试行抗结核治疗（三联）至少3个月以上，观察疗效。

（四）手术治疗

重症肠白塞病并发肠穿孔时可行手术治疗，但肠白塞病术后复发率可高达50%。复发与手术方式及原发部位无关，故选择手术时应慎重。血管病变手术后也可手术后吻合处再次形成动脉瘤，有的患者甚至反复接受3次以上的手术，故一般不主张手术治疗。但动脉瘤及未控制出血的肺动脉病变宜做外科手术治疗或血管介入栓塞。眼失明伴持续疼痛者可手术摘除。手术后应继续应用免疫抑制药治疗可减少复发。

【病情观察】

1. 观察患者治疗后症状是否缓解，如口腔、生殖器溃疡是否愈合、皮疹是否消退等，以评估治疗效果。如出现出血，则需观察有无血压下降，是否需要输血，如输血，应观察有无输血反应。如为贝赫切特综合征中枢神经系统累及的，应观察头痛是否减轻，神志是否转清，神经系统病理征是否消失等。检测红细胞沉降率、C反应蛋白、血自身抗体等检查，以了解病情程度。

2. 根据患者的临床症状、体征，结合有关的检查可明确诊断，并给予上述治疗；贝赫切特综合征如无严重内脏损害，可给予门诊治疗，一般2~4周后评估治疗疗效；治疗无效，症状加重，出现胃肠道、脑、心、肺等损害时，应住院治疗，给予相应的对症处理，如肠道贝赫切特综合征病患者腹痛剧烈，疑及穿孔，应及时请普外科会诊，给予手术治疗。若大量黑便、血压下降、血容量不稳定，应立即给予补充血容量治疗，血红蛋白 <70g/L 者，可输成分血、全血、血浆等。在进行以上治疗的同时，也需观察原发病的变化以调整治疗方案。

【病历记录】

1. **门急诊病历**　详细记录患者就诊时间及主要症状，记录口腔溃疡的特点，是否反复出现，有无生殖器溃疡、角膜溃疡、色膜炎，有无皮疹，有无腹痛、黑便、头痛、呕吐等症状。以往有无类似发作史，如有，记录其诊疗经过。体检记录有无口腔、外生殖器溃疡，有无角膜溃疡、色素膜炎，有无皮疹，有无腹痛、反跳痛、肌紧张，有无颈强直、脑膜刺激征等。辅助检查应记录红细胞沉降率、C反应蛋白、血AIA、ENA、抗体或胃肠X线、头颅CT、MRI等检查结果。

2. **住院病历**　详细记录患者门急诊或外院的诊疗经过。

记录与系统性红斑狼疮，莱特尔综合征等疾病的鉴别诊断要点。记录患者入院治疗后的病情变化、治疗效果。

【注意事项】

1. 医患沟通　医师应告知患者及其家属有关贝赫切特综合征的临床特点、治疗方法及药物，以及须戒烟酒、避免刺激坚硬食物、休息等注意事项。告知患者及其家属积极配合治疗，定期复查，如有病情反复或出现肠白塞病、贝赫切特综合征中枢神经系统累及等表现，应及时来院就诊治疗。治疗中可能出现的并发症、需调整的治疗方案或手术治疗，应及时告知患者及其家属，以取得配合和同意。

2. 经验指导

（1）本病临床表现多样，几乎所有患者都出现复发性口腔溃疡，多数患者以此为首发症状，可同时伴发生殖器溃疡（常见于阴囊、阴茎、阴道等处），所以患者往往需要口腔科、眼科、皮肤科的多科会诊，确立诊断。诊断本病时，应注意与系统性红斑狼疮、莱特尔综合征等疾病相鉴别。

（2）本病无特异性实验室检查，主要是综合临床表现、实验室检查，从而得出诊断，若合并肠白塞病、脑白塞病，可做全消化道 X 线钡餐透视及脑 CT、MRI 检查，对明确诊断有帮助。

（3）本病的治疗应为内科、皮肤科和眼科等多学科的综合治疗。除口腔、皮肤、眼等可局部治疗外，如有胃肠道、神经系统、眼等重要脏器损害时，应积极采用药物治疗，如糖皮质激素。如单用激素疗效不佳，不良反应较大，可与免疫抑制药联合治疗。

（4）若出现肠白塞病所致消化道出血，在使用激素、免疫抑制药的同时，须用止血药，如止血敏、止血芳酸静脉滴注，凝血酶口服等治疗；如怀疑溃疡穿孔，应尽快请普外科医师会诊，给予手术治疗。

第八章

成人斯蒂尔病 ◄●●●●

一组病因不明的弛张热、一过性多形性皮疹、关节炎或关节痛为主要临床表现，伴有肝大、脾大、淋巴结大，周围血白细胞增高的一种临床综合征，称为成人斯蒂尔（Still）病（adult onset Still disease，AOSD）。既往命名为亚败血症、变应性亚败血症。本病多见于年轻人，16～35 岁多发，男女患病率基本相等。

【病因】

病因不明，可能与感染所致变态反应有关，HLA-B17、B18 和 DR27 人群发病率增高。

【诊断】

（一）临床表现

1. 发热 常呈弛张热，骤升骤降，一日内可有 1～2 次高峰，可伴畏寒、寒战、乏力等全身症状，热退后活动自如。

2. 皮疹 为一过性，高热时出现，热退后消失，常呈红斑样或橙红色斑丘疹，也可出现多形性皮疹等。

3. 关节炎或关节痛 表现为多关节或单关节炎，发热时重，热退后减轻或缓解。

4. 肝大、脾大、淋巴结大 淋巴结活检多为反应性增生或慢性非特异性炎症。

5. 其他 约 33% 患者咽痛，浆膜炎（心包炎、胸膜炎）。

(二) 实验室检查

(1) 白细胞计数增高，甚至出现类白血病反应，核左移。轻中度正细胞正色素性贫血。

(2) 红细胞沉降率明显增快，C 反应蛋白增高。

(3) 高丙种球蛋白血症，血补体水平正常或增高。

(4) 血清抗核抗体、类风湿因子阴性。

(5) 血细胞培养阴性。

(6) 常提示感染性骨髓象。

(7) 血转氨酶增高。

(8) 血清铁蛋白 (SF) 和糖化铁蛋白：SF 升高和糖化铁蛋白比值下降对诊断成人斯蒂尔病有重要意义。本病 SF 水平增高，且其水平与病情活动呈正相关。糖化铁蛋白比值下降是本病的另一个实验室特征，比 SF 更具特异性。为了防止铁蛋白被蛋白水解酶降解，健康人铁蛋白的 50% ~ 80% 被糖基化，本病由于糖基化的饱和作用使糖化铁蛋白降至 20% 以下，但是糖化铁蛋白不能作为评价疾病活动和疗效的指标，它在疾病缓解数月后仍然是减低的。

(三) 诊断标准

1992 年日本成人斯蒂尔病研究委员会诊断标准如下。

1. 主要指标 ①发热≥39°，并持续 1 周以上；②关节痛持续 2 周以上；③典型皮疹；④白细胞计数增高≥15×10^9/L。

2. 次要指标 ①咽痛；②淋巴结大和 (或) 脾大；③肝功能异常；④RF 和 ANA 阴性。

3. 排除 ①感染性疾病 (尤其是败血症和传染性单核细胞增多症)；②恶性肿瘤 (尤其是恶性淋巴瘤、白血症)；③其他风湿病。

以上指标中符合 5 项或更多，且其中有 2 项以上为主要指标顺应潮流可诊断成人斯蒂尔病，但需排除所列疾病。

(四) 鉴别诊断

1. 败血症 常有原发感染灶，中毒症状重，病程非一过性、间歇性，皮肤瘀点，血、骨髓培养有病原菌，抗生素有效，而成人斯蒂尔病无上述特征，且肾上腺皮质激素有效。

2. 系统性红斑狼疮 蝶形红斑、盘状红斑，常合并肾炎，周围血象降低，抗核抗体、抗 Sm 抗体、抗 ds-DNA 抗体及狼疮细胞阳性可资鉴别。

3. 风湿热 风湿热皮疹主要为环形红斑、皮下小结，且心脏受累多，特别是心肌炎、心内膜炎，并常遗留瓣膜病变，特征性的舞蹈症等均可鉴别。

4. 淋巴瘤 皮疹为浸润性斑丘疹、结节、斑块和溃疡，进行性淋巴结大，皮肤、淋巴结活检可区分。

【治疗】

（一）糖皮质激素

泼尼松 0.5～1mg/（kg·d），症状改善后，逐渐减量，总疗程不宜少于 3～6 个月，减量过程中可加用非甾体抗感染药巩固疗效，疗效不佳时可采用大剂量甲泼尼龙冲击治疗。

（二）非甾体抗感染药

轻症病例可单独使用 NSAIDs，约有 25% 成人斯蒂尔病患者，经合理使用 NSAIDs 可以控制症状，使病情缓解，通常这类患者预后良好。一般 NSAIDs 需用较大剂量，病情缓解后应继续使用 1～3 个月，再逐渐减量。

（三）改变病情抗风湿药

病情长期控制不佳，糖皮质激素疗效不好可选用下列药物。

1. 环磷酰胺 0.5～1g/m^2 体表面积，静脉滴注，每 3～4 周 1 次。

2. 甲氨蝶呤 7.5～15mg，口服，每周 1 次。

3. 硫唑嘌呤 一般初始剂量为每日 100mg，维持量为每日 50mg。

4. 环孢素 3～5mg（kg·d），口服，维持量为 2～3mg/（kg·d）。

5. 柳氮磺吡啶 剂量每日 2～3g，分 2～3 次口服。

6. 来氟米特 10～20mg，每日 1 次。

7. 其他 雷公藤多苷、青藤碱、白芍总苷在慢性期以关节炎为主要表现时亦可使用。

（三）生物制剂

国外已开始应用抗肿瘤坏死因子单抗、IL-1 拮抗药和 IL-6 拮抗药等治疗难治、复发、重症和高度活动的 AOSD。

【病情观察】

1. 观察患者治疗后体温是否恢复正常，关节痛、皮疹是否缓解，检测血常规、红细胞沉降率、C 反应蛋白、肝功能等，以了解治疗后病情变化，评估治疗疗效。用糖皮质激素和（或）免疫抑制药治疗的，应观察有无不良反应，以便及时处理，包括停药。

2. 根据患者的发病特点、相关的检查，诊断本病者可给予相应治疗，如非甾体类抗感染药，症状明显的，可用糖皮质激素，对治疗无效或有激素依赖的，可用免疫抑制药治疗，治疗中，应注意观察治疗效果；有效者应逐渐减药，以维持量治疗；如有药物治疗不良反应，则给予对症治疗或换用其他药物治疗。当患者发热、皮疹消退，无关节肿痛，肝不大、脾不大，白细胞计数降至 10.0×10^9/L，病情稳定 2 年以上，无须用糖皮质激素非甾体类抗感染药时，可认为病情缓解。

【病历记录】

1. 门急诊病历 记录患者就诊时间，记录患者发热、皮疹、关节痛的特点，以及三者之间的联系，热型的变化、发热时对抗生素的应用是否有效。如以往诊疗过，应记录以往诊断、治疗情况。体检记录有无肝大、脾大，浅表淋巴结是否扪及。辅助检查记录血常规、红细胞沉降率、C 反应蛋白、铁蛋白、肝功能、自身抗体等检查结果。

2. 住院病历 详细记录患者发病过程、门急诊或外院的诊治经过、所用药物及效果如何。重点记录与上述其他疾病的鉴别要点，记录本病的诊断依据。记录住院后的有关实验室检查结果、病情变化、治疗效果等，记录相关科室的会诊意见。

【注意事项】

1. 医患沟通　医师应如实向患者及其家属讲明本病的特点、诊断方法、服药疗程，以使患者及其家属能理解，并配合医师进行治疗；患者服药一定要在专科医师的指导下，不能擅自停药或减量，患者在整个治疗过程中，如有不适应及时与医师沟通，以便及时处理。应告知患者注意休息，避免接触化学物品，对有过敏史者应避免接触过敏源。

2. 经验指导

（1）本病的发热有其特点，多与其他疾病不同。本病通常于傍晚时体温骤然升高，伴或不伴有寒战，未经退热处理次日清晨体温便可自行降至正常，体温高峰常为每日1次，2次的少见，糖皮质激素或非甾体类抗感染药物退热效果肯定。

（2）成人斯蒂尔病的诊断无特异性，须在排除细菌、病毒和结核感染、肿瘤及其他结缔组织病后，才能考虑此病的可能。某些患者即便诊断为成人斯蒂尔病，也需要在治疗中密切随诊，以进一步除外其他疾病的可能。

第九章

风湿热 ◆••▶

风湿热（rheumatic fever）是咽、喉部 A 族乙型溶血性链球菌感染后 1～4 周发生的全身结缔组织病变。主要侵犯心脏及关节，此病易反复发作并可发展为慢性心脏瓣膜病。风湿热主要病理改变为以心脏为主要全身结缔组织的免疫炎症及具有特征性的风湿小体（Aschoff 小体）。常侵犯儿童、青少年，初次发作多在 5～15 岁，男女患病率大致相等。本病常在冬春季发病。1992 年全国 6 省 7 地区调查发病率为 6.57/10 万。

【病因】

目前认为本病与 A 族乙型溶血性链球菌感染相关，发病的主要机制是机体对链球菌诱发的自身免疫反应。遗传因素的作用也在深入探讨中。

【诊断】

（一）临床表现

1. 病史　起病前 1～4 周常有咽炎、扁桃体炎等链球菌感染病史。

2. 发热　有不同程度发热，常伴多汗。

3. 关节炎　是最常见临床表现之一，以大关节为主，关节红、肿、热、痛，呈游走性，不会导致畸形，水杨酸盐制剂有效。

4. 心脏炎 心脏常受侵犯，表现为心肌炎、心内膜炎、心包炎或全心炎，患者心前区不适、疼痛、心悸等。常见体征：①心动过速，与体温升高不成比例；②第一心音低钝，可呈胎心音或钟摆律，有时有舒张期奔马律；③心脏扩大，心尖搏动弥漫，心尖部出现 2 级收缩期、舒张期柔和杂音，各个心瓣膜受损害时可出现相应心脏杂音；④各种心律失常，如传导阻滞、期前收缩、心动过速等；⑤心包摩擦音，心包积液。

5. 舞蹈症（Sydenham 舞蹈症） 多见于 4～7 岁儿童，表现躯干和（或）肢体不自主运动，睡眠时可停止。

6. 环形红斑 见于 3%～5% 的患者。

7. 皮下小结 发生率为 1%～4%，多分布于肘、膝、腕、踝关节伸侧或枕骨区、胸腰椎棘突，质硬、无压痛、直径 0.1～1cm，持续数日至数月，常在有心脏炎患者中出现。

（二）实验室检查

1. 血常规示轻度贫血及白细胞计数轻度升高。

2. 红细胞沉降率加快。

3. C 反应蛋白升高。

4. 抗链球菌溶血素 O 抗体 > 500U。

5. 咽拭子培养阳性。

6. 蛋白电泳示白蛋白减少，α_2 球蛋白及 γ 球蛋白增高。总补体、补体 C_3 活动期可下降。循环免疫复合物阳性。

（三）诊断标准

风湿热的诊断标准见表 9–1。

表 9–1 1992 年美国心血管病学会修订的 Jones 标准

主要表现	次要表现	支持新近链球菌感染证据
心脏炎	关节痛	咽拭子链球菌培养阳性
多关节炎	发热	快速链球菌抗原试验阳性
舞蹈症	红细胞沉降率加快	增高或逐渐增高的链球菌抗体滴度

主要表现	次要表现	支持新近链球菌感染证据
环形红斑	C 反应蛋白阳性	抗链球菌溶血素 O
皮下小结	心电图上 PR 间期延长	抗支氧核糖核酸酶 B
		抗透明质酸酶
		抗链球菌激酶

如有支持新近 A 族链球菌感染证据之一，符合 2 项主要表现或 1 项主要表现加 2 项次要表现，提示急性风湿热。

有下列 3 种情况者，可不必严格执行该诊断标准：①舞蹈病；②隐匿发病或缓慢发展心脏炎；③有风湿热病史或现患风湿性心脏病者，当再感染 A 族乙型溶血性链球菌时，有风湿热复发的高度危象。

（四）鉴别诊断

1. 类风湿关节炎 以对称性、多关节、小关节为主，晚期可关节畸形，X 线检查可有骨质疏松、关节面破坏、关节间隙变窄等改变，类风湿因子阳性，而风湿热以游走性、大关节炎为主，不发生畸形，常侵犯心脏，抗链球菌溶血素 O 抗体增高，水杨酸制剂疗效好。

2. 感染性心内膜炎 该病常在原有的心脏病基础上发生；进行性贫血；皮肤、黏膜瘀点、瘀斑；可有栓塞病灶；脾大、槌状指（趾）和血培养阳性可鉴别。

3. 链球菌感染后关节炎 该病无 Jones 标准的主要条件，水杨酸制剂疗效不如风湿热好，但用青霉素及小剂量肾上腺皮质激素后很快恢复，且不会反复发作。

【治疗】

（一）对症治疗

1. 卧床休息至风湿活动控制，无心脏炎者 2 ~ 3 周，有心脏炎者 6 周以上。

2. 高热量饮食、足量蛋白质及维生素。

(二) 药物治疗

1. 青霉素　80万U，每日2次，连用10～14日，有心脏炎者每日400万～600万U静脉滴注。

2. 水杨酸制剂　关节炎者首选阿司匹林每日3～5g，分3～4次饭后服用，症状控制后剂量减半，总疗程6～12周。

3. 糖皮质激素　心脏炎者首选，泼尼松每日40～60mg，2周后递减，直至每日10mg，维持1～2周，总疗程8～12周，停服前2周可加用阿司匹林以防止停用激素后出现反跳现象。

【病情观察】

1. 治疗中观察体温变化、精神反应、关节肿痛变化、胸闷、心悸等表现，注意心率、心音、心脏杂音变化。治疗有效者2周左右症状消失，50%患者心脏杂音消失。

2. 对初发的风湿性关节炎患者经正确治疗，红细胞沉降率、CRP、体温正常，心动过速控制，心电图改变完善，关节炎症状可完全消失，不留关节畸形，轻型心脏受累者如能早期接受正确全程治疗，能长期预防用药，一般亦能治愈，但心脏受累明显且治疗不正规者，往往留下风湿性心脏瓣膜病。

【病历记录】

在现病史、既往史与体格检查中，记录可排除其他与关节炎有关的疾病、其他与心脏有关的病变及舞蹈病有关病变的描述，记录有无风湿热及风湿性心脏瓣膜病病史。在病程记录中记录各种治疗药物的剂量、用法及近期疗效。在出院小结中记录确诊依据、治疗内容与疗效观察，记录出院后继续用长效青霉素的方法、门诊随访时间及出院后生活中的注意事项。

【注意事项】

1. 医患沟通　在抗风湿治疗过程中，应事先交代药物不良反应，阿司匹林可引起鼻出血、胃肠道出血，饭后服药可减少其对胃肠道的刺激。长期用泼尼松可引起满月脸、骨质疏松等，可用钙剂对抗。向患者及其家属交代积极配合治疗的重要性，出院后用长效青霉素预防链球菌感染，防止反复发作，以免导致心脏瓣膜损害。平时少去人多的公共场所，再发生咽喉炎时须及时、较长疗程应用青霉素治疗。对已存在心瓣膜病变的患者及其家属，应帮助他们树立战胜疾病的信心，告诫他们根据心功能情况注意休息，坚持抗风湿治疗。

2. 经验指导

（1）详细询问病史，首先鉴别风湿热患者是初发还是复发病例。初次发作有较严重心脏炎伴心力衰竭者，糖皮质激素的疗程需偏长，这类患者风湿热易复发。风湿热初发时为心脏炎，复发时仍有心脏炎，每次复发均可加重心脏损害，反复发作可使67%患者发展为慢性心脏瓣膜病。

（2）心脏炎的诊断必须具有以下4项之一：①新出现有意义的杂音，如心尖部全收缩期杂音或收缩中期杂音；②心脏增大；③心包炎；④心力衰竭。因此，除全身体检外，重点检查心脏体征变化。心脏炎患者还应注意与病毒性心肌炎、心包炎和亚急性感染性心内膜炎鉴别。

（3）习惯性痉挛是单一动作重复，分散注意力可使痉挛消失。手足徐动症动作较缓慢，一般仅限于四肢。家族性舞蹈病病程进行性加重。

（4）应定期复查红细胞沉降率、黏蛋白、抗链"O"、胸部X线片、心电图及超声心动图。红细胞沉降率作为判断风湿活动的意义有一定局限性，急性风湿热伴有心力衰竭时红细胞沉降率正常；应用糖皮质激素患者红细胞沉降率可迅速下降至正常。

（5）急性期后要长期随访，当拔牙或行其他手术时，术前、术后应用抗生素，以预防感染性心内膜炎。

（6）对风湿热患者应尽量劝说其住院治疗。对轻症患者而住院有困难者可考虑门诊治疗，但要求患者一定要按治疗计划认真服药。对仅有关节炎患者用药后症状消退，红细胞沉降率正常后可出院，但须继续服用阿司匹林，总疗程6周左右，可停药观察。

（7）有心脏改变患者用药后虽症状好转，红细胞沉降率正常，根据心脏受累程度，仍须住院继续检测各项指标，待心力衰竭完全控制，临床症状基本消失后可考虑出院，但需继续用药，总疗程至少10周，一般12周，甚至更长。

第十章

纤维肌痛综合征 ◆••

纤维肌痛综合征（fibromyalgia syndrome，FMS）是一种非关节性风湿病，以全身广泛性肌肉疼痛和触痛、睡眠障碍、晨僵及疲劳为特征。FMS 曾称为纤维织炎、纤维肌痛症、心因性风湿症、紧张性肌痛、肌肉风湿症等，美国风湿病学会在 1990 年将其正式定名为"纤维肌痛综合征"。FMS 病因和发病机制至今尚未十分明确，对其发病机制长达一个多世纪的探索中，排除了单纯肌肉和软组织病变，涉及生物学、社会心理、社会环境等多方面因素，主要与中枢神经系统、下丘脑-垂体肾上腺轴和免疫系统相互作用异常有关。其中中枢神经系统"敏感化"，在 FMS 患者的疼痛中起核心作用。一旦出现中枢敏感化，中枢神经系统对外周伤害性刺激形成的信号产生放大作用，在临床上表现为痛觉过敏，轻微，甚至不需要外周刺激，患者即可感受到疼痛。此外，5-羟色胺和 P 物质在本病中也起重要作用。

【诊断】

（一）症状

1. 主要症状

（1）全身广泛性疼痛：全身广泛性疼痛和压痛是 FMS 患者的特征性症状。疼痛部位多分别在躯体的左右侧、腰的上下部位，尤以中轴骨骼（颈、胸椎、下背部）多见；其次见于膝、头、肘、踝、足、上背、中背、腕、臀部、大腿等部位。疼痛性质多呈现弥散性,患者常很难给予定位,常表现出钝痛、锐利痛、针刺样痛等多种形式。疼痛程度时轻时重,时好时坏,通常早晨和深夜严重,寒冷、工作和家庭压力、月经周期和上呼吸道感染等因素会加重患者疼痛症状。最显著的疼痛特征是表现为痛觉敏感性增强,轻微损伤或疼痛刺激即可引起比以往更明显和持久的疼痛。除全身疼痛外,常伴发其他疼痛症状,如慢性头痛(50% ~67%的患者伴有紧张性头痛,常牵涉颈部和肩部)、颞颌关节紊乱(表现为颞颌关节区的疼痛,下颌运动障碍)等。

(2)压痛点:所有患者均有广泛的压痛点。压痛点是指明确的、可预见、可重复引起压痛的部位,为 FMS 的基本特点。这些压痛点存在于肌腱、肌肉或其他组织中,多呈对称性分布。在压痛点部位,患者与正常人对"按压"的反应不同,但在其他部位则无区别。

(3)僵硬感:79% ~83%的 FMS 患者全身广泛性疼痛常伴有明显的僵硬感,以早晨明显,不易恢复,久坐亦感僵硬。与类风湿关节炎患者的晨僵主要见于外周关节不同,FMS 僵硬感主要见于躯干,尤以颈部、脊柱、肩和髋关节明显,但不是 FMS 特征性症状。

(4)睡眠障碍:不同的报道表明,40% ~96%的 FMS 患者都有睡眠障碍,常描述为醒后精神不振,睡眠未充分感及睡后易醒等。FMS 中最具有特征性的睡眠障碍是非动眼慢波睡眠障碍,即快速的 α 波干扰了深睡眠的 δ 慢波,提示缺乏熟睡在 FMS 中"睡眠障碍—疲乏—弥漫性疼痛"常想到关联和重叠。有学者用一种自动装置干扰健康志愿者非动眼慢波睡眠,会诱发出肌肉疼痛、压痛点、疲乏感等类 FMS 症状。睡眠障碍究竟是 FMS 疼痛的原因还是结果,尚不明确,一般认为缺乏充分的睡眠,能降低疼痛阈值,导致疼痛的感觉加重。

（5）疲劳：90％FMS患者有此症状。通常表现为醒后比入睡前更明显的疲倦感或在进行正常活动时即感到明显的疲劳，甚至极度疲乏。躯体的疲劳感常伴有局部肌肉或四肢麻木感、蚁走感，以及眩晕和发作性头昏，但是神经系统检查往往全部正常。

2. 其他常见症状

（1）自主神经功能失调：约40％的患者有肠激惹综合征，30％患者感到眼干，其他症状有体温异常、眩晕、恶心、呼吸困难、心悸、尿频、尿急、对多种化学和食物过敏等表现。

（2）神经认知功能失调：部分患者有健忘、短暂记忆缺失、失语等认知障碍。心理障碍，如焦虑和抑郁也很常见。

（二）体征

1. 压痛点检查 压痛点是支持FMS诊断的唯一可靠指征。检查18个部位的压痛点是FMS与正常人或其他原因引起患者疼痛最有效的鉴别方法。一项研究表明这项检查的特异性和敏感性达到80％。方法：用拇指指腹以 $4kgf/m^2$ （$1kgf/cm^2 = 9.8 \times 10^4 Pa$）的压力检查压痛点（用拇指平稳地压在压痛点部位，恒定压力几秒钟，所用的力应使检查者拇指变白，这相当于用压力计测定的 $4kgf/cm^2$。）18个压痛点部位如下。

（1）枕骨部：双侧枕骨下肌附着点。

（2）下颈部：双侧 C_{5-7} 横突间隙前侧。

（3）斜方肌部：双侧斜方肌上缘中点。

（4）冈上肌部：双肩胛内缘冈上肌起点。

（5）第二肋骨部：双侧第2肋骨与肋软骨连接部上面。

（6）肱骨外上髁部：双侧肱骨外上髁下缘2cm处。

（7）臀部：双侧臀部的外上象限，臀肌前折叠处。

（8）大转子部：双侧大转子突起的后缘。

（9）膝部：双侧膝关节间隙上方内侧脂肪垫处。

2. 疼痛程度和部位检查　FMS 表现为全身广泛性疼痛，疼痛部位患者常很难给予定位，可让患者指出疼痛部位，用 VAS 目测模拟标尺记录疼痛程度，作为治疗前后疗效观察的依据。

3. 全身体格检查　FMS 患者体检除压痛点外几乎完全正常。由于症状繁杂，详细的全身系统体格检查除了解患者机体一般状态外，主要为发现和排除其他潜在的疾病。FMS 患者体检需要着重检查下列系统。

（1）骨骼肌肉系统：有无关节肿胀、炎症、关节活动度、肌力、肌张力、有无脊柱侧凸等。

（2）中枢神经系统：每 6～1 个月须详细检查神经系统体征，主要包括生理反射和病理反射、深浅感觉、步态、姿态平衡功能等。

（3）心肺系统：心肺功能、卧位或站立位血压、脉搏、心率等。

（4）神经内分泌功能：甲状腺、肾上腺、血管收缩功能等。

4. 评估睡眠障碍和情绪障碍　对有明显睡眠障碍和（或）焦虑、抑郁等情绪障碍者需进行睡眠障碍和情绪情况评估，必要时请精神科会诊。

（三）检查

FMS 辅助检查一般无异常发现，检查目的更主要是为了排除其他疾病。

1. 常规实验室检查　血常规、红细胞沉降率、电解质、C 反应蛋白、类风湿因子、抗核抗体、蛋白电泳、肌酶、甲状腺功能等。

2. 影像学

（1）X 线：排除颈椎、腰椎等骨关节病变。

（2）骨扫描：对排除骨骼系统炎性或侵蚀性病变有益。

（3）MRI 和 CT：病史或体检有可疑神经系统体征时，应该做 MRI 和 CT 检查扫描相应的脊椎。

3. 心电图、肌电图和神经传导检测 主要用于排除心脏和神经肌肉疾病。

4. 脑电图 睡眠障碍是 FMS 常见症状，夜间脑电图记录发现有 α 波介入到 Ⅳ 期 δ 睡眠波中，对诊断有益。但多出现在夜间睡眠时，检测困难。

5. 其他实验室检查 如垂体肾上腺轴功能、皮质醇、雌激素、血清甲状旁腺素、肝功能、肌酐、24 小时尿钙、尿磷、血糖等检查，根据患者的病史、临床表现有针对性选择。

6. 直立倾斜试验 怀疑有自主神经功能失调表现时，需进一步做直立倾斜试验检查。

（四）诊断要点

FMS 的诊断关键在于病史和体征，目前一般采用 1990 年美国风湿病学会 FMS 分类标准。该标准所强调的是 FMS 与其他类似疾病的区别，因而未包括综合征的特征性表现，如疲劳、睡眠障碍、晨僵等。需注意的是如果其他症状很典型，未满足 11 个压痛点也可诊断为 FMS。应用这个标准时应考虑到上述特点，增加诊断的可靠性、正确性。

1. 1990 年美国风湿病学会 FMS 分类标准

（1）全身弥漫性疼痛，至少在 3 个月以上。下列情况认为是全身疼痛：躯体的左侧和右侧疼痛，腰的上、下部疼痛，此外必须包括中轴骨骼痛（颈椎或前胸或胸椎或下背）。

（2）用拇指指腹以 $4kgf/cm^2$ 的压力进行检查，全身 18 个压痛点中，至少有 11 个或以上压痛（＋）。

同时符合上述任何两项条件者，即可诊断为纤维肌痛综合征。

2. 原发性和继发性 FMS FMS 诊断成立后，还必须检查有无其他伴随疾病，以区分原发性与继发纤维肌痛综合征。

FMS 可继发于外伤，各种风湿病，如骨性关节炎、类风湿关节炎及各种非风湿病（如甲状腺功能低下、恶性肿瘤）等。这一类 FMS 被称为继发性纤维肌痛综合征；如不伴有其他疾患者，则称为原发性 FMS。

（五）鉴别诊断

1. FMS 尚需与其他弥漫性软组织疼痛疾病相鉴别　主要有肌筋膜疼痛综合征、慢性疲劳综合征、风湿性多肌痛、精神性风湿症、多发性肌炎等，这些疾病都各具某些特征，其中肌筋膜疼痛综合征和慢性疲劳综合征两病易与 FMS 相混淆，鉴别较为困难。

（1）肌筋膜疼痛综合征：称为局限性纤维炎，也称为压痛点痛，易与 FMS 混淆。肌筋膜疼痛综合征的疼痛部位比较局限，压痛点通常称激发点，按压激发点，疼痛会放射到其他部位。两者在诊断、治疗和预后上均有不同之处（表 10-1）。

表 10-1　纤维肌痛综合征（FMS）与筋膜疼痛综合征的比较

项目	FMS	肌筋膜疼痛综合征
性别	女性多见	无性别差异
疼痛	分布全身	局部
硬感	全身	局部
疲乏	常见	不常见
压痛区域	广泛	局部
醒后困乏感	有	有时继发于疼痛
治疗	多种治疗	肌筋膜治疗
预后	易复发	可治愈

（2）慢性疲劳综合征：慢性疲劳综合征包括慢性活动性 EB 病毒感染和特发性慢性疲劳综合征，表现为疲劳、乏力，实验室检查可有 γ 球蛋白增加，CD4/CD8 下降和 NK 细胞活性下降。根据患者有无低热、咽炎、颈或腋下淋巴结大和抗 EB 病毒包膜抗原抗体 IgM 的测定有助于鉴别两者。

（3）风湿性多肌痛：是一组临床综合征，表现为颈、肩胛带及骨盆带肌痛和僵硬，呈对称性，伴非特异性的全身症状，体征可有轻压痛，多见于 50 岁以上的人群。急性期患者实验室检查红细胞沉降率升高和 C 反应蛋白增加，此为重要诊断指标之一。而 FMS 缺少全身症状及红细胞沉降率增快，易与风湿性多肌痛鉴别。

（4）精神性风湿痛：FMS 易与精神性风湿痛相混淆，但两者有显著不同。精神性风湿痛的表现，如刀割、烧灼样剧痛或麻木、发紧、针扎样或压迫性疼痛等。常定位模糊，变化多端，无解剖基础，不受天气和活动的影响，检查时少有阳性体征，实验室检查也都正常，深入观察即能发现存在性感紊乱。

（5）多发性肌炎：为一特发性炎症性肌病，患者表现为肩胛带、骨盆带及颈肌等呈对称性疼痛的肌无力，受累肌肉逐渐出现肌萎缩，血清肌酶活性增高，有异常肌电图表现。FMS 并无肌无力表现，也不出现肌萎缩，肌电图及血清肌酶检查均正常。

2. 其他系统多种疾病会出现疼痛、疲劳、全身乏力等类似 FMS 症状　根据这些疾病特异体征和实验室检查不难鉴别。

（1）甲状腺功能减退和甲状旁腺功能亢进：会出现肌痛、弥漫性疼痛和明显的疲乏。但体检会发现甲状腺增大，皮肤粗糙、干燥和增厚，高血压等，实验室检查可发现促甲状腺激素水平增高、甲状腺素水平降低，钙和氯浓度升高，磷浓度降低等。

（2）丙型肝炎：有报道，约 15% 患者在肝功能损伤前出现类似 FMS 症状。

3. 睡眠呼吸暂停综合征　由于睡眠障碍和睡眠模式变化，会出现疲劳、弥漫性疼痛等类似 FMS 症状。

4. 肾小球酸中毒　肌痛、无力和疲劳也是肾小管酸中毒的主要症状，通过尿酸化功能检测不难鉴别。

【治疗】

FMS 的治疗目的是减少疼痛和提高身体功能，过多地使用各种药物治疗不作为首选。目前尚缺乏有效治疗方法，无论是药物还是非药物治疗仅有不到 50% 的患者症状能明显缓解。有学者在一项 3 年的随访研究中发现仅 3% 患者疼痛症状完全缓解。

（一）一般治疗

1. 教育 治疗本病首要的是给患者及家庭以安慰和解释，使之了解到此病不会危及生命，不会造成关节畸形和破坏，也不会造成终身残疾，帮助患者消除紧张情绪，解除焦虑和抑郁。此外，教育的目的是帮助患者改变营养、生活模式，其中最重要的是睡眠卫生。每一例 FMS 患者应该进行睡眠问题评估，包括患者就寝时间、睡眠障碍的类型、有无潜在影响睡眠的疾病，如睡眠呼吸暂停综合征、甲状腺疾病，有无其他影响睡眠的因素，如夜班、配偶打鼾声、须照料婴儿等。在上述基础上指导患者的睡眠卫生，如保持规律的睡眠和起床时间；维持舒适的室温、灯光、床垫等睡眠环境；晚餐后禁喝咖啡、茶、可乐，饮酒及吸烟等。

2. 认知行为治疗（CBT） 是治疗精神疾病较常用的方法，通过改变不良认知而矫治不正常行为。应用 CBT 治疗 FMS 是近年较有成效的工作，有证据表明认知行为治疗可有效改善患者的疼痛、疲劳、情感障碍和机体功能。CBT 治疗大致分为教育、技巧训练和应用三个阶段。具体包括患者和家属教育、疼痛处理技巧、放松技巧、问题解决技巧和表达训练、睡眠保健、预防复发等。

3. 锻炼 多项临床研究已经证实体育锻炼对 FMS 患者的症状治疗有益。由于剧烈的锻炼可以加重患者的疼痛症状，因此以放松式的肌肉锻炼为宜。不适当的锻炼可以加重患者的疼痛症状。因此，以放松式的肌肉锻炼为宜。适当的锻炼能通过增加肾上腺的活性，促进 5-羟色胺和多巴胺的释放从而改善患者的情绪、减轻精神压力和肌肉疼痛。锻炼内容有姿势训练，被动牵伸，低负荷、低重复的力量训练，有氧训练（骑自行车、游泳、跳有氧舞蹈、步行、做瑜珈、练气功、打太极等）等。

4. 其他治疗 生物反馈治疗、催眠治疗、电（刺激）疗法、超声疗法、水疗、按摩治疗等。

（二）药物治疗

1. 抗抑郁药 研究发现抗抑郁药对本病有广泛益处，可以减轻疼痛、改善睡眠、缓解疲劳及改善综合状况。FMS 出现的肌肉骨骼疼痛可能与患者的神经递质和神经内分泌功能异常及疼痛的中枢敏感化作用有关。许多研究表明，FMS 患者脑内 5-羟色胺水平降低，此类药可能通过提高脑内 5-羟色胺水平及去甲肾上腺素浓度而发挥治疗效果。

（1）三环类抗抑郁药：是在随机临床对照试验中被证实有效的少数几种药物之一，本类药属非选择性 5-HT 和去甲肾上腺素再摄取抑制药，能升高突触间隙的 5-HT 和去甲肾上腺素，目前已作为 FMS 治疗的一线药物。常用阿米替林 10～50mg，睡前 1～3 小时服用，每晚 1 次。研究发现阿米替林可明显改善疼痛、睡眠抑郁及总体感觉，但对疲劳、僵硬、压痛点效果不明显。不良反应主要有抗胆碱样作用、白天困乏、体重增加等。其他类似的药物有环苯扎林、多塞平、氯丙咪嗪等。近年开发的与三环类抗抑郁药相似的四环类抗抑郁药成普替林与本类药作用相当，但不良反应轻。

（2）5-羟色胺再摄取抑制药（SSIR）：以其高度的选择性、疗效满意及不良反应少而成为国内外使用最广泛的一类抗抑郁药，但在 FMS 治疗中对疼痛效果差，故不能替代三环类抗抑郁药，与三环类抗抑郁药联合使用能发挥协同作用。

常用药有氟西汀（商品名百优解），每日 10 ~ 40mg，口服，最大量不超过每日 80mg。其他类似药物有西酞普兰、三氟戊肟胺、帕罗西汀、舍曲林等。

（3）双相再摄取抑制药（SNRI）：对 5-羟色胺和去甲肾上腺素再摄取有双重抑制作用，常用有度洛西汀、米那普仑、文拉法辛等，在一些小样本临床研究中发现对治疗 FMS 有效，其作用需要进一步证实。

2. 抗惊厥药 研究表明新一代抗惊厥药普加巴林、加巴喷丁在 FMS 治疗中有效，能减低患者疼痛程度，亦能显著改善睡眠、疲劳和与生命质量。

3. 镇痛药

（1）解热镇痛药和非类固醇抗感染药：多用于继发于骨性关节炎、炎性关节炎、椎间盘突出症等疾病的 FMS，因为这些疾病引起的外周伤害性疼痛，如反复刺激脊索第二背角神经元，能导致中枢敏感化作用，最终出现 FMS 样症状。对原发性 FMS 一般无效。

（2）中枢性镇痛药物：难以缓解的中、重度疼痛的 FMS 患者可考虑使用阿片类药物，这类药物包括曲马朵、可卡因、美沙酮和芬太尼等。使用阿片类药物时需定期随诊，评价其成瘾性及依赖性。

强有力的证据表明多学科联合治疗本病可取得较好疗效。多组研究表明以教育和锻炼为基础，联合 CBT、药物等疗法的治疗方案较佳。

【病情观察】

观察患者治疗后全身广泛性疼痛是否缓解，如压痛点、僵硬感是否减轻，睡眠障碍、疲劳等是否缓解等，以评估治疗效果。如为本病中枢神经系统累及的，应观察头痛是否减轻，神志是否转清，神经系统病理征是否消失等。检测红细胞沉降率、C 反应蛋白、血自身抗体等检查，以了解病情程度。

【病历记录】

1. 门急诊病历 详细记录患者就诊时间及主要症状,以往有无类似发作史,如有,记录其诊疗经过。体检记录压痛点部位,疼痛程度和部位,详细的全身系统体格检查除了解患者机体一般状态外,主要为发现和排除其他潜在疾病。辅助检查应记录红细胞沉降率、C 反应蛋白、血抗核抗体、骨扫描、脑电图、心电图、直立倾斜试验等检查结果。

2. 住院病历 详细记录患者门急诊或外院的诊疗经过。记录与肌筋疼痛综合征、慢性疲劳综合征、风湿多肌痛、精神性风湿症、多发性肌炎等鉴别诊断要点。记录患者入院治疗后的病情变化、治疗效果。

【注意事项】

1. 医患沟通 医师应告知患者及其家属有关本病的临床特点、治疗方法。治疗中可能出现的并发症、需调整的治疗方案,应及时告知患者及其家属,以取得配合和同意。

2. 经验指导 总体来说,FMS 对现有治疗反应差,慢性疼痛和疲劳常持续存在,仅有约 25% 的患者处于长期缓解期,大多数患者要经历复发—缓解—复发的反复过程。有对 FMS 患者随访 14 年的报道,发现症状改善甚微,但是 67% 的患者能进行全日制工作,FMS 只是轻度影响他们的日常生活。

第十一章

风湿病的诊断和治疗技术 ◆●

第一节 实验室检查

一、抗核抗体（ANA）检测

抗核抗体（anti-nuclear antibody，ANA）是以细胞的核成分为靶抗原的自身抗体的总称。

（一）抗双链 DNA 抗体测定

抗 DNA 抗体识别嘌呤和嘧啶碱基，分为抗双链 DNA 抗体（ds-DNA）、抗单链 DNA 抗体（ss-DNA）和抗 Z-DNA 抗体。抗 ds-DNA 抗体的靶抗原是细胞核中 DNA 的双螺旋结构，识别成双碱基对的 DNA，同时可与天然或单链 DNA 反应。

临床意义：抗 ds-DNA 抗体阳性见于活动期系统性红斑狼疮（SLE），阳性率 70% ~ 90%。本试验特异性较高，达 95%，但敏感性较低。抗 ds-DNA 抗体的检测对于 SLE 的诊断和治疗极为重要，是 SLE 诊断标准之一，也是迄今为止参与 SLE 发病机制唯一的一种自身抗体。该抗体与以核小体形式存在的胞外 DNA 形成免疫复合物，沉积于毛细血管壁导致器官损伤。极少出现于药物诱导性 SLE、类风湿关节炎、原发性干燥综合征中。

（二） 抗组蛋白抗体测定

组蛋白是一种与 DNA 结合的富含赖氨酸与精氨酸的碱性蛋白，由 H1、H2A、H3、H4、H5、（H2A-H2B）-DNA 二聚体构成，常以四聚体形式存在，组成核小体，缺乏种属特异性和器官特异性，相应抗体称抗组蛋白抗体（AHA）。

临床意义：50%～70% 的 SLE 及 95% 以上的药物诱导性狼疮可出现抗组蛋白抗体。常见的药物肼苯达嗪、普鲁卡因酰胺、尼酸及氯丙嗪。组蛋白抗体的主要靶抗原为（H2A-H2B）-DNA 复合物，但不同的药物可诱导出针对不同组蛋白的抗体。该抗体与 SLE 或青少年型 SLE 无特别的相关，但与疾病活动度有关。在药物诱导性狼疮中，即使在缓解期，该抗体也可持续很长时间。在类风湿关节炎及原发性胆汁性肝硬化中抗组蛋白抗体阳性率为 5%～14%。IgG 和 IgA 型抗体有临床意义，而 IgM 类抗体则意义不大。

（三） 抗 ENA 抗体测定

抗 ENA 抗体是指对核内可提取性核抗原（ENA）的自身抗体。ENA 是用等渗盐溶液从细胞核碎片提取的可溶性核蛋白。

1. 抗 Sm 抗体测定 抗 Sm 抗体即抗 Smith 抗体，可识别所有 SnRNP 核心蛋白 A 到 G，但用免疫印迹法主要识别 B（28000）、B'（29000）、D（16000）多肽抗原。B 多肽有 3 个不同的表位，D 多肽可被两类不同的抗 SMD 抗体识别，一类抗体是识别整个 D 抗原，另一类抗体仅识别 D 抗原羧基端，与 EBNA-1（EB 病毒核抗原 1 型）有同源性。

临床意义：抗 Sm 抗体为 SLE 所特有，疾病特异性达 99%，且能反映疾病活动程度，但灵敏度较低，平均为 20%。该抗体与中枢神经系统受累、肾病、肺纤维化及心内膜炎有一定关系。多数情况下，患者还出现抗 ds-DNA 或抗组蛋白抗体。

2. 抗核糖核蛋白抗体测定　核糖核蛋白（RNP），又称 U1RNP，参与细胞内 mRNA 前体的剪切过程。经免疫沉淀法提示抗 RNP 抗体仅与 U1RNP 反应，免疫印迹法则提示该抗体可识别抗原分子量为 70000 中的 A（33000）及 C（20000）多肽。后来认为该抗体与富含尿苷的 RNP 反应。

临床意义：抗 U1RNP 抗体主要与混合性结缔组织病（MCTD）相关，也是诊断该病的指标之一。该抗体在 30% ~ 40% 的 SLE 患者中可检测到，并常与 Sm 抗体相伴出现。抗 U1RNP 抗体阳性常与下列临床表现有关，如雷诺现象、手肿胀、食管运动不良等，还与非坏死性关节炎、干燥综合征患者及重叠综合征有关。

3. 抗 SSA/Ro 抗体测定　在干燥综合征患者体内有三种不同的自身抗体，命名为 SSA、SSB、SSC，前两者仅见于原发性干燥综合征，后者见于伴类风湿关节炎的继发性干燥综合征中，SSC 后来又命名为 RANA（类风湿关节炎核抗原），这种抗体是识别经 EB 病毒感染后细胞核抗原。四种小分子RNA（hY1、hY2、hY3、hY5）相关的两种蛋白，分子量 60000SSA/Ro 和分子量 52000SSA/Ro 是 SSA 抗体的靶分子。

临床意义：多数的 SSA/Ro 抗体见于干燥综合征（灵敏度 88% ~ 96%）、类风湿关节炎（3% ~ 10%）、SLE（24% ~ 60%）。而在以下几种疾病中抗体阳性率也很高：亚急性皮肤性狼疮（70% ~ 90%）、新生儿狼疮（> 90%）、补体 C2/C4 缺乏症（90%）。SSA/Ro 抗体阳性的 SLE 年轻患者常对光敏感，而原发性胆汁性肝硬化及慢性活动性肝炎患者则很少出现光敏感现象。

4. 抗 SSB 抗体测定　抗 SSB 抗体也称抗 La 抗体或抗 Ha 抗体。此抗体的对应抗原也是 RNA 蛋白复合体，只存在于胞核中。抗体所结合的 RNA 种类比其他核抗原多，包括核糖体5SRNA、tRNA 前体、来自病毒的 RNA（腺病毒 VAIRNA，EB

病毒的 EBER RNA）等。抗 SSB/La 抗体靶抗原是分子量48000 的 SSB/La。SSB 抗原的生物学作用可能与 RNA 多聚酶Ⅲ有密切关系。

临床意义：多数情况下 SSB/La 抗体与 SSB/Ro 抗体同时出现。抗体阳性率较高的疾病有干燥综合征（71%～87%）、新生儿狼疮综合征（75%）伴有先天性心脏传导阻滞（30%～40%）。阳性率较低的见于 SLE（9%～35%）、单克隆丙种球蛋白病（15%）。干燥综合征中的抗 SSA/Ro、抗 SSB/La 抗体与临床中的紫癜、高丙种球蛋白血症、严重性唾液腺功能障碍、腮腺肿胀、高滴度类风湿因子、淋巴细胞及白细胞减少症等有关。

5. 抗原纤维蛋白抗体测定 原纤维蛋白这个名字起源于用电子显微镜提示这种抗原位于核仁的致密纤维成分中。原纤维蛋白参与 rRNA 前体的成熟、核糖体亚单位的形成及核糖体的装配。抗原纤维蛋白抗体，又称抗 Scl-34 抗体、抗 U3RNP 抗体。

临床意义：抗原纤维蛋白抗体为硬皮病所特异，多见于无关节炎症状、但有骨骼肌和小肠累及的年轻人。

二、类风湿因子（RF）测定

类风湿因子（rheumatoid factor, RF）的靶抗原为变性 IgG 的 Fc 部分，有 IgG、IgA、IgM、IgD、IgE 五种类型。

临床意义：约 90% 类风湿关节炎（RA）患者 RF 呈阳性。IgA-RF 与骨质破坏有关，早期 IgA-RF 升高常提示病情严重，预后不良；RA 患者血清中出现 IgE-RF 升高时，已属病情晚期。某些自身免疫性疾病，如冷球蛋白血症、进行性全身性硬化症、干燥综合征、系统性红斑狼疮等患者都有较高的阳性率。一些其他疾病，如血管炎、肝病和慢性感染也可出现 RF。

三、抗心磷脂抗体（ACA）测定

各种带负电荷的磷脂是细胞膜的主要构成成分，其中心磷脂最为重要。抗磷脂抗体是一组针对各种带负电荷磷脂的自身抗体，包括抗心磷脂抗体（ACA）、抗磷脂酰丝氨酸、抗磷脂酰肌醇、抗磷脂酰甘油、抗磷脂酸等。ACA 是以心磷脂为靶抗原的一种自身抗体，能干扰磷脂依赖的凝血过程，抑制内皮细胞释放前列腺素；与凝血系统改变、血栓形成及血小板减少等密切相关，并与疾病的发生机制也有关联。

临床意义：ACA 阳性见于系统性红斑狼疮、类风湿性关节炎及干燥综合征等风湿病患者，反复自然流产、抗磷脂综合征（包括血栓形成、自发性流产、血小板计数减少和 CNS 病变）患者，以及肿瘤、感染（AIDS 和麻风）、血小板减少症、脑卒中和心肌梗死患者。在风湿病中，以 IgG 型 ACA 为主，亚型为 IgG2 和 IgG4 且滴度高、亲和力高。在系统性红斑狼疮患者中枢神经系统血栓形成与阳性 ACA 显著相关。在肿瘤、感染及药物不良反应等情况下，以 IgM 型 ACA 为主。在脑血栓患者中，IgG 型 ACA 阳性率最高并与临床密切相关。约 70% 未经治疗的 ACA 阳性患者可发生自发性流产和宫内死胎，尤其是 IgM 型可作为自发性流产的前瞻性指标。ACA 阳性者血小板减少发生率均明显高于阴性者，以 IgG 型抗体多见，与血小板减少程度有关。

四、抗中性粒细胞抗体（ANCA）测定

血管炎是指以血管壁（主要是动脉）发炎和坏死为基本病理所引起的一组疾病。现已认识到 ANCA 是血管炎患者的自身抗体，是诊断血管炎的一种特异性指标。采用间接免疫荧光法，可将 ANCA 分为胞质型（c-ANCA）核周型（p-ANCA）和非典型（x-ANCA）三型。

1. c-ANCA c-ANCA 主要与丝氨酸蛋白酶类反应，其自身抗原是蛋白酶 3（PR3），故又称抗蛋白酶-3 抗体或抗 PR3 抗体。

临床意义：c-ANAC 主要见于韦格纳肉芽肿（WG），活动性 WG 患者在病变尚未影响到呼吸系统时 c-ANCA 灵敏度是 65%，当患者已出现呼吸系统、肾脏损害时其灵敏度达 90% 以上。少数尚未治疗的活动性 WG 患者 c-ANCA 阴性，但随着病情的发展，c-ANCA 终将转为阳性。非活动性 WG 仍有 40% c-ANCA 阳性。其他 c-ANCA 的疾病还有坏死性血管炎、微小多动脉炎、结节性多发性动脉炎等。

2. p-ANCA p-ANCA 又称抗髓过氧化物酶（MPO）抗体，其靶抗原是髓过氧化物酶、乳铁蛋白、溶菌酶、β-葡萄糖苷酸酶、组织蛋白酶 G 及弹性蛋白酶。

临床意义：快速进行性血管炎性肾炎、多动脉炎、Churg-Strauss 综合征和自身免疫性肝炎中 p-ANCA 的阳性率较高，达 70%～80%。p-ANCA 主要与多发性微动脉炎相关，在 WG 患者中少见。p-ANCA 的效价与疾病的活动性相关，p-ANCA 还见于风湿性和胶原性血管炎、肾小球肾炎、溃疡性结肠炎、原发性胆汁性肝硬化等。

五、抗角蛋白抗体谱测定

抗角蛋白抗体谱测定包括抗核周因子抗体（APF）、抗角蛋白抗体（AKA）、抗聚角蛋白微丝蛋白抗体（AFA）、抗环瓜氨酸肽抗体（抗 CCP）的测定。这组抗体的靶抗原为细胞基质的聚角蛋白微丝蛋白，而环瓜氨酸肽是该抗原的主要成分。

临床意义：抗角蛋白抗体谱的测定有助于类风湿关节炎（RA）的早期诊断，尤其是类风湿因子阴性、临床症状又不典型的患者。APF 在类风湿关节炎中的敏感性为 50%～80%，特异性为 89% ~ 94%。在类风湿因子阴性的患者中有 40% 为阳性，APF 阳性提示预后不佳。抗 CCP 抗体用于 PA 的诊断特异性很高，为 95% 左右，抗 CCP 抗体阳性提示骨破坏严重。

六、其他抗体的测定

（一）抗线粒体抗体测定

抗线粒体抗体（AMA）是一组以线粒体内膜和外膜蛋白为靶抗原、具有非器官和非种属特异性为特点的自身抗体，该抗体主要是 IgG。不同组织其线粒体膜上靶抗原不同，迄今为止，已发现 9 种 AMA（AMA M1-9）。线粒体存在于全身各组织的细胞中，但以远曲肾小管最为丰富，故检查 AMA 所用的抗原基质多选用肾髓质。以肾切片为抗原载体，能看到 AMA M1-9 各有其独特的荧光特征，且 AMA M1-9 可单独出现也可几种同时出现。

临床意义：许多肝病时可检出 AMA。原发性胆汁性肝硬化（PBC）时 AMA 阳性率可达 90% 以上，抗体效价甚高。AMA 是 PBC 血清学指标，当 M2 效价 >1∶80 时对 PBC 的特异性达 97%，敏感性达 98%，M4 和 M8 常常与 M2 同时出现。药物引起的自身免疫病患者的 AMA 与 PBC 不同，通常为 M3 和 M6。胆总管阻塞性肝硬化、肝外胆管阻塞和继发性胆汁性肝硬化患者中的 AMA 皆为阴性。据此，抗线粒体的检查可作为原发性胆汁性肝硬化和肝外胆道阻塞性肝硬化症的鉴别。

（二）抗 Jo-1 抗体测定

靶抗原是组氨酰-tRNA 合成酶。其生理功能是催化 tRNA 接上组氨酸。Jo-1 抗体主要是 IgG1 型抗体。免疫印迹法在分子量 52000 处阳性。该抗体的同义词有抗合成酶抗体、抗组氨酰-tRNA 合成酶抗体和抗 PL-1 抗体。

临床意义：Jo-1 抗体对肌炎和间质性肺纤维化有高度特异性，抗体的效价与疾病的活动性相关。多发性肌炎、Jo-1 抗体阳性及 HLA-DR/DRw52 标志，称为"Jo-1 综合征"。Jo-1 抗体也见于肺纤维化发病前期。

（三）抗 PM-Scl 抗体测定

该抗体又称 PM-1 抗体，相应抗原位于核仁中的颗粒成分内。免疫沉淀法提示 PM-Scl 抗原至少有 10 种多肽组成，分子量为 20000 ~ 110000。免疫印迹法提示分子量 75000 和 100000 两种反应最为常见。分子量 100000 多肽与丝氨酸/酪氨酸蛋白激酶有同源性。

临床意义：主要见于多发性肌炎/硬皮病重叠综合征（24%），但也存在于单独的多发性肌炎（8%）、硬皮病（2% ~ 5%）中。抗体阳性的硬皮病患者出现钙化症及关节炎的频率明显高于抗体阴性者。在硬皮病患者中，PM-Scl 抗体阳性者预后较抗体阴性者为好，10 年后存活率为 100%，常无严重内脏累及。

（四）抗 Scl-70 抗体测定

抗 Scl-70 抗体识别的抗原是 DNA 拓扑异构酶 I，该酶参与超螺旋 DNA 的解螺旋，位于该核仁和核仁组织区。其靶抗原为分子量 70000 的碱性蛋白质。

临床意义：抗 Scl-70 抗体特异性地出现于进行性系统性硬化症（PSS）的患者，并预示着预后不良。患者易出现早期严重的器官损害，如肾衰竭、间质性肺炎、肢端溶解及小肠病变。免疫印迹法检测该抗体时系统性硬化症的特异性为 93%。硬皮病中抗体阳性率为 20% ~ 59%，弥漫型为 70% ~ 76%，GREST 综合征为 13%，多发性肌炎/硬皮病重叠综合征为 12%。

（五）抗心肌抗体测定

抗心肌抗体的自身抗原包括线粒体内膜上的腺苷酸转移蛋白、心肌肌质蛋白、原肌球蛋白（可能与 A 组链球菌 M 蛋白交叉反应）和热休克蛋白。间接免疫荧光法常用的基质为人或猴心肌的冷冻切片。

临床意义：心肌炎、心力衰竭、风湿热、重症肌无力、心肌病和心脏手术后患者均可测到抗心肌抗体。此外，0.4%的正常人和某些风湿性心脏病患者也可见此抗体。

七、补体

补体（complement，C）是人或动物体内一组具有酶活性的蛋白质，包括30余种可溶性蛋白和膜蛋白。这组蛋白质在调节因子控制下，通过各成分的顺序活化，参与机体抗感染免疫，参与对特异性免疫应答的调节。补体激活过程也可导致对机体组织的免疫损伤。

总补体活性测定是从整体上判断补体的溶血活性。补体系统被溶血致敏的绵羊红细胞（抗原－抗体复合物）所激活，发生一系列连锁反应，最终导致绵羊红细胞溶解。一般用50%溶血法（CH50）来判断反应终点，以CH50U/ml表示。

检测补体的单一部分（如C3、C4）比测定总补体活性更为敏感，常用的方法是单向免疫扩散法（SRID），更为灵敏、快速的方法有免疫比浊法、ELISA及RIA等。C3是体内含量最多的一种补体，临床应用最为广泛。

临床意义：补体的检测临床意义在于补体血清水平的下降，可见于多种情况，而在风湿性疾病中主要见于SLE的活动期。SLE患者补体水平下降与疾病活动度及肾脏受累密切相关，治疗有效者补体水平可恢复正常，病情复发者会再次出现补体降低。低补体水平除补体系统激活而消耗增多的原因外，还常与补体遗传性缺陷有关，如C2、C4的缺陷，可见于SLE、血管炎及肾小球肾炎等患者。

补体水平增高可见于急性炎症（如RA活动期）、组织损伤和某些恶性肿瘤，无重要临床意义。

八、免疫复合物

免疫复合物（immunocomplex，IC）的形成是机体清除异物抗原的一种方式,但一定条件下,IC 可沉积于血管壁,激活补体,最终导致组织损伤。检测循环免疫复合物(CIC)的方法较多,有利用聚乙二醇(PEG)可使 IC 沉淀的物理性质而设计的 PEG 沉淀比浊法,根据 C1q 能与 IC 中 Ig 分子 Fc 段补体结合点结合而建立的 C1q 结合试验,还有利用其细胞具有补体受体或 Fc 受体能与 IC 结合的特点建立的 Raji 细胞技术等。

临床意义:许多自身免疫性疾病的 CIC 增高,如 SLE、RA、SS 及各种血管炎等,且与活动性相关。IC 的检测可作为自身免疫性疾病的辅助诊断手段,但其特异性极差。利用免疫组化方法可检测出组织中沉积的 IC,IC 可沉积在 SLE 患者的肾小球基底膜和皮肤基底细胞层、血管炎的血管壁和 RA 的关节滑膜等。

九、免疫球蛋白

免疫球蛋白(Ig)是具有抗体活性的球蛋白,广泛存在于血液、组织液及外分泌液中。检测血清 IgC、IgA 和 IgM 含量常用单向免疫扩散和免疫比浊法。血清中 IgD 和 IgE 的含量很低,需用 ELISA 或 RIA 方法测定。

临床意义:SLE 患者血清 IgG、IgA、IgM 水平均可增高,IgM 水平与疾病活动度成正比。IgA 一般轻度增高。狼疮性肾病患者有大量蛋白从肾丢失时可出现 Ig 降低。RA 患者血清 IgG 增高,IgA、IgM 也可增高,提示病情向慢性转变。其他一些风湿性疾病的血清 Ig 通常也增高,Ig 降低可能是药物治疗(如免疫抑制药)的结果。

十、C 反应蛋白

C 反应蛋白(CRP)是血清中与风湿性疾病相关的一种急性期反应物质,因能与肺炎球菌菌体的 C 黏多糖起沉淀反应而得名。可利用单向免疫扩散法、ELISA、免疫比浊法及 RIA 等方法检测。

临床意义：在发生炎症或组织坏死时，血清 CRP 浓度迅速上升。急性风湿热及 RA 活动期血清 CRP 浓度迅速上升。急性风湿热及 RA 活动期血清 CRP 升高明显，是观察其病情活动性的指标之一。红细胞沉降率（ESR）也是反映炎症活动性的一项指标，但 CRP 比 ESR 敏感性更高，与炎症活动度的关系更为密切，而且结果不易受贫血、高球蛋白血症等因素影响，因而反映炎症状况更为准确。病情控制后 CRP 浓度可以迅速下降，而 ESR 的下降速度较慢。有报道，在 SLE 者中 CRP 浓度的升高往往与疾病活动度有关，而提示合并感染。CRP 和 ESR 均不具备疾病特异性。

十一、抗链球菌溶血素 O

链球菌溶血素 O（SLO）是一种具有溶血活性的蛋白质，具有抗原性，其相应抗体为抗链球菌溶血素 O（ASO），倍比稀释的待测血清中加入一定量的 SLO，以不发生溶血的最高稀释管作为 ASO 的效价单位。近年来有用免疫比浊法检测 ASO，更有助于动态观察病情变化。

临床意义：ASO 常用以协助诊断风湿热。ASO 的增高往往提示链球菌感染，一般在感染后 1 周开始升高，4 ~ 6 周达高峰，第 2 个月开始下降，第 6 个月恢复到感染前水平，少数人可能迁延至加之抗生素的普遍应用，就诊时 ASO 已过高峰期，阳性率仅 36% ~ 50%。某些链球菌株感染者 ASO 可不升高，少数非链球菌感染性疾病，如病毒性肝炎、肾病综合征、结缔组织等，ASO 亦可升高。

十二、滑液

滑液（synovial fluid）位于关节腔内，又称关节液，滑膜下毛细血管内的血浆，经过滑膜进入关节腔，同时滑膜衬里细胞分泌许多透明质酸，共同形成滑液，以润滑关节，营养软骨。因正常情况下，关节的滑液量很少，不宜抽取，即使大关节，如膝关节一般也超过 4ml。各种原因所致的关节疾病，均可使滑膜毛细血管的通透性增加，引起关节炎性反应，使滑液的量和成分发生变化，通过关节穿刺抽取滑液进行分析，对关节炎的诊断具有重要意义。

（二）参考值

正常滑液呈淡黄色或无色，清晰透明，黏稠性高，但不能自行形成凝集块，黏蛋白凝集试验所形成的凝块良好；白细胞计数 $< 0.18 \times 10^9/L$，中性粒细胞 < 0.25；葡萄糖含量（空腹）略低于血糖水平；细菌培养为阴性。

（三）临床意义

1. 不同类型关节炎的滑液分析见表 11 - 1。

表 11 - 1　不同类型关节炎的滑液分析

项目	正常	非炎性	炎性	感染性
颜色	无色或淡黄	草黄或黄色	黄色或白色	白色
透明	透明	透明	半透明	不透明
黏性	很高	较高	低	很低
自发凝集试验	不	常常	常常	常常
黏蛋白凝集试验	良好	良好或较好	较好或差	极差，易碎
白细胞计数（$\times 10^9/L$）	< 0.18	< 3	$3 \sim 50$	> 50
中性粒细胞数	< 0.25	< 0.25	< 0.50	< 0.75
葡萄糖（空腹）	稍低于血差值约0.5mmol/L	稍低于血	低于血	明显低于血差值>2.2mmol/L
细菌培养	（－）	（－）	（－）	

2. 非炎性滑液最常见于关节机械性损伤和骨关节炎；炎

性滑液见于多种关节病，如 RA 活动期、反应性关节炎、银屑病关节炎、痛风急性发作期和感染性关节炎等。滑液细胞数大于 $50 \times 10^9/L$ 通常见于感染性关节炎，中性粒细胞大于 0.90，也可见于急性晶体性关节炎如痛风。

3. 滑液中可出现晶体成分，如在偏振光显微镜下发现强烈的双折射光的尿酸钠结晶，有助于痛风的诊断；如呈弱阳性双折射光为焦磷酸钙结晶，支持假性痛风的诊断。

4. 在 RA 患者的滑液中可发出"类风湿细胞"，是中性粒细胞吞噬免疫复合物和补体后形成的，为带有周边包涵体的中性粒细胞，此类型的 RA 预后差。但是，在其他风湿病患者的滑液中也可见到，故并无特异性。

5. 对怀疑为感染性关节炎者，即使滑液革兰染色，显微镜下观察找不到细菌或细菌培养为阴性，也不能除外感染性关节炎的诊断，必要时做厌氧菌培养、真菌培养及结核菌培养等检查。

第二节 风湿病的特殊检查

一、骨、关节病 X 线检查

X 线检查是骨、关节疾病的常规检查，X 线平片能提供病变的整体情况，确定病变性质，便于随访、比较，为 CT、MRI、SPECT 等提供重要信息，因此患者应首先进行 X 线检查，在此基础上，再考虑 CT、MRI 及 SPECT 等更进一步的检查。

【常见表现】

(一) 类风湿关节炎

最初手足小关节，如掌指关节、近端指间关节和腕关节等软组织肿胀、骨质疏松，以后关节间隙变窄、骨质细小、囊状破坏，晚期关节脱位、畸形、纤维或骨性强直。

（二）强直性脊柱炎

1. 骶髂关节 自下 2/3 开始关节边缘骨质硬化、密度增加，后关节面模糊不清、关节间隙不规则、狭窄直至关节融合。

2. 脊柱呈上行性改变

（1）椎间小关节间隙不规则、凹凸不平、上下关节突骨质增生硬化，最后骨性强直。

（2）椎体方形化，上下椎体骨质增生，逐渐连接形成骨折呈竹节样改变。

（3）脊柱韧带骨化。

（4）脊柱弯曲畸形。

（三）银屑病关节炎

1. 手足 X 线片表现以远端为重，如远端指间关节等，关节周围软组织肿胀，关节间隙逐渐狭窄，骨端小囊状缺损，指（趾）关节边缘骨质吸收变尖似笔尖样改变，末节指骨基底部膨大与关节呈"笔套状"，晚期关节可骨性强直，另有韧带附着点骨质增生。

2. 骶髂关节与脊柱改变类似强直性脊柱炎，但骶髂关节病变常为单侧或一侧更明显，脊柱椎旁韧带骨性联合不对称，较粗长，常介于两个邻近椎体中部。椎体上下缘骨炎，方形椎体及椎间小关节强直等少见。

（四）瑞特综合征

病变主要以足及骶髂关节为主，非对称性。

1. 跖趾、趾间关节骨质疏松、破坏，关节间隙狭窄、消失，跟骨骨刺形成。

2. 骶髂关节模糊、间隙狭窄，甚至强直、融合。

（五）骨性关节炎

关节间隙变窄，关节面硬化、变形，关节边缘赘形成呈

唇状，关节腔内可有关节鼠等。手指骨关节病可有 Heberden
和 Bouchard 结节等。

（六）痛风

手足关节旁软组织呈偏心性肿胀，有时软组织内痛风石
改变，关节周围骨质穿凿样损坏，其边缘骨质硬化，关节面
不规则，关节间隙变窄，最后可脱位、僵直。

（七）股骨头无菌性坏死

股骨头密度均匀增高，其内有小圆形低密度影，其后可
发生股骨头塌陷、变形。

二、计算机体层成像技术

计算机体层成像技术（CT）是一种在横断解剖面上显示
组织结构技术，为观察骨关节及软骨组织病变的一种较理想
的检查，较 X 线片更好地反映病变组织面。但由于设备复
杂、价格昂贵及某些自身缺陷，不作为常规检查手段，可用
于临床及 X 线检查诊断不明的病变。

（一）优点

1. 对组织的密度具有高分辨力及通过横断面反映图像，
使病变组织能充分展示内在结构与相邻组织关系，对复杂及
前后重叠组织结构较 X 线片能更清晰地显示病变组织。螺旋
CT 更能了解病变的立体结构。增强扫描可显示平扫未能发现
的病灶，更好地反映病灶内部结构，显示病灶的血流动力学
及其与周围血管的关系。

2. 对病变密度做相对定量分析，有助于病变定性诊断参考。

（二）缺点

对于软骨、滑膜、肌肉、韧带等结构显示与区分较差，对
骨关节及周围组织的上下结构关系图像整体感不如 X 线片。

（三）应用

1. 显示肿瘤或肿瘤样病变，确定病变部位、范围及与周

围组织的关系等，通过增强扫描，鉴别血管、肿瘤和感染性病变等。

2. 复杂结构，如脊柱和关节外伤，了解关节内或脊柱椎体附件骨折形态，有无分离骨片、关节脱位、血肿或半月板损伤、脊髓受压、椎间盘变性膨出或脱出。

3. 显示中轴、深部关节及复杂结构大关节病灶情况。

4. 了解骨质的病变，病灶内有无钙化、出血、积液、坏死等。

三、磁共振检查

磁共振（MRI）检查在骨关节疾病诊断中具有独特的作用，是重要诊断手段之一。但由于其设备要求高，价格昂贵，本身也存在一定缺点，因此不宜作为常规检查，仅在临床或X线检查诊断仍有困难时才考虑应用。

（一）优点

1. MRI检查对软组织的对比度较X线及CT检查明显优越，能较好地显示肌肉、肌腱、韧带、滑膜、半月板、关节软骨、椎间盘等，对这类组织的病变有较高的诊断价值。

2. MRI能任意切面成像，对骨骼解剖较复杂的区域，如骨盆、脊柱及四肢大关节精细解剖的显示特异性较强。

（二）缺点

1. 对病变的定性诊断无明显特异性。

2. 对病变的钙化灶及骨化显示不敏感。

3. 骨皮质破坏及骨膜反应不如X线片及CT。

（三）应用

1. 软组织肿块的定位、大小、范围及邻近结构受累情况及关系。

2. 半月板、肌腱和韧带的断裂和撕裂。

3. 关节软骨的破坏、缺血性坏死早期诊断，股骨头缺血性坏死。

4. 脊柱病变，如椎间盘变性、膨出，椎管狭窄，脊柱外伤和感染，显示病变及病变椎管内结构的关系。

5. 滑膜病变，如滑膜增厚。

6. 骨髓病变，如骨髓瘤、淋巴瘤、骨肉瘤的定位，再生障碍性贫血，骨髓纤维化等。

四、磁共振检查

放射性核素显像（SPECT）是诊断骨关节疾病的常用检查方法之一，其优点是简便、安全、灵敏，能提供有价值的病变部位及活动性的临床资料，假阴性和假阳性较少，能进行数据化分析。缺点是需要昂贵设备及放射性核素，因此检查费用较高，且对于定性诊断特异性不高。

【病理】

在病变的关节组织，由于局部代谢、血流动力学改变，血管扩张、增生、通透性增高，放射性核素及其标志化合物（常用亚甲基二磷酸盐-^{99}TC-MDP）易浓聚在病变部位，从而显示病变情况。

【适应证】

1. 某些风湿疾病的辅助诊断，如类风湿关节炎、强直性脊柱炎。

2. 风湿疾病的鉴别诊断。

（1）不明原因的骨痛。

（2）排除原发性骨肿瘤和骨转移瘤。

3. 显示病变部位与分布，随访治疗效果。

五、骨关节病超声检查

超声检查具有无创、简便、快捷、价廉及重复性好等优点，能实时地观察肌腱和肌肉的运动，因此在骨关节疾病诊断中有一定优势。但它的整体判断能力及对骨肿瘤定性等都还有一定缺陷。

【适应证】

（1）骨肿瘤的诊断并显示其部位、大小、性质、骨质破坏和邻近组织是否受累等情况。

（2）软组织肿瘤、脓肿和血肿的识别和鉴别。

（3）腘窝囊肿和腘动脉的识别。

（4）骨髓炎诊断。

（5）检查椎管的病变（如肿瘤、狭窄等）和椎间盘病变。

（6）显示膝、髋等大关节炎症、积液和滑膜病变等情况。

（7）对病变部位进行穿刺的定位和导向。

六、关节穿刺术

关节穿刺术是风湿疾病诊断和治疗的常用技术。

【适应证】

（1）病因不明的关节肿瘤、积液。

（2）关节造影，明确诊断。

（3）关节抽液及腔内注射药物用于治疗。

【禁忌证】

（1）穿刺部位局部皮肤破溃和感染。

（2）严重凝血功能障碍的疾病，如血友病等。

【术前准备】

1. 非抗凝管　观察滑液物理性状，湿涂片和晶体检查等。

2. 抗凝试管　检查滑液白细胞分类及计数等。

3. 无菌试管　做滑液细菌等培养用。

【操作要点】

（1）穿刺点选择　四肢关节穿部位应选择明显饱满处，避开感染及皮损部位和主要的血管、神经、肌腱。

常用膝关节穿刺点：①髌上方穿刺，伸膝位，沿髌骨外上方或内上方、斜向髌骨关节中心进入立节腔。②髌下方穿刺，膝关节微屈拉，在髌韧带内侧或外侧关节间隙穿刺，进入关节腔。

（2）穿刺部位清洁皮肤，用甲紫标出穿刺点。

（3）常规消毒，术者戴无菌手套及口罩、帽子、铺巾。

（4）2%利多卡因局部麻醉。

（5）绷紧皮肤，用 12～20 号针头迅速进针后缓慢推进，同时轻轻抽吸，如出现突然阻力感消失，表示进入关节腔，有滑液流出。

（6）根据需要将滑液分装试管内检验，根据病情需要决定抽取滑液量。

（7）如需关节腔内注入药物，则固定好针头，换成已抽好药的注射器徐徐注入药物。

（8）手术结束，迅速拔出针头，盖以无菌敷料，加压包扎。

【并发症】

1. 感染 由于无菌操作不当，造成关节腔内感染。

2. 穿刺部位血肿或关节积血 因穿刺不当造成出血所致，穿刺时应避开大血管。

3. 关节软骨面损伤 因器械或穿刺不当造成。

【注意事项】

1. 严格无菌操作。

2. 穿刺部位避开大血管、神经、肌腱。

七、关节镜检查

【适应证】

目前关节镜检查主要用于膝关节检查。

1. 关节外伤性病变，如半月板、交叉韧带、关节软骨等损伤。

2. 关节内异物、游离体的检查与清除。

3. 滑膜病变的活检与切除。

4. 不明原因的关节病变检查。

【禁忌证】

1. 患有严重全身性疾病患者，如心脏病、未控制的糖尿病。

2. 全身性或检查部位的感染灶。

3. 有凝血机制障碍疾病，如血友病等。

4. 关节腔已经强直、闭塞。

第三节 风湿病的特殊治疗技术

一、血浆置换疗法

血浆置换（plasma exchange，PE）是将患者的血液通过血浆置换机，分离血浆和细胞成分，细胞成分及血浆代用品（如人血清蛋白、生理盐水）回输患者，弃去血浆，以此使用患者血浆中含有的病理性物质（如自身抗体、免疫复合物等）得以清除，达到净化目的和治疗作用。

【适应证】

血浆置换疗法可用于许多风湿及非风湿疾病（如中毒等）。在风湿疾病中应用的主要适应证如下。

1. 多种重症的结缔组织病 如重症系统性红斑狼疮、狼疮脑病、重症多发性肌炎和皮肌炎（特别是发生急性横纹肌溶解）、系统性硬化症、多动脉炎、肺出血-肾炎综合征、韦格纳肉芽肿、类风湿关节炎等。

2. 药物疗效不佳的结缔组织病 如痛风经用糖皮质激素及环磷酰胺等免疫抑制药治疗无效或疗效不佳。

【禁忌证】

对于有感染、严重失代偿的心力衰竭和凝血障碍性疾病患者禁用，严重失代偿的心力衰竭、低血容量休克、凝血障碍性疾病患者禁用。

【不良反应】

血浆置换中可能会出现的不良反应如下。

1. 低血容量休克　因血液抽吸速度过快、体外循环血量过大或置换血量少于废弃血量、血浆蛋白减少等因素造成，注意避免上述因素并及时补充血容量。

2. 高血容量及左心功能不全　因置换液输入速度过快、过多等因素所致。应注意合理输液，如有左侧心力衰竭则抗心力衰竭治疗。

3. 心律失常　原发病或柠檬酸抗凝药使血钙降低引起，置换中注意心电监护。

4. 溶血　操作或机械损伤所致。应注意仪器保养和维修。

5. 出血倾向　由于肝功受损或凝血机制异常。

6. 变态反应　对输入的血浆、白蛋白、柠檬酸等过敏，输注前 30 分钟可给予 5mg 地塞米松静脉注射以预防过敏反应。

7. 柠檬酸反应　唇周麻木、畏寒、寒战及抽搐等。可用 10% 葡萄糖酸钙经纠正。

8. 其他　高凝及血栓形成和栓塞，感染，电解质紊乱。

【注意事项】

1. 该疗法除部分血浆内有害物质对救治重症及药物疗效欠佳者有效，但并不抑制疾病本身继续产生这些物质（如自身抗体等），有可能出现反跳现象，因此不宜停用糖皮质激素和免疫抑制剂。

2. 该疗法价格较贵，因此不宜作为常规治疗。

二、免疫吸附疗法

免疫吸附（immunoadsorption，IA）是利用吸附材料，从血液中除去致病因子的一种治疗方法，其适应证、禁忌证和不良反应等与血置换术基本相同，优点是选择性高，单次治疗强度大，不浪费血浆，不会因此引起血浆蛋白减少和疾病传播等，但是价格昂贵。

原理：患者血液在含有特异配体吸附的交换柱中进行过滤，配体和被吸附对象通过抗原抗体免疫反应或物理化学作用，从血液中除去自身抗体和免疫复合物等致病物质，保留血细胞及白蛋白等有益成分，达到免疫净化的治疗目的。

三、康复治疗

康复治疗（rehabilitative treatment）对风湿病患者的病情和预后有很大的影响，因此应针对不同个体、病情及治疗目的选择不同的康复疗法。

（一）休息和运动

1. 休息　包括全身和关节局部休息，对于许多急性期风湿病患者休息是至关重要的，如伴有心脏受累的急性风湿热患者需卧床休息数周，以防慢性瓣膜病的发生，局部关节炎症渗出时，用夹板固定制动能促进消炎、有镇痛作用。对类风湿关节炎、强直性脊柱炎等致畸疾病，保持关节功能位可尽量减少因致残所造成的对关节功能的影响等。

2. 运动锻炼　当关节炎症控制后，应及早通过主动或被动运动锻炼达到防止或减少关节功能受损。

（二）物理疗法

不同的理疗方法可分别用于炎症、组织损伤、粘连和痉挛、促进伤口愈合和改善机体各系统的功能障碍。一般禁用于用严重的器质性疾病患者，如心脏病、出血凝血性疾病、高热、恶病质和肿瘤等疾病。

1. 水疗　利用不同水温、压力、所含成分或加入中西药物作用于人体达到治疗作用，可用于非急性期关节炎、脊柱炎等。水疗包括局部浸润、矿泉浴和中药水浴等。

2. 湿热疗法 热源与人体接触传热达到治疗作用。适用于亚急性和慢性炎症。

(1) 表浅热疗：如热水浴、热袋疗法、石蜡疗法和泥疗等，有缓解疼痛、改善局部血循环、有利炎症吸收的作用。

(2) 深部热疗：短波、微波、超短波和超声波等疗法能产生温热效应，有解痉、镇痛、抗感染和加速组织生长、修复功能，特别能进入深部组织起治疗作用。

3. 冷疗 冰袋、冰按摩和冰水浴等方法可用于急性炎症期、关节明显肿胀时，起抗感染、镇痛作用，但对于因寒冷而诱发的疾病，如雷诺现象、冷球蛋白血症等禁用。

4. 直流电药物离子导入法 能将药物直接导入机体，提高药效，对表浅病灶特别适用。

5. 低频脉冲电疗 对神经肌肉有较强兴奋作用，促进失用性肌萎缩好转和抗感染作用。

6. 中频电疗 能进入较深组织，促进萎缩好转和松开粘连、软化瘢痕、镇痛、抗感染。

7. 高频电疗 是深部热疗。

8. 磁疗 通过磁场作用于人体痛区或穴位，达到镇痛抗感染、消肿的作用。用于关节炎、腱鞘炎、网球肘、肌肉劳损和坐骨神经痛等。

9. 红外线 有热效应作用，改善局部血液循环，促进炎性吸收，用于亚急性、慢性炎症和损伤，如关节炎、肌肉劳损、挫伤、纤维织炎等。

10. 紫外线 调节机体免疫功能、抗感染、镇痛、杀菌和促进伤口愈合，用于急性感染性炎症和抗佝偻病等，禁用于光敏性疾病，如红斑狼疮等。

11. 激光疗法 采用有不同能量的激光，可分别起抗感染、镇痛、促进伤口愈合和提高机体免疫力等作用，用于关节炎、神经痛、扭挫伤等风湿病及非风湿病。

12. 针灸疗法 用途广泛，起多种治疗作用。

13. 气功疗法 减轻疼痛、促进康复。

（三）松动术

1. 按摩和推拿 用于肩周炎、腰背痛、防治肌萎缩、肌痉挛和瘫痪。

2. 牵引 颈椎牵引用于颈椎病，腰椎牵引治疗腰椎间盘突出等。

（四）作业疗法和日常生活训练

1. 功能性或心理性作业疗法 通过有目的地选择应用与日常和工作有关的各种活动，使身体和精神有功能障碍和残疾的患者得到改善，增强生活、学习和工作能力。

2. 日常生活活动训练 使丧失某些活动能力的患者通过这一疗法改善生活自理的能力。

3. 矫形器使用 通过辅助器械等帮助畸形部位功能起代偿作用，如假肢等。

四、外科手术

手术疗法对某些风湿病的病情控制、关节功能恢复有重要意义。常用手术有以下几种。

1. 滑膜切除术 如病程较长、药物疗效欠佳、关节肿胀以滑膜肥厚为主要的类风湿关节炎患者，滑膜切除术对控制病情有明显的作用。

2. 关节清理术 通过清理有严重的软骨和骨质破坏的关节，有助于关节功能的恢复。

3. 关节挛缩治疗 由于关节挛缩影响功能恢复，通过此手术解除挛缩，达到松解作用。

4. 关节融合术（关节固定术） 病变晚期因关节严重破坏和畸形、疼痛、关节不稳而通过此手术使关节功能恢复。

5. 关节成形术 常用的有用人工关节代替已破坏而丧失功能的关节。

五、造血干细胞移植术

造血干细胞移植 (hematopoietic stem cell transplantation, HSCT) 是将同种异体或自体的造血干细胞植入受者体内，目的是重建受体的造血功能与免疫功能，从而治疗或治愈某些恶性或非恶性疾病。根据造血干细胞供者的不同分为自体（同基因）和异体（异基因）造血干细胞移植；根据造血干细胞来源不同分为骨髓移植、外周血干细胞移植和脐血移植。研究表明，系统性红斑狼疮等自身免疫性疾病的发病主要是造血干细胞所致。因此，对严重的顽固性自身免疫疾病可以进行造血细胞和免疫系统的"清除"，然后进行干细胞移植，有可能缓解甚至治愈这类疾病，目的是清除患者体内异常的 T 淋巴细胞和 B 淋巴细胞，并建立正常的免疫系统。采用造血干细胞移植治疗自身免疫性疾病，是近年国际上应用的一种治疗新技术，被认为是有希望长时间缓解自身免疫性疾病病情的治疗手段之一。可适用于难治性系统性红斑狼疮、类风湿关节炎、系统性硬皮病、皮肌肉等。

六、骨髓间充质干细胞移植

间充质干细胞是来源于发育早期中胚层的多能干细胞，具有高度的自我更新能力和多向分化潜能，广泛存在于全身多种组织中，可抑制自身反应性 T 细胞、B 细胞、DC 等活化与增殖，支持造血、免疫调节、促进组织修复等。异基因骨髓 MSC 移植可治疗难治性系统性红斑狼疮，也可治疗干燥综合征、系统性硬化症、多发性肌肉/皮肌炎、类风湿关节炎、韦格纳肉芽肿、1 型糖尿病等。